全国卫生产业企业管理协会治未病分会
中国民族医药学会医史文化分会　联合组织编写
中关村炎黄中医药科技创新联盟

话说国医

江苏卷

丛书总主编　温长路

本书主编　陈仁寿

U0293332

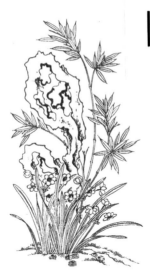

河南科学技术出版社
· 郑州 ·

图书在版编目（CIP）数据

话说国医·江苏卷/陈仁寿主编．—郑州：河南科学
技术出版社，2017.1

ISBN 978-7-5349-8016-9

Ⅰ．①话…　Ⅱ．①陈…　Ⅲ．中医学-医学史-江苏省
Ⅳ．①R-092

中国版本图书馆 CIP 数据核字（2016）第 019312 号

出版发行：河南科学技术出版社
　　　　　地址：郑州市经五路 66 号　　邮编：450002
　　　　　电话：（0371）65737028　65788613
　　　　　网址：www.hnstp.cn
策划编辑：马艳茹　高　杨　吴　沛
责任编辑：任燕利
责任校对：李振方
封面设计：张　伟
版式设计：王　歌
责任印制：张　巍
印　　刷：河南新华印刷集团有限公司
经　　销：全国新华书店
幅面尺寸：185 mm×260 mm　　印张：21.25　　字数：303 千字
版　　次：2017 年 1 月第 1 版　　2017 年 1 月第 1 次印刷
定　　价：85.00 元

本书编写人员名单

主　编　陈仁寿

副主编　李崇超　高　雨

编　委　(按姓氏笔画排序)
　　　　杨　秦　徐　燕　黄亚俊

总　序

国医，是人们对传统中国医学的一种称谓，包括以汉民族为主体传播的中医学和以其他各不同民族为主体传播的民族医学，与现代习惯上的"中医学"称谓具有相同的意义。她伴随着数千年来人们生存、生活、生命的全过程，在实践中历练、积累，在丰富中沉淀、完善，逐渐形成了具有中国哲学理念、文化元素、科学内涵的，在世界传统医学领域内独树一帜的理论体系，为中华民族乃至全世界人民的健康做出了重大贡献。

中医具有鲜明的民族特征和地域特色，以其独特的方式生动展示着以中国为代表的、包括周边一些地区在内的东方文化的历史变迁、风土人情、生活方式、行为规范、思维艺术和价值观念等，成为中国优秀传统文化的有机组成部分和杰出代表，从一个侧面构建和传承了悠久、厚重的中国传统文化。自岐黄论道、神农尝百草、伏羲制九针开始，她一路走来，"如切如磋，如琢如磨"（《诗经·国风·卫风》），经过千锤百炼，逐渐形成了包括养生文化、诊疗文化、本草文化等在内的完整的生命科学体系，也是迄今世界上唯一能够存续数千年而不竭的生生不息的医学宝藏。

中国幅员辽阔，在不同的区域内，无论是地貌、气候还是人文、风情，都存在着较大差异。因此，在长期发展过程中也形成了具有相同主旨而又具不同特质的中医药文化。其方法的多样性、内容的复杂性、操作的灵活性，都是其他学科不可比拟也不能替代的。在世人逐渐把目光聚焦于中国文化的今天，国学之风热遍全球。国学的核心理念，不仅存在于经典的字句之中，重要的是蕴结于中国人铮铮向上的精神之中。这种"向上之气来自信仰，对文化的信仰，对人性的信赖"（庄世焘《坐在人生的边上——杨绛先生百岁答问》），是对文化传统的认知和共鸣。"文化传统，可分为大传统和小传统。所谓大传统，是指那些与国家的政治发展有关的文化内容，比如中国汉代以后的五行学说，就属于大传统。"（李河《黄帝文化莫成村办旅游》）无疑，中医是属于大传统范畴的。中国文化要全面复兴，就不能不问道于中医，不能失却对中医的信仰。要准确地把握中医药文化的罗盘，有必要对中医学孕育、形成、发展的全过程进行一次系统的梳理和总结，以从不同的地域、不同的视角、不同的画面全方位地展示中医学的深邃内涵和学术精华，为中医学的可持续发展，特别是众多学术流派的研究提供更多可信、可靠、可用的证据，为促进世界各国人民对中医更深层次的了解、认同和接受，为文化强国、富国战略的实施和中医走向世界做出更大的贡献。如此，就有了这个组织编撰大型中医药文化丛书《话说国医》的想法和策划，有了这个牵动全国中医学术界众多学者参与和未来可能影响全国众多读者眼球的举动。

《话说国医》丛书，以省（直辖市、自治区）为单位，每省（直辖市、自治区）自成一卷，分批、分期，陆续推出。丛书分则可审视多区域内的中医步履，合则能鸟瞰全国中医学之概观。按照几经论证、修改、完善过的统一范式组织编写。丛书的每卷分为以下四个部分：

第一部分——长河掠影。讲述中医从数千年的历史中走来，如何顺利穿越历史的隧道，贯通历史与现实连接的链条，是每卷的开山之篇。本篇从大中医概念入手，着眼于对各省（直辖市、自治区）与中医药发展重大历史事件关系的描述，既浓彩重笔集中刻画中医药在各地的发展状况和沧桑变迁的事实，又画龙点睛重点勾勒出中医学发展与各地政治、经济、文化的多重联系。在强调突出鲜明思想性的原则下，抓住要领、理出线条、总结规律、突出特色，纵横历史长河，概说中医源流，彰显中医药文化布散于各地的亮点。

第二部分——历史人物。该部分是对各地有代表性的中医药历史人物的褒奖之篇。除简要介绍他们的生卒年代、学术履历、社会交往等一般项目外，重点描述他们的学术思想、学术成就和社会影响。坚持按照史学家的原则，实事求是，秉笔直书，不盲目夸大，也不妄自菲薄，同时跳出史学家的叙述方式，用文学的手法将人物写活，把故事讲生动。其中也收入了一些有根据的逸闻趣事，并配合相关图片，以增加作品的趣味性和可读性，拉近古代医家与现代读者的距离。

第三部分——往事如碑。该部分表现的主题是在中国医学史上值得记上一笔的重大事件：第一，突出表现自然灾害、战争、突发疫病等与中医药的关系及其对医学发展的客观作用；第二，重点反映中医地域特色、不同时期的学术流派、药材种植技术与道地药材的形成等对中医药理论与实践传承的影响；第三，认真总结中医药在各个历史时期对政治、经济、文化生活等产生的积极作用。以充分的史料为依据，把中医药放到自然的大环境、社会的大背景下去考量，以充分显示她的普适性和人民性。

第四部分——百年沉浮。即对 1840 年以来中医药发展概况的回顾和陈述，特别关注在医学史上研究相对比较薄弱的民国时期中医药的发展状况，包括中医的存废之争、西学东渐对中医的挑战和影响，以及新中国成立、中医春天到来后中医药快速发展的情况和学术成就等。梁启超说："凡在社会秩序安宁、物力丰盛的时候，学问都从分析整理一路发展。"（《中国近三百年学术史》）通过对不同阶段主要历史事实的综合和比对，借镜鉴、辨是非、放视野、明目标，以利于中医未来美好篇章的谱写。

作为中医药文化丛书，《话说国医》致力于处理好指导思想一元化与文化形式多样性的关系。在写作风格上，坚持以中医科学性、思想性、知识性为导向，同时注重在文化性、趣味性、可读性上下功夫，以深入浅出的解读、趣味横生的故事、清晰流畅的阐释，图文并举，文表相间，全方位勾画出一幅中医学伟大、宏观、细腻、实用的全景式长卷。参加本书编纂的人员，都是从全国各地遴选出的中医药文化研究领域内的中青年中医药学者，他们头脑清、思维新、学识广、笔头快，在业内和社会上有较大影响和较高声誉，相信由他们组成的这支队伍共同驾驭下的这艘中医药文化航母，一定会破浪远航，受到广大读者的支持和欢迎！

丛书在全国大部分省、市、自治区全面开始运作之际，写上这些话，也算与编者、作者的一种交流，以期在编写过程中能对明晰主旨、统一认识、规范程序起到些许作用；待付梓之时，就权作为序吧！

温长路

2012 年 12 月于北京

前　言

　　江苏，简称"苏"，辖江临海，扼淮控湖，地跨长江、淮河南北，是中国古代文明的发祥地之一。1993年发现的南京汤山直立猿人化石表明，早在50万年前就有古人类在此活动。江苏及相邻地区的新石器时代文化遗址约有上千处，其中淮安青莲岗文化、高邮龙虬庄文化、海安青墩文化、苏州草鞋山文化、南京北阴阳营文化、常州圩墩文化等，五彩缤纷，星罗棋布。草鞋山遗址发现的6 000年前马家浜文化水稻田，是目前中国发现最早有灌溉系统的古稻田。

　　历史上，江苏经济繁荣、教育发达、文化昌盛，京杭大运河从中穿过，主要拥有吴、金陵、淮扬、中原四大多元文化及地域特征。文化的发展必然促进科技的进步，在医药科技方面，江苏省算不上是中医药的发祥地，但后来者居上，江苏在中医药史的发展中起着举足轻重的作用，为我国中医药的繁荣昌盛做出了巨大的贡献。

　　江苏历史上名医众多，发明了许多独特的医疗技术，并留下了大量的文献著作。东汉末年的华佗在徐州行医时创用"麻沸散"，成为世界上最早的麻醉剂；东晋葛洪用狂犬脑组织治疗狂犬病，是现代免疫学的萌芽，同时炼成80种丹药，被后世尊为化学制药的鼻祖，其所著《肘后备急方》中载有青蒿素治疟验方，今人据此线索研制出当代抗疟良药青蒿素，并获得了诺贝尔奖。金坛名医王肯堂的《证治准绳》集医学之大成，与同时期的《本草纲目》《景岳全书》并称明代三大医学杰作。中医外科的发展是江苏中医学说领域的一大特色，从南北朝丹阳刘涓子的《刘涓子鬼遗方》，到明代南通陈实功的《外科正宗》，展示了江苏外科学说的发展脉络及外科医术特色。清代的一大批温病学家，丰富并完善了温病学理论，为攻克各种急性传染病发挥了重要作用。明清时代是江苏中医学发展的鼎盛时期，这一时期江苏中医学的发展水平基本代表着当时全国的中医发展水平。

江苏历代名医以御医、官医、世医为特点，他们为不同阶层的人们治病救命，留下了较好的口碑，大多医家闻名于世，他们精深的医术和高尚的医德常为世人津津乐道。在长期的传承过程中，江苏形成了苏州吴门医派、常州孟河医派、淮安山阳医派、南京金陵医派等独具特色的地方医学流派，涌现出以苏州葛可久、叶天士，常州丁甘仁、马培之，淮安吴鞠通、南京张简斋等一大批医学历史名人，在中国中医药史上具有极为重要的地位。

吴门医派、孟河医派、山阳医派等地域流派的形成具有一定的传承历史，与其中包含众多的世医家族有密切关系。这种家族性的医学理论与医疗技术的代代相传，是中医药传承与发扬的重要形式。历史上江苏有很多著名的世医之家，如丹阳除氏、江南何氏、郑氏妇科、钱氏儿科、丁氏痔科等，均在全国或一定地区享有盛誉。

江苏众多的著名医家不仅对中医药理论进行创新，在理法方药方面有许多突破，还研制了一些成方制剂以方便病人使用，其中不乏疗效显著者，如苏州雷允上六神丸、镇江唐老一正斋膏药、南通季德胜蛇药、南通王氏保赤丸、灌云五妙水仙膏，这些制剂的炮制技术和工艺现已入选国家或省级非物质文化遗产名录。入选非物质文化遗产名录的还有江阴致和堂膏药制作工艺、南京丁氏痔科、苏州闵氏伤科、昆山郑氏妇科等。

近百年来，江苏中医受到"西学东渐"思潮的影响，与全国其他地方的中医一样经历了生存与灭亡的抉择。面对北洋军阀和国民党当局统治时期中医药倍受歧视、打压和排斥的局面，中医界人士在屈辱中艰难前行，求生存、图发展，团结抗争，书写了一段可歌可泣的历史篇章。这一时期，江苏中医界人士基本能做到团结一心，面对西方医学的冲击和国内某些方面的抑制，他们不是退缩不前，而是呼吁呐喊、自我反思等，并进行不断改革与创新，通过开设中医学校和中医医疗机构、创办中医期刊、出版中医图书，不但没有使中医消沉，反而令中医药学得到了进一步的发展，涌现出了如张山雷、恽铁樵、丁甘仁、承淡安等民国时期具有创新思想的中医大家，他们对现代中医药的发展影响极大。

中华人民共和国成立之后，党和政府对中医药事业高度重视。江苏省于1954年创立了江苏中医进修学校，为全国培养了第一批高等中医药专业人才。中医医疗机构遍布全省各地，逐渐做到省市与县区均有中医院，充分发挥了中医药在防病治病中的作用。江苏中医药科学研究一直走在全国前列，中药新药不断出现，文献整理成果卓著。中医药事业从临床、教育到科研，三位一体、综合协调、并驾齐驱，始终是现代江苏中医药的发展目标。

从古至今，江苏中医的特点可以用医家云集、流派纷呈、著述丰富、学术厚实、名药众多来概括。无论是在历史上还是在今天，江苏中医都是中国中医药事业的重要组成部分，相信在江苏中医界的共同努力和全国同仁的大力支持下，江苏中医的明天会发展得越来越好。

江苏中医历史悠久，内涵丰富，由于作者水平有限，概括和总结可能不是十分全面，或许有一些错漏之处，有一些评述可能也不到位，敬请读者批评指正。

在编写过程中，本书引用了许多已发表或出版的论文、著作的内容，在此一并表示感谢！

陈仁寿

2014 年 4 月

目　录

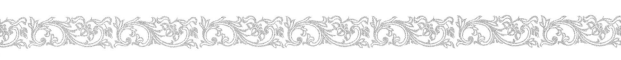

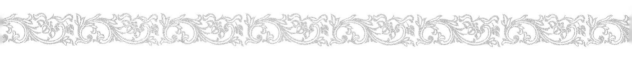

星光璀璨

19

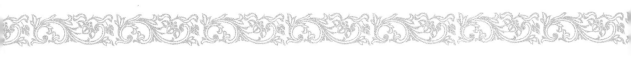

往事如碑

95

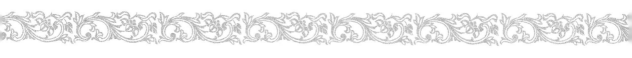

长河掠影

一、江苏沿革

江苏作为一个行政区域的名称，历史并不是很长，只有三百多年，其行政范围也有所变化。但是江苏地区，自古以来在经济、文化等领域有着悠久的历史，三千年来，这一地区经济文化的发展都处于中国的前列，是中华民族和中国文化诞生的摇篮之一。

在我国最早的地理著作《尚书·禹贡》中，今江苏辖境分属九州中的徐、扬两州的一部分。西周时分属鲁、宋、楚、吴等国。春秋战国时分属吴、宋、楚、越、齐等国。秦代属九江、会稽、彰、泗水及东海等郡的一部分。汉代分属扬州、徐州刺史部。隋开皇年间设苏州、扬州、徐州。大业年间改为吴、毗陵、丹阳、江都、下邱、彭城、东海诸郡。唐初分属江南、淮南、河南三道。北宋时属江南东路、两浙路、淮南东路和京东西路。南宋时，淮北属金。元代开始建立相当于省的政区，江苏分属江浙、河南二行省。明代江苏与安徽同属应天府，直隶南京，清初属于江南省。

康熙六年（1667 年），江南省分为江苏和安徽，江苏始建省，省名取江宁府与苏州府名第一字为江苏。这就是江苏名称的由来。

太平天国先后设江南省、天浦省、苏福省。民国十七年（1928 年），南京为特别市。新中国成立后，设苏南、苏北两个行政公署区，南京为中央人民政府直辖市。1953 年合并，成立江苏省，省会为南京。

在今江苏省的区域内，人文底蕴丰厚，历史文化名人灿若繁星，其中中医药的历史也是非常辉煌的。

江苏省区域内，历来名医辈出。从春秋战国（公元前五世纪）到 1984 年止的近 2 500 年间，有文字记载或有史料可考的中医人物中，属江苏籍的有近 900 名，约占我国有文献记载的中医总数的 15%。这些医家有许多在国内很有影响，属历史上的著名中医理论和临床大家，为中医学的发展做出了极大的贡献。

二、史前至春秋战国时期

江苏地域和古老的黄河流域一样，也是中华民族诞生的摇篮之一。从远古时代起,在江苏这块土地上就有人类劳动、生息、繁衍。考古发现表明,在距今四五十万年以前,江苏境内就生活着丹徒"高资猿人";在距今四万至一万年前,江苏境内还生活着"泗洪下草湾人""丹徒人""溧水人""宜兴人"等远古居民,他们的足迹遍及大江南北的许多地方;距今六七千年前,北自淮河流域、南至太湖的广大区域,分布着许多原始的氏族部落。淮安青莲岗文化遗址中发现炭化小米,吴县草鞋山文化遗址中发现炭化籼稻、粳稻、大米、野生葛纤维织成的罗纹葛布残片及"杆栏式"房屋建筑遗存,昆山千墩、吴县张陵山文化遗址出土大批史前玉器琮璧,可见江苏境内古人类创造的文化是相当灿烂辉煌的。

江苏南部远离华夏古文明的中心陕西、河南、山西等,有着异于华夏古文明的文化。黄淮、江淮一带地区是古代民族淮夷的家乡。苏锡常地区属跨湖桥-马家浜-崧泽-良渚-马桥文化,宁镇地区属湖熟文化。中国传说历史中的华夏始祖,五帝之一尧,传说出生于三阿之南(今江苏高邮市西北或天长市高邮湖区附近)。

周朝时,周族的太伯、仲雍从中原来到江南,建立了吴国。大约三千年前,中原地区的一支移民来到江南,和这里的土著居民一起开创了吴国的历史,形成了江苏地区有重要影响的吴文化。这一时期,江苏境内一批最早的城市建立,如彭城(今徐州)、阖闾城(今苏州)、邗城(今扬州)、越城(今南京),并开凿了我国最早的两条运河——胥河与邗沟。这些城市和运河为后来的政治、经济、军事、商贸、文化等都发挥了重大的作用。

这一时期军事文化与稻作文化是江苏地区的特色文化,有学者指出:中国北方属于麦菽文化,南方属于稻作文化。麦菽文化推崇儒家,而稻作文化推崇道家。这一时期,军事文化和崇尚道家的稻作文化都对中医药学产生了重大的影响,后世的很多医药学著作都引用了兵法中的内容,而且这一时期的医药学思想与道家的思想是融合在一起的。

三、秦汉三国魏晋南北朝时期

秦始皇统一中国,实行郡县制,江苏的江北为泗水郡、东海郡和琅琊郡,江南为鄣郡和会稽郡。刘邦建立西汉王朝后,郡国并行,江苏分属扬州、徐州刺史部和吴、楚等诸侯国。七国之乱以后，汉景帝改吴国为江都国，广陵改为江都，汉武帝时广陵复名，置广陵郡，后再改为广陵国。

三国时期，江苏南部属吴国（222—280年），中部及北部属曹魏。317年，西晋遭受北方游牧民族侵略，汉族贵族逃亡到江南，在建康（今南京）先后建立起东晋和随后的4个朝代（南朝，420—589年）。江北地区则成为南北进行拉锯战的场所，时而属于南方，时而又属于北方。

秦汉时期国家统一多元化整合的速度加快，西汉末年佛教传入中国，呈现出儒、释、道互融互补的局面，对医学的发展也产生了很大的影响。这一时期江苏地域内出现了一批医学巨星，如三国时期的著名医学家华佗，字元化，又名旉，汉末沛国谯（今安徽亳州）人，少时曾在外游学，钻研医术而不求仕途。他医术全面，尤其擅长外科，精于手术，被后人称为"外科圣手""外科鼻祖"。华佗精通内、外、妇、儿、针灸各科，行医足迹遍及安徽、河南、山东、江苏等地。他曾用"麻沸散"将病人麻醉后施行剖腹手术，这是世界医学史上应用全身麻醉进行手术治疗的最早记载。他又仿虎、鹿、熊、猿、鸟等禽兽的动作，创"五禽戏"。后因不服曹操征召被杀，所著医书《青囊书》已佚。华佗培养了多名江苏弟子，如广陵（今江都，属扬州）人吴普，以华佗所创五禽戏进行养生锻炼，因获长寿，"年九十余，耳聪目明，齿牙完坚"，但他主要是在本草学上有一定成就，所撰《吴普本草》六卷，又名《吴氏本草》，为《神农本草经》古辑注本之一。此书对本草药性的叙述较为详明，汇总魏晋以前药性研究之成果，又详载药物产地及其生态环境，略述药物形态及采集时间、加工方法等。另一位弟子樊阿，徐州人，擅长针灸，在医学上有很多创见。据说樊阿用华佗传授的"漆叶青黏散"制药技术制药服用，活到一百多岁。

三国时江苏著名的医家有吕博和葛玄两位。《玉匮针经·序》曰："吕博（按：即吴人吕广，此避隋炀帝杨广讳改字）少以医术知名，善诊脉论疾，多所著述。吴赤乌二年（239年），为太医令。撰《玉匮针经》及注《八十一难经》。大行于世。"葛玄是三国时吴国道士。字孝先，又称葛天师。《抱朴子·金丹篇》称其曾从左慈学道，受《太清》《九鼎》《金液》等丹经，精于炼丹术，他收集和研究各种药方，为民治病的同时，进行了大量的炼丹实验，还开了矿石入药的先河，其著作有《黄帝九鼎神丹经诀》等。

在南京建都的吴、东晋、南朝（宋、齐、梁、陈）和南唐都有专人负责宫廷医药工作，设置有太医令、御医、太医等。刘宋时始设太医署，为中国最早的中央卫生行政机构。当时的太医署隶属于侍中省，有太医令、丞、太医校尉、都尉及司马、御师、御医及太医等。

南朝时，山东馆陶人李亮在江苏徐州开设的诊所，是我国最早的私人诊所。"病人不远千里而来，就家开辟厅事（厅堂），收容病人，死则就而棺殡"。在这以后，私人诊所逐渐成为江苏中医行医的一种主要方式。

两晋南北朝时期，江苏医家人物更多，其中著名的有葛洪、刘涓子、徐之才、陶弘景等人。东晋葛洪是一位道士，他主张道士兼修医术，精晓医学和药物学，著有《肘后备急方》（简称《肘后方》）一书，收集了大量救急用的处方。书中记载了很多急性传染病的治疗方法，如葛洪对结核病颇有研究，为我国最早观察和记载结核病的医学家；他指出狂犬病能采取预防措施，可以称得上是免疫学的先驱，其免疫思想和方法比巴斯德早了1 000多年；书中还首次记载了天花和恙虫病两种传染病。葛洪的另一部著作《抱朴子内篇·仙药》，对许多药用植物的形态特征、生长习性、主要产地、入药部分及治病作用等，均做了详细的记载和说明，对我国后世医药学的发展产生了很大的影响。

晋末刘涓子（约370—450年），南北朝时江苏京口（今镇江京口区）人，善医学，尤精外科方术。宋元嘉十九年（442年），撰成《刘涓子鬼遗方》，原10卷，今存5卷。述其平生治病经验，分述痈疽病因及鉴别。内容重于"金创"外伤疗法及痈疽发背、疥癣及发秃等治方。他使用灸法、薄贴法、针烙纸捻引流、内外并治等疗法，均为当时突出的医学成就。另有《神仙遗论》等著作。

徐之才，字士茂，是南北朝时期的一代名医，出身于世医家庭，五岁诵孝经，八岁略通义旨，十三岁被召为太学生。他医术高明，在北方名气很大，撰有《药对》及《小儿方》，尤其对本草药物及方剂研究较深，故有人把后世之"十剂"理论归于徐之才所创。此外，徐氏对妇科也有一定的见解，其《逐月养胎法》实本自先秦时期《青史子》中胎教法而作，对于孕妇之卫生及优生均有重要意义。另外，徐氏还著有《徐王方》《徐王八世家传效验方》《徐氏家秘方》及《雷公药对》，惜均已佚。徐氏一家由南仕北，对于南北地区医药之交流也有积极的意义。

南北朝梁代陶弘景，出身于南朝士族，自幼就十分好学。后来辞官退隐江苏句容句曲山（今江苏茅山），潜心修道。陶弘景在医药学方面的著述很多，有《神农本草经集注》《效验实用药方》《药总诀》《集金丹黄白药方》《服草木杂药法》《灵方秘奥》，又增补葛洪《肘后救卒方》为《肘后百一方》，除此之外，其《抱朴子注》《养性延命录》《合丹法式》《华阳陶隐居集》等书中，也有很多养生方面的思想。他在《神农本草经》基础上集注而成的医药学著作《本草经集注》，对药物进行了归纳整理、增补修订，并开创了一种新的药物分类法，对药物按玉石、草木、虫兽、果、菜、米食及有名未用等七类进行划分，对后世产生了深远的影响。陶弘景还第一次提出了"诸病通用药"的概念，这是一种将药物的功用主治和疾病特点两个方面相结合对药物进行分类的方法，对后世医家的影响很大。陶弘景搜集前人养生方法归纳提要而写成《养性延命录》一书，书中特别强调"我命在我不在天"，即通过发挥人的主观能动性，可以延年益寿。书中还总结了道教在养神、炼形方面的修炼经验。

四、隋唐时期

公元589年，隋朝灭陈，重新统一南北，并修成了贯通南北的大运河。隋朝起初对南朝遗民采取高压政策，如隋炀帝在开皇九年（589年）灭陈时，下令把建康的城邑宫室荡平为田等。此政策造成包括苏南地区在内的南方许多地区出现了萧条景象，后来经过南方地主的斗争，隋朝终于采取了比较温和的南方政策，使苏南及其他原陈朝统治的长江以南地区出现了复苏的景象。但六朝旧都建康在战争中受破坏过于严重，在整个唐代都不见起色，加上晚唐建康处于淮南、浙西、宣歙三大藩镇交界之处，很容易受到战争的破坏，直到南唐立国江宁，南京城才开始再度繁华。在隋末大乱中，军阀沈法兴先破坏了扬州城，然后攻入江南，对江南经济造成不小的破坏，其势力最远曾到达杭州。

唐朝（618—907 年）是中国的鼎盛时代，皇室粮食供应需要依靠江南。唐朝规定每年二月江南运粮船集中于扬州，于是扬州成为中国最著名的商业城市。江苏省长江以南部分属江南东道，长江以北、淮河以南部分属淮南道，淮河以北属河南道。晚唐中国出现严重的藩镇割据问题，江苏也长期出现了淮南节度使（驻地扬州）和浙西观察使（驻地镇江）之间的对立和冲突。

五代、杨吴、南唐和吴越都是晚唐藩镇割据的产物。其时今江苏省淮河以北大部分地区属五代，今苏州地区属吴越，其余地区属杨吴和南唐。892 年，淮西（今属安徽）人杨行密在扬州建立吴国。937 年，徐州人李昇代杨吴自立，建立南唐，定都江宁。吴越的建立者钱镠因镇压黄巢有功，受到唐朝统治者的嘉奖，因而成为浙东军阀。976 年，宋朝大军攻入江宁，同时吴越军队攻入常州，淮河以南最后一个阻碍宋朝统一的政权——南唐灭亡。

唐贞观三年（629 年）九月，政府诏"各州置医学"，苏州、常州、镇江等地始设医学教授，除教育医学生外，还承担"掌疗民疾""州境巡疗"及推广本草药方的任务。

隋唐时期是我国医药史上的辉煌时代。唐代官府组织大修本草，医学名家不断涌现，医药文献不断呈现。这段时期江苏著名医家不多，有名者不到十人。如许胤宗（536—626 年），享年九十余岁，常州义兴（今江苏宜兴）人，曾事南朝陈，初为新蔡王外兵参军、义兴太守；陈亡后入仕隋，历尚药奉御，治病重在脉诊及用药技巧，据记载，他曾用药物熏蒸法为陈国柳太后治病，还善于治疗骨蒸病（类似于肺结核病）。诸葛颖（539—615 年），字汉，丹阳建康（今江苏南京）人，药学家。祖父诸葛铨，南朝梁时，官零陵太守。父诸葛规，官义阳太守，初仕南朝梁，侯景之乱时，奔亡至北齐，待诏文林馆。北齐时历官太学博士、太子舍人。北齐亡后，杜门不出十余年。隋朝时，晋王杨广用为记室。炀帝时，升迁为著作郎，极得宠幸。曾随炀帝北巡，病逝于途中。大业（605—616 年）年间，撰有《淮南王食经并目》一百六十五卷，《旧唐书》作《淮南王食经》一百二十卷，《新唐书》作一百三十卷。另有《淮南王食目》十卷、《淮南王食经音》十三卷。

据郑处诲的《明皇杂录》记载，唐开元年间，有医者纪朋，苏州人，精于望诊，观人颜色，不待诊视六脉，便知疾病深浅。他的学生周广，尽得老师所授，唐玄宗特召他为御医，在宫中治病，屡获奇效，这是苏州历史上第一位御医。

隋唐时期，中国对外文化交流频繁，中医药也是中外文化交流的重要内容。江苏因滨江临海，中日医药交流也很频繁，如 562 年，吴人知聪携《明堂图》及各种医书 164 卷去日本，这是中国医学传入日本之始。754 年，我国扬州高僧鉴真应邀东渡，他也带去了医药方面的书籍，对日本文化产生了重大的影响。

五、宋金元时期

北宋时江苏地区分属两浙路、江南东路、淮南东路和京东西路。南宋偏居江南和淮南时，江苏地区分属两浙路、江南东路和淮南东路。金人占领淮北，置徐州、泗州、邳州，分属山东西路和山东东路。13 世纪，蒙古人控制了中国。元朝初期，江苏属江淮行省；后划江而治理，长江以南与浙江、福建、皖南同属江浙行省，长江以北与皖北、湖北、河南同属河南江北行省。

宋嘉祐六年（1061 年）后，地方医学逐渐兴起，各州、郡置医学博士教习医书，宋代名医陈自明就任职过"建康府（今南京）明道书院医学教授"。

江苏宋代以前没有固定的地方医疗机构，只在大疫时才有对平民的医药救治措施及私人慈善性质的临时收容所。《南史》记载，南朝宋元嘉年间（424—453年）三次因京师（南京）疾疫，"诏给医药"。宋代开始在地方建立类似门诊部的官方药局——惠民药局，"官给钞本，择良医主之"，看病卖药，担任平民的医疗工作。建于南宋庆元元年（1195 年）的苏州惠民药局，是现知最早的惠民药局，元、明两代全面推行，遍及全省各县，成为地方的主要医疗机构。宋代时期还建立了一些医院性质的机构，如南宋宝庆元年（1225 年），苏州设立了收治郡、府、县各地患病囚犯的"安养院"，有"屋百础，田三顷"，旧称"医院"，其位置相当于现在的苏州市十梓街中段（见现存于苏州市博物馆内的宋代石刻《平江图》），是中国医学史上最早命名"医院"的医疗机构。南京在宝祐四年（1256年）建立了安乐庐，收治过往军民之"病于道途者"，"才两年，行道疾病之人，全活者不胜计"。随后在开庆元年（1259年）又建立了收治有病军人的"安乐居"。

宋代医药学的发展十分兴盛，也是中国医学发展的一个重要转折时期。官府的支持、医药政管理制度、世人对医药的关注等，都推动了医学的发展。官府专门成立校正医书局，编校出版了大批中医药文献著作，如《重广补注黄帝内经》《开宝本草》《本草图经》《嘉祐本草》等，还有专门的北宋药政局，编写了国家药典性质的著作如《太平圣惠方》《太平惠民和剂局方》《圣济总录》等。其中《嘉祐本草》的主编苏颂，原籍福建，宋元祐八年（1093年）任职于扬州，北宋建中靖国元年（1101年）在润州（今江苏镇江市）逝世，享年82岁，谥号"正简"，封赠"太师魏国公"。

随着中医药的发展，宋代涌现了大批著名医药学专家，江苏也不例外。如北宋针灸学家王惟一（987—1067年），又名王惟德，宋仁宗（赵祯）时当过尚药御，对针灸学很有研究，

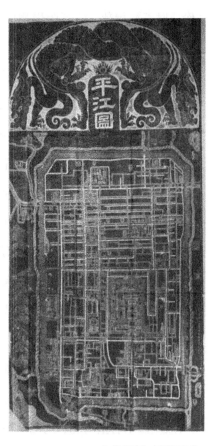

宋代石刻《平江图》

集宋以前针灸学之大成，著有《铜人腧穴针灸图经》一书，奉旨铸造针灸铜人两座。许叔微（1079—1154年），字知可，宋真州（今江苏仪征市）白沙人。曾为翰林学士，成年后发愤钻研医学，活人甚众。所著《普济本事方》又名《类证普济本事方》，共收录方剂300余首，按病种分为25门，是许氏数十年医疗经验的结晶，采方简要，理论清晰，有较高的实用价值。宋代颜直之，长洲（今江苏苏州）人，既是著名画家，也是医药学家，著有《疡医本草》《疡医方论》《外科会海》等书。此外，还有昆山的王执中、句容的陈景魁、江宁的王执之、兴化的陈直和郭中、扬州的尧允恭、山阳（淮安）的张耒等。宋代江苏医家名人众多，留下了

诸多重要的医药文献，在学术上各有专长，对中医药学的发展做出了巨大的贡献。

元初，松江、苏州等地设"官医提领所"，溧水、溧阳二州设医学教授司，据《松江府志》记载，"官医提领所在普照寺前古中和楼也，大德三年（1299年），立惠民药局。设所领之，故于此，后废"。《苏州府志》也有类似记载："元官医提领所在谯楼南，即宋察推厅也。大德八年例革入医学。"元至元二十二年（1285年），朝廷诏令各路、府、州、县精选医教授，尚未设立医学者，不得拖延苟且；并规定"路设教授、学正、学录各一人，上州、中州教授一人，下州学正一人，且学谕一人"。江宁、上元、句容等县医学设有医教谕。江苏的平江（今苏州）、松江、常州、江阴、集庆（今南京）、通州（今南通）等路、府，元初均设医学教授、学正等医官；溧阳、溧水等州医学设有医学教授司，有教授一名，学正、学录等。又规定各路教授、学正训诲医生，每月朔望到指定处交流经验。

因有唐宋之基础，元代江苏医家逐渐增多，如长洲（今苏州）的葛应雷和葛乾孙、华亭（上海）的钱全衮、武进的蒋达善、昆山的郑公显、建邺的戴启宗、常熟的尚从善和黄公望、山阳（淮安）的潘思诚等，均为元代江苏名医。葛乾孙（1305—1353年），字可久，平江路长洲（今江苏苏州）人，江浙官医提举葛应雷之子。喜好医术，潜心攻研岐黄之术。且兼通阴阳、律历、星命。为人治病，常见奇效。医术名重南北，与当时浙江义乌名医朱丹溪齐名。著有《十药神书》，收载十个治疗虚劳吐血药方，反映了他治痨瘵（肺结核）等病的丰富经验，还有一个治疗骨病腰、腿疼痛的验方。此外尚著有《医学启蒙》等书，已佚。山阳名医潘思诚，人称古逸先生，曾任淮安路医学教授，后退而行医。其后裔在明代从医者很多。之后近百年中，有潘安道、潘泰、潘瑛、潘信、潘胜、潘赞等到太医院供职。著名的山阳医派也可以认为是从此发端。经过后世的发展，形成了江苏中医流派史上"南孟河、北山阳"的局面。

六、明朝时期

公元1368年，洪武皇帝（朱元璋）建立明朝，起初定都南京。整个江苏省和安徽省的各府、直隶州直属中央，称为直隶，后改为南直隶；在后来的江苏省境内共设有 7 个府，其中位于江南的有 5 个，即应天府（南京）、苏州府、松江府、常州府和镇江府；位于江北的只有 2 个，即扬州府和淮安府。

1421 年，永乐皇帝（朱棣）迁都北京。此后南北两京和两直隶并立 200 多年，江苏，特别是其南部苏州等地，主要由于其繁荣的纺织工业继续成为全中国的经济中心，以及工业化和城市化程度最高的地方，大小市镇星罗棋布，地价之高、赋税之重名列全国之首。同时这一带的文化水平也是全国最高的，产生的状元人数在全国科举考试中长期稳占很大的比重（清代的数字是全省占 40%，苏州府占 20%）。扬州和淮安两座府城因为是京杭大运河上漕运（南方粮食运往京城）和食盐贸易的控制点，因而名列中国长江以北少数几个最繁荣的城市之中。

洪武皇帝把长江南北差异很大的地区放在同一个行政区内。几个世纪以来，江南的富裕程度和影响力超过江北很多，顾名思义，江苏省（得名于江宁、苏州）是个立足于江南的省份。江北是中国南北方文化的接合点，从一方面看属于北方，同时又深受南方强烈的影响。

明洪武元年（1368 年），明太祖朱元璋在南京建都，设置了负责皇族、朝廷各部的医疗及全国卫生行政工作的机构——太医院。永乐十九年（1421 年）迁都后仍保留了南京太医院，负责直隶南京地区（包括今江苏、安徽、上海二省一市）的医疗卫生行政工作。据《大明会典》记载，该太医院已具备一定规模："国初置医学提举司，后改太医院，定为正五品衙门，设院使、院判、御医、吏目等官职，专诊视疾病修合药饵之事。而圣济殿番直，则择术艺精通者与焉。其子弟之隶医籍者教之、试之、黜陟之。具有事例，属礼部。而惠民有局，生药有库。亦各设大使、副使，为其属云。"同时制定了严格的医事制度，如"凡本院习业，分为十三科。自御医以下，与医士、医生各专一科""凡医术十三科，医官、医生、医士专科肄业，曰大方脉、曰小方脉、曰妇人、曰疮疡、曰针灸、曰眼、曰喵、曰接骨、曰伤寒、曰咽喉、曰金镞、曰按摩、曰祝由""凡医士，俱以父祖世业代补。或令在外访保医官、医士以充。其精通医术者，本院奏进圣济殿供事"。

明洪武、永乐年间，地方医学已普及大江南北各府、州、县。《明史·职官志》载，"州、县均设医学""府正科一人（从九品），州典科一人，县训科一人，洪武十七年置，设官不给禄"。

明代，江苏医学人才辈出，以苏州最多，无锡、常州、扬州、南京、镇江次之，苏北地区因位置偏僻，交通不便，经济欠发达，人才仍较少。其中最著者有：薛己，吴县人，是一位临床大家，于内、外、妇、儿、口齿、骨伤诸科，无不擅长，且在学术上能旁通诸家，可谓博学多才，在正德年间（1506—1521 年）被选为御医。他著述丰富，除自著的《外科枢要》《内科摘要》《女科撮要》《疬疡机要》《正体类要》《口齿类要》之外，还有许多校订书，薛己校订书的特点是选注名著，附以己见，如他校订有《妇人良方大全》《小儿药证直诀》《明医杂著》《外科精要》等数十种。这些校本中不少附有医案，以临床验证来说明理法方药依据。薛己以外科见长，乃明代温补派之先驱。金坛王肯堂，广泛收集历代医药文献，结合临床经验，以 10 年时间编著成《六科准绳》。这是一部集明以前医学之大成的名著，书中对各种疾病的症候和治法叙述"博而不杂，详而又要"，历来为医学家所推崇。南通陈实功，长于外科学，著《外科正宗》，改变了过去外科只重技巧而不深研医理的落后状况，在发展外科医学方面起到了重要作用，是外科三大流派之一正宗派的创始人。缪希雍，常熟人，撰《神农本草经疏》，为明代本草注疏药理之先，还提出著名的治血三法。吴又可，吴县人，著《温疫论》，阐述瘟疫的发生，是由"戾气"从口鼻侵入人体，伏于募原，其邪在半表半里之间，其传变有九，并提出一整套辨证施治法则。

这一时期孟河医派开始形成，明朝正德年间的费宏是武宗皇帝朱厚照执政时的宰相，受魏忠贤的迫害，一家老小流落到孟河，由于一路的风霜和沉重的思想负担，他到孟河后就病倒了，在缺医少药的那个时代，他只能依他随身所带的《神农本草经》，并且拜老药农为师，到孟河的西山上去采草药，自己为自己治病。不久他的身体康复了，他能治病的消息也传出去了，于是他开始了"治病"生涯，成了后来费家医派第一人。孟河优越的地理位置、丰富的药材资源、深厚的文化底蕴共同孕育了孟河医派的辉煌。

这一时期苏州的中医学迅猛发展，在医学人才、学术水平、医疗产业方面已经达到了相当高的水平。明代杨循吉在《苏谈》一书中称："今吴中医称天下。"

七、清朝时期

1645 年，清朝军队攻占扬州和南京，俘虏南明弘光皇帝，随即将南直隶改为江南省。顺治十八年（1661 年）实行江南省左、右布政使分治，分驻江宁和苏州。康熙三年（1664 年）设两按察使司，分驻江宁和安庆。康熙六年（1667 年），按照驻地分别称江宁、苏州布政使。康熙二十五年（1686 年）合"江宁""苏州"简称的"江苏"之名正式使用。乾隆二十五年（1760 年），江苏省和安徽省完全分治。江苏巡抚驻扎在苏州，安徽巡抚驻扎在安庆，在南京则设有节制江苏、安徽、江西三省的两江总督。清代江苏省在沿海地区增设了 3 个直隶州：太仓直隶州、通州直隶州（南通）和海州直隶州，并将徐州由直隶州升为徐州府。由于人口大量增加，江苏南部许多县都一分为二，造成许多两个县共用一个县城的情况（民国以后消失），苏州城内甚至同时有 3 个县的县衙：吴县、长洲县和元和县，为全国的特例。

清代末年，江苏省是中西文化碰撞的前沿省份之一。1843 年，江苏东南部原来一个不知名的小城市上海根据《南京条约》被辟为通商口岸，以后又设立了上海公共租界和上海法租界，迅速发展成集贸易、金融和国际化交流为一体的大都会，到 20 世纪初已经拥有数百万人口，1927 年，上海终于正式脱离江苏成为独立的院辖市。镇江和苏州也分别设立了英租界和日租界，其规模较小，其中镇江租界曾经一度较为繁盛，拉动城市向西扩展。

晚清时期，江苏南部曾受到太平天国运动的影响，持续多年的激烈战斗使得江苏省损失极其惨重，主要城市如南京、清江浦（今淮安市），以及苏州、扬州的繁华街道，都受到毁灭性的破坏。

清代对从医者有严格的要求，光绪三十三年（1907 年），江苏对地方行医者都实行统一考试制度。两江总督端方以医学关系人民生命为由，特令在省垣行医者一律考试，及格者给予文凭，准其行医，其下等或最下等的不给文凭，不准行医。

清代江苏各地有为贫民看病施药的"医局""药局"等慈善性医疗机构，大多是地方士绅募捐兴办的。有的抚恤机构和普济堂也收养病民，如建于康熙四十九年（1710年）的苏州普济堂就收治病民，到乾隆三十一年（1766年）还增建病房51间，而且分别收治男女贫病者（女的在会城，男的在虎丘）。早期官办的慈善性医疗机构有江苏巡抚李鸿章于清同治三年（1864年）在苏州设立的医药局。1853—1864年太平天国期间，南京设"能人衙（馆）"多处，收养伤病兵士，还在街道设医60名，为平民免费看病。光绪二十七年（1901年），吴泽民等创办了镇江第一所中医院——卫生医院，这是由私人发起、行业资助经费创办的一所中医医疗机构，也是江苏最早的集体性质的医疗机构，院址设在小街底。医院设中医内科、外科、妇科、幼科、针灸科等，并有中药房、自制中药；仅看门诊，不设病房，每天就诊者甚多。

清代江苏医林人才众多，有500多名，特别是温病学说的形成和发展，使江苏中医出现了一个高潮，各科都有较大的进展。其中卓著者有：张璐，苏州人，著《张氏医通》16卷，可与《证治准绳》相提并论。张璐研究伤寒，又重视于几种温病的辨识，并注重舌诊在伤寒辨治方面的应用，对以后温病学的发展产生一定的影响。对杂病的治疗，重视辨证，擅长温补，为明清时期温补学派的医家之一。后人称其为清初医学三大家之一。叶天士，吴县人，对儿科、妇科、内科、外科、五官科无所不精，乃温病学派奠基人之一。薛生白，吴县人，撰《湿热条辨》，为温病学派的发展做出了贡献。尤怡，吴县人，著述颇多，尤以《伤寒贯珠集》《金匮心典》为著。柯琴（柯韵伯），迁居常熟，其《伤寒来苏集》对后世有较大影响。徐大椿，吴江人，医学理论家、评论家，著述宏富，医术高明，乾隆皇帝多次召他入京看病。王洪绪，吴县人，外科学家，著《外科证治全生集》，是外科学主张外证内治一派之代表作。戴天章，江宁人，博学精医，撰《广瘟疫论》，多为发挥。余师愚，常州人，擅治时疫，著温病专著《疫疹一得》。擅长用石膏，并创用了清瘟败毒饮等效方，丰富和发展了温疫诊治法。王九峰，镇江人，曾做御医。吴鞠通，淮阴人，撰《温病条辨》，提出温病的三焦辨证学说，为温病学派代表人物之一。唐大烈，苏州人，编《吴医汇讲》，为最早具有医学刊物性质之文献，从此"吴医"这一名称开始流行于天下。邹澍，武进人，撰《本经疏证》18卷，引证渊博，说理透达。林佩琴，丹阳人，撰《类证治裁》，颇为实用。蒋宝素，丹徒人，在苏北兴化、江都一带行医，声望卓著，位列"淮扬九仙"，后世评价为"清朝十四名医"。沙书玉，居丹徒大港，出身于医学世家，擅治温病，世有"大港沙派"之称。陆懋修，苏州人，医学理论家，著《世补斋医书》。张聿青，常州人，后迁居无锡，医术高明，闻名遐迩。余听鸿，宜兴人，入孟河名医费兰泉门下，业成后悬壶家乡，中年后寓居常熟，时有"余仙人"之美誉。曹沧洲，吴县人，光绪年间被诏为御医。费伯雄，武进人，五世业医，两次入宫诊疾，著《医醇賸义》。柳宝诒，江阴人，著有《素问说意》《温热逢源》《柳选四家医案》。马培之，孟河人，为孟河学派代表人物之一，精擅外科，撰《外科传薪集》。

这一时期，江苏境内形成了很多医学流派，流派的形成是医学发达的体现之一，同时又对医学的发展、交流、传承起到了巨大的作用。如按照地域划分，江苏有四大医派——吴门医派、孟河医派、山阳医派、龙砂医派。吴门医派：以苏州为中心，具有"儒医多，御医多，医学世家多，著作多，温病学说发源地"等特点，其内涵较广，由诸多学术流派、世医流派组成，是国内具有相当影响的一大中医流派。孟河医派：孟河位于今江苏常州市新北区的一个集镇，原属常州武进县，交通便利，市场繁荣，人流密集，医药活动十分昌盛，历史上出现了诸多较有影响的中医大家，最有名的是费氏、马氏、丁氏、巢氏四家，被冠以"孟河医派"，或称"孟河四大家"。除此以外，孟河还有法氏、沙氏等著名医学世家。山阳医派：山阳，即今江苏省淮安市，原名山阳县。山阳医派的形成始于清末温病学家吴鞠通，山阳医派以吴鞠通为宗师，以治温病为特色，后人多有阐发，但各家在临床上均有独到经验。龙砂医派：清乾隆至嘉庆年间，江苏省江阴东部龙砂（今华士镇）出现了一批有名望的医家，如戚云门、王钟岳、贡一帆、孙御千、戚金泉、叶德培、姜学山、姜恒斋等，他们不仅治病救人，而且著书立说，传播医理，在临床治疗上各有特色，理法方药论述完整，用药平和，常出奇制胜。清人姜成之收集以上诸医家的医案，编成《龙砂八家医案》（书中并附姜宇瞻医案二则，实为九家），全书以杂病及时证医案为主，反映了当时龙砂医派诊治疾病的理法方药思想和用药特点。

八、民国至今

中华民国成立于 1912 年 1 月 1 日，最初几个月首都在南京。1916 年袁世凯去世后，全国陷入军阀割据状态，江苏也更换了几次主人，北伐战争前夕是孙传芳。1927 年 4 月，蒋介石在南京建立中央政府，并在 10 年之内统一了大半个中国。1937 年抗日战争全面爆发，12 月 13 日南京陷落。抗战结束后，国民党中央政府从重庆还都南京，直到 1949 年 4 月，中国人民解放军迅速渡过长江，攻占南京。

民国时期，中医药命运多舛，在北洋政府先后颁布的多次教育律令中，均将中医排斥在外。民国元年（1912 年）11 月，北洋政府颁布了医学专门学校规程，该规程第五条规定医学校设化学、物理学等 48 门课程，却没有中医药学的课程。民国十一年（1922 年）2 月，北洋政府内政部公布《医士（中医）管理暂行规则》，对中西医士"轩轾攸分，待遇各异"，激起了江苏中医界的强烈不满。常熟县中医界于同年 5 月 21 日举行集会、签名抗议活动，并派王士翔参加上海的请愿斗争。镇江中医界四处奔走，呼号于大江南北，联络扬州、无锡、常州、溧阳等地的中医团体，云集上海，7 月 14 日成立了江苏中医联合会。大会通过了宣言，竭力反对歧视、排斥中医的所谓医士管理规则，迫使"规则"未能付诸实施。

民国二十年（1931 年），国民政府为缓和中医界的抗争，宣布建立"中央国医馆"，焦易堂任馆长。该馆的宗旨为："以采用科学方式整理中国医药，改善疗病及制药方法。"并主张开设医院、医校。国医馆除设馆长外，还设理事会，陈立夫任首任理事长，但并无行政权力。上海、江苏的国医分馆于同年 9 月、12 月相继设立，分别由冯炳南、夏应堂、丁仲英和陆锡庚、王硕如、尤九皋负责。

民国二十三年（1934 年）4 月 17 日，江苏省政府委员会第 650 次会议通过的《江苏省管理中医暂行规则》，对中医开业的资格规定甚严，其第 3 条规定有下列资格之一者得随时检审各项证件，呈由该管县政府转呈民政厅，经审查合格，发给开业执照，方准执行业务：①曾在公立或私立已备案之中医学校毕业 3 年以上，领有毕业证书并行医 5 年以上有文件证明者。②从师 3 年以上，在一定地方开业 5 年以上，确有学识经验得原业师之证明及同境领有执照中医 3 人以上之书面保证者。且规定每年 5 月 10 日举行一次审核发照。即使获准开业，还得每年 8 月间接受县政府验审。次年 3 月 5 日，在广大中医界人士的反对和呼吁下，省政府委员会对开业资格的规定有所放宽，如上述第 3 条第 1 款改为"曾在公立或私立已备案之中医学校毕业 3 年以上领有毕业证书者"。

民国二十四年（1935 年），江苏省中医联合会与国民党中央委员冯玉祥等 26 人向国民党第五次代表大会提出"政府对中西医应平等对待，以宏学术而利民生案"，并要求公布国医条例，次年 1 月，政府被迫通过此案，使中医的地位写进了法律条文，然而终未得到贯彻。

尽管如此，民国时期江苏的中医人才依然辈出，其中声誉卓著者有：武进孟河丁甘仁，江阴曹颖甫、朱少鸿、薛文元、章巨膺，江都夏应堂，南通朱南山，无锡丁福保，苏州汪逢春，武进恽铁樵、谢观、赵燏黄、陈耀堂、赵树屏、盛心如，淮安张菊人，阜宁余无言，吴江黄文东，镇江章次公，常州徐衡之。以上各位都是在民国时期活跃在南京、上海等地的江苏近代著名医学家和中医教育家，为中医药事业做出了卓越的贡献。

这一时期，针灸学形成了"澄江学派"。"澄江"为江苏省江阴市古称，澄江针灸学派指的是以近代针灸大师承淡安为代表的精英及其传人几十年努力形成的学术体系。承淡安原籍江阴，一生以弘扬针灸学术为目标，在现代针灸学术研究、医疗和教育等领域进行了重要的拓展，曾为南京中医学院首任院长，学部委员，在医、教、研方面卓有功绩，他的中医教育思想和针灸学说随其弟子广播海内外，目前，澄江针灸学派的学术体系及思想正在得到进一步的研究，丰富的针灸经验也为其传人在临床广泛应用。

中华人民共和国成立后不久，江苏省各县、市将当地的名医聚集在一起，成立中医联合诊所，并从中抽调优秀人才到南京，为培养新中医的中医药师资，于1954 年成立了江苏省中医进修学校，继而成立南京中医学院，后又改名为南京中医药大学。

以南京中医药大学为中心的中医药教育、科研和临床人才培养基地，在半个多世纪中，产生了很多在全国有较高声望的医药专家。南京中医药大学构建的适应现代中医药教育需要的中医药教育框架至今没有被突破，一直为培养现代中医药人才发挥着作用。南京中医药大学可谓桃李满天下，全国早期及目前中医药优秀高级人才大量出自南京。目前闻名全国的 30 位国医大师有 9 位从南京中医药大学走出。

南京中医药大学编纂的《中药大辞典》《中华本草》《中医方剂大辞典》是代表国家水平的大型中医药文献著作。江苏省中医院一直在全国中医医院中起着领头作用。除此之外，中国药科大学在中药学研究方面也是成果卓著，特别是药材学的研究在全国领先，在药材资源、品种考证方面取得了大量的成果，为中医的临床疗效保证起到了不可磨灭的作用。

星光璀璨

据陈道瑾等所编《江苏历代医人志》记载，上自后汉，下至民国，江苏历代有记载的医学人物有 3 100 多人。在人物生活的时期上，相对于全国其他地区，晋以前人物明显较少，从而也说明此前的江苏医事较为落后，但晋之后江苏的医学逐渐发达。从人物所在地区的分布上，表现为苏南地区的医学人物数量明显上升，故这一地区的特色流派如吴门医派、孟河医派成为中国医学史上的后起之秀。江苏医史人物以世医和儒医所占比例较大，他们在温病学、外科学、临床各科、本草学等方面做出了巨大的贡献。以下介绍江苏历代医药学家代表人物。

一、吴普

吴普，广陵郡（今江苏淮阴）人。三国魏医药学家，字号及生卒年不详，约生活在公元 3 世纪中叶。

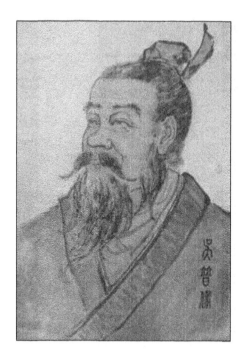

吴普像

吴普曾经跟随华佗学习医术，学有所成，救治了很多人。他自己也是一位养生家，擅长五禽戏，以此来保健身体，"年九十余，耳目聪明，齿牙完坚"。

吴普撰有《吴普本草》6 卷，又名《吴氏本草》，为《神农本草经》古辑注本之一。由于其引据了多家三国时期及以前的本草学著作，反映了我国本草学发展一个重要阶段，故素为本草学者所关注，其所载录的药学内容，有些至今仍有重要价值。

《吴普本草》一书流行于世达数百年，也产生了很大影响，后代有不少书引述其内容，如南北朝贾思勰《齐民要术》、唐代官修《艺文类聚》《唐书·艺文志》还载有该书六卷书目。宋初所修《太平御览》，仍收载其较多条文。但后来该书亡佚，清代焦循有辑本，载药 168 种。孙星衍等所辑《神农本草经》中，亦收录此书内容，散附于各药条下，且提到《本经》为"魏吴普等述"。据辑本可知，《吴普本草》所记药性，引证了神农、黄帝、岐伯、雷公、桐君、扁鹊、医和、李氏（一般认为即李当之）一共九家的意见，可以说，《吴普本草》在药性方面汇总了魏以前本草学的成果。《吴普本草》中详载药物产地及其生态环境，略述药物形态及采药时间、炮制方法等。

二、葛洪

葛洪（283—363 年），字稚川，自号抱朴子。丹阳郡句容（今江苏省句容市）人，晋代著名的道教理论家、医药学家和炼丹术士。

葛洪出生于一个破落的官僚贵族家庭，童年生活无忧无虑，终日骑马、射箭、习武、游玩。然而好景不长，葛洪 13 岁时，其父葛悌受晋朝的南迁势力排挤，郁郁不得志，死于邵陵太守任上。其父为官清廉，毫无积蓄，葛洪孤儿寡母陷入困境。葛洪与母亲扶柩还乡，开始了自食其力的农樵生活。他起早摸黑，依靠耕田打柴奉养老母。但他没有使自己在贫困艰苦的生活中沉溺下去，而是坚持读书，甚至不远千里读书求学。

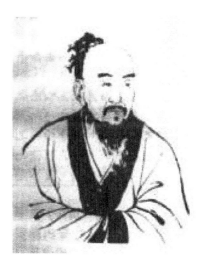

葛洪像

葛洪读书十分刻苦，正经、诸史百家书籍无所不览，尤其喜好方术，经常寻仙访道，听说有神仙导引之术则前去拜访学习。葛洪拜神仙学术士郑隐为师，郑隐有弟子五十余人，独对葛洪最为青睐，把平生所学都传授给他，把自己珍藏的道家秘藏给他看，葛洪对道家的修炼之术尽得要领。

此后，葛洪又师从南海太守鲍玄。鲍玄亦是当时一位大学者，精通养生、医药及占卜预测之学。他十分器重葛洪，并将女儿鲍姑许配给葛洪为妻。鲍姑擅长灸法，为我国历史上第一位女灸治学家，葛洪的著作中有甚多灸法急救术，与鲍姑之高明灸术有关。

葛洪也曾短时期地进入仕途，如太安初，吴兴太守顾秘征召葛洪为将兵都尉，率兵讨伐石冰起义，立下战功。但是葛洪对荣位势利不感兴趣，乃绝弃事务，致力于服食养性，修习玄静。

307—312 年（西晋永嘉年间），葛洪自荆襄云游到鄂州，寓居五年，他发现这里生物群落非常繁茂，尤其是葛山，不仅风景绝佳，而且野生植物资源丰富，还有许多稀有矿物，正是炼烧丹汞和研究医药的理想之地。因此，他在这一带搭草棚，掘水井，结炉置鼎，采药炼丹。葛洪晚年还和妻子鲍姑携子侄至广州罗浮山，悠游林泉，采药炼丹，著书立说，为民治病。

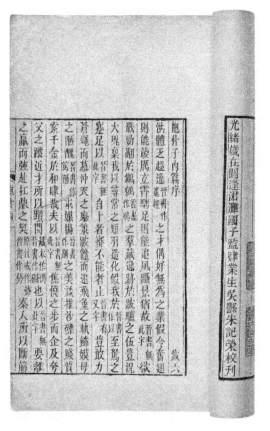

《抱朴子·内篇》序

葛洪学识渊博，在我国科技史上有着重要的地位。他精通儒学，又是道教的理论家和实践者，对化学、医学、药物学、养生术等均有极深的造诣。葛洪勤于著述，留下了一批门类丰富、数量可观的著作，见于文献记载的就有 60 余种、数百卷之多。虽然其中可能有他人假托葛洪之名的，但总的来说，其著述之丰、价值之高，令人叹服。

葛洪的时代距今已 1 700 余年，岁月久远，其著作多已散佚，现在流传下来的有《抱朴子·内篇》和《肘后方》。

《抱朴子》是葛洪哲学和学术思想的集中体现。分为内外篇。葛洪曰："《内篇》言神仙、方药、鬼怪、变化、养生、延年禳邪、却祸之事，属道家；其《外篇》言人间得失、事业臧否，属儒家。"其中的《金丹》《仙药》《黄白》三篇，总结了我国古代的炼丹术。葛洪专注于炼丹，在炼丹实践中也取得了很多化学成就，一些炼丹术还可应用于外用药物的制作，对中医丹药的炼制具有重要意义。如葛洪使用炼制后的水银作为主料配成的方药治疗疥癣、恶疮，比意大利12世纪时用水银软膏来治疗这些疾病要早800余年。国内外专家公认，葛洪的炼丹术是世界制药化学的先驱。

《抱朴子·内篇》虽然不是单纯的医学典籍，但其中有着丰富的医学思想，一直为后世医家所推崇。书中对养生、病因、方药等医学内容有很多精辟阐述。葛洪把医学看作是寻"道"的重要途径，他强调："为道者，以救人危使免祸；护人疾病，令不枉死，为上工也。"他指出了很多影响健康长寿的因素："夫之所以死者，诸欲所损也；老也；百病所害也；恶毒所中也；邪气所伤也；风冷所犯也。"葛洪十分强调预防的重要性，他说："至人消未起之患，治未病之疾，医之于无事之前，不追之于既逝之后。"葛洪强调心理、情绪、修养对于养生的重要意义。他说："人能淡默恬愉，不染不移，其养心以无欲，颐其神以粹素，扫涤诱慕，收之以正，除难求之思，遣害真之累，薄喜怒之邪，灭爱恶之端，则不请福而福自来，不禳祸而祸去矣。"这些医学思想对于防病、养生都是极其宝贵的。

葛洪曾著过一本《金匮药方》（已佚），共100卷，这是葛洪在阅读了《黄帝内经》（以下简称《内经》）《金匮要略》等医书及百家杂方近千卷的基础上，再加上搜集的民间验方、秘方及他本人的医疗经验汇编而成的。葛洪考虑到《金匮药方》卷帙浩繁，携带不便，后来又辑其主要内容写成《肘后方》四卷，使之成为一部简便实用的医药书籍。所谓"肘后"，即是谓此书方便随身携带，相当于急症临床手册。书中特地挑选了一些比较容易获得的药物，尤其强调灸法的使用，用于急救。

葛洪特别注意"急病"的治疗，他所指的急病，大部分是我们现在所说的急性传染病，《肘后方》中对某些传染性疾病的症状、病因、治法等的认识，不仅对后世中医急症的诊疗影响巨大，而且在许多方面都远远早于世界其他国家。如书中对肺结核（古称"尸疰"或"鬼疰"）的主要症状、发病过程及传染性的描述，都与现代医学认识基本吻合，在世界医学史上处于领先地位。葛洪还第一次记载了另外两种传染病，一种是天花，一种叫恙虫病。天花时称"痘疮"。葛洪在317年前后一次天花大流行中，通过周密观察，总结了该病的典型症状，并且详细记载在《肘后方》里，这一记载比西方医学界认为最早记载天花的阿拉伯医学家雷撒斯要早500多年。恙虫病是流行于亚洲东南地区，包括我国广东、福建、台湾一带的一种地方性急性传染病，病原体是一种比细菌还小的微生物"东方立克次体"。恙虫的幼虫"沙虱"是传染媒介。葛洪把恙虫病叫作"沙虱毒"。他在广东的罗浮山里住了很久，这一带的深山草地里就有沙虱。沙虱比小米粒还小，不仔细观察根本发现不了。葛洪不但发现了沙虱，还知道它是传染疾病的媒介。他的记载比美国医生帕姆在1878年的记载要早1 500多年。

《肘后方》中还记载了一种被疯狗咬伤后的疾病，后世称为"狂犬病"。葛洪认为，凡为狂犬咬伤者，当即捕杀狂犬，取其脑敷在伤口上。此种方法实际上正是免疫的方法，初步体现了近代免疫学的思想。欧洲的免疫学是从法国的巴斯德开始的，他用人工的方法使兔子得狂犬病，把病兔的脑髓取出来制成针剂，用来预防和治疗狂犬病，原理与葛洪的基本上相似。巴斯德的工作方法比葛洪晚了1 000多年。可见，葛洪对上述诸多疾病的认识可以说是开了我国传染病学和临床急症学的先河，因而一直受到后世医家的推崇。《肘后方》对麻风（癞病）、疥虫、黄疸、急性淋巴结肿大、中风、中毒、精神病、外伤等多种急症的诊治亦有精辟的论述。

葛洪在儒学、道教、文学、美学等方面都有很大影响，现在南方很多省份都有葛洪炼丹的古迹和以葛洪来命名的地名。

三、刘涓子

刘涓子（约370—450年），南北朝时江苏京口（今镇江京口区）人，善医学，尤精外科方术。

《刘涓子鬼遗方》是我国现存最早的一部外科学专著。我国外科学起源很早，在公元前2世纪前就取得了很高的成就，但是这一时期关于外科学的记载十分零散。真正系统记载外科学成就的就是《刘涓子鬼遗方》。

　　《刘涓子鬼遗方》为刘涓子所撰，后经过龚庆宣整理，成为今本《刘涓子鬼遗方》。关于该书为何称为《刘涓子鬼遗方》，龚庆宣在序言中有一段传奇的记载：晋朝末年，刘涓子在丹阳（今江苏省丹阳市）郊外夜晚燃灯射箭，忽然在前方出现一个高两丈多的怪物，刘涓子一箭射去，射中了那怪物，那怪物顿时发出雷电般的闪光和暴风雨般的声音，让刘涓子感到毛骨悚然，不敢前追。第二天清晨，刘涓子率领着门徒子弟数人沿着踪迹追寻过去，他们沿着崎岖的道路来到一处僻静幽深的山谷之间，迎面碰见一个拎着瓦罐的童子，便上去询问，童子回答说："我家主人昨晚被刘涓子一箭射伤，现在取水给他洗疮。"刘涓子问他主人是谁，童子回答说名叫"黄父鬼"。刘涓子他们便紧紧尾随着童子，远远望见一所山间茅舍，隐隐听到捣药之声。他们来到茅舍前，遥见屋内三人，一人正在翻阅书本，一人正在捣药，还有一个躺在床上发出痛苦的呻吟。刘涓子等人一齐高声打招呼，表示专程寻访之意。那三个人一听，却吓得惊恐万状，立即仓皇逃窜，书本和药罐全都遗弃了。刘涓子将书本拾起来一看，是一部医书，内容大多是治疗痈疽和战伤的药方。刘涓子如获至宝，将书带走。后来刘涓子随宋武帝刘裕北征，士兵中凡有外伤和疮疡的，只要按照书中所述方药对症敷治，无不立竿见影，取效如神。因这部书系黄父鬼所遗，故取名叫《鬼遗方》。刘涓子的姐姐是龚庆宣的堂叔母，刘涓子曾写信告诉姐姐这件事情。刘涓子的孙子刘道庆与龚庆宣交谊颇深，后来将这部医书赠送给龚庆宣。龚氏鉴于原书"草写多无次第"，便重新加以编次整理，做到"定其前后，族类相从"，而且还补充了一些新内容，这就成了流传至今的最早外科专著《刘涓子鬼遗方》。

　　这段记述只是传说，据史料记载，刘涓子是宋武帝刘裕的宗室。晋义熙六年（410年），刘涓子随刘裕北征，军中生疮疖和受伤的人很多，刘涓子进行救治，"以药涂之即愈"。中药刘寄奴，据说就是刘裕发现并以他的"小字"命名的（刘裕又名刘寄奴）。刘涓子在跟随刘裕北征的过程中，可能搜集了不少治疗战伤和疮疡的方子，记录在《刘涓子鬼遗方》中。

　　《刘涓子鬼遗方》，原10卷，今存5卷。其内容包括的主要外科疾患有外伤、痈疽、疮疖、湿疹、瘰疬、疥癣及其他皮肤病等。记载的治疗方法也多种多样，

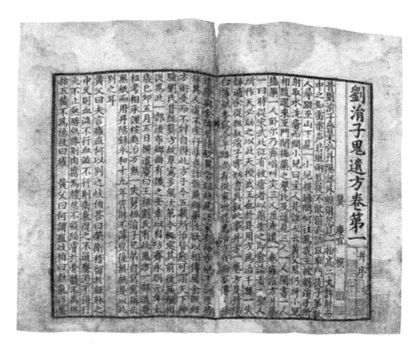

《刘涓子鬼遗方》卷第一

有灸法、薄贴法、针烙纸捻引流、内外并治等疗法。书中指出痈与疽有着明显的区别，对痈、疽两大证的鉴别和诊断做了详细说明，指出产生痈疽的原因是由于荣卫气血不通，"外皮薄为痈"，"痈者薄以泽"，病邪浅，"皮坚为疽"，病邪深。并且论述了针刺治疗痈疽的宜忌和注意事项。书中还记载了金疮等外伤的救治方法，列出很多方剂，如金疮止血散方，治金疮箭入肉中不出、出箭白蔹散方等。书中还论述了痈疽、疥癣及其他外科疾患的内外治法，除了内服汤药之外，还配合使用外洗、外敷软膏等外治疗法，并有十分科学的外伤护理的内容。书中还记载了痈肿的切开与穿刺及排脓引流等手术疗法，以及肠痈的治疗，现在仍有很大的临床价值。

《刘涓子鬼遗方》反映出我国在 5 世纪以前外科学已具有相当的成就，很多记载在现代临床上也有重要意义。

四、陶弘景

陶弘景（456—536 年），字通明，丹阳秣陵（今南京市江宁区）人。

陶弘景出身于南朝士族。祖陶隆，于南朝宋时侍从孝武帝征战有功，封晋安侯。父陶贞宝，官至江夏孝昌相。陶弘景自幼好学，四五岁时就喜欢读书，9 岁开始读《礼记》《尚书》《周易》《春秋》《孝经》《毛诗》《论语》等儒家经典，并且文章写得很好。17 岁以才学闻名，通晓历代典章制度，与江斅、褚炫、刘俣合称"升明四友"。479 年，萧道成建南齐王朝。陶弘景曾先后出任巴陵王、安成王、宜都王等诸王侍读，兼管诸王室牒疏章奏等文书事务，后拜左卫殿中将军。齐永明十年（492

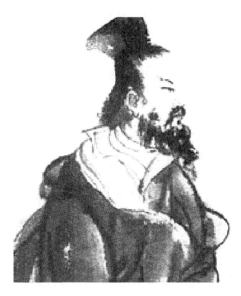

陶弘景像

年），陶弘景上表辞官，挂朝服于神武门，退隐江苏句容句曲山（今江苏茅山），不与世交。句曲山有一山洞，在道教中称为第八洞宫，以"华阳之天"命名，故建馆名"华阳馆"，因此陶弘景也自号"华阳隐居"。

梁代齐立，梁武帝早年便与陶弘景认识，称帝之后，想让其出山为官，辅佐朝政。陶弘景画了一张画给梁武帝，上面是两头牛，一头自在地吃草，一头带着金笼头，被拿着鞭子的人牵着鼻子。意思是说自己愿意逍遥自在地在民间生活，而不愿意做官受到束缚。梁武帝一见，便知其意，不再请他出来为官，还为其建了朱阳馆、太清玄坛等供他修炼行教，派人送去黄金、朱砂、曾青、雄黄等物，以供炼丹之用。但是国家每有吉凶征讨大事，梁武帝都要向陶弘景咨询，一个月中都要通信数次，当时人称陶弘景为"山中宰相"。由于王公贵戚争相来拜访他，他索性在山中建了一幢三层的楼房，"弘景处其上，弟子居其中，宾客至其下"，关门读书，与世无争。

陶弘景隐居茅山达 45 年之久，享年 81 岁，一生经历南朝宋、齐、梁三个朝代。陶弘景对医学有很大的贡献。道教追求长生，首先须祛除疾病，因此道教必然要同医药学发生不可分离的密切关系。道教医学向来十分发达。陶弘景 10 岁读葛洪《神仙传》，从此立志养生。另外，陶弘景在医术上亦有家学渊源，其祖上十分重视医术，有祖传秘方《范汪方》。这部方书是范汪（309—373年）编写的，陶家几代人都用此书来进行卫生保健或给人治病，这对陶弘景产生了深刻的影响。

陶弘景在医药学方面的著述很多，有《神农本草经集注》《效验实用药方》《药总诀》《集金丹黄白药方》《服草木杂药法》《灵方秘奥》，又增补葛洪《肘后救卒方》为《肘后百一方》，除此之外，其《抱朴子注》《养性延命录》《合丹法式》《华阳陶隐居集》等书中，也有很多养生方面的思想。

《本草经集注》是陶弘景在《神农本草经》基础上集注而成的医药学著作。《神农本草经》到梁代时抄本混乱，所载药物的品种和数量各不相同，且错误很多，"或三品混糅，草石不分，虫兽不辨，且所主治，互有多少"，陶弘景对其进行了归纳整理、增补修订。他开创了一种新的药物分类法，对药物按玉石、草木、虫兽、果、菜、米食及有名未用等七类进行划分。这样，比起《神农本草经》的"三品"分类法，既便于使用者查询，又便于对药物的总结，对后世产生了深远的影响，在其后的一千多年中，这种方法被一直沿用着。陶弘景经常深入药材产地，了解药物的形态、采制方法。对药物的性味、产地、采集、形态和鉴别等方面做出了详细的论述。另外，陶弘景还第一次提出了"诸病通用药"的概念，这是一种将药物的功用主治和疾病特点两个方面相结合对药物进行分类的方法。比如：书中提到"治风"的通用药有防风、防己、秦艽、芎䓖等；"治黄疸"的通用药有茵陈、栀子、紫草、白薇等。这种方法为临床医学提供了很大的方便。《本草经集注》问世以后，对后世医家的影响很大。到了唐代，我国第一部药典——《新修本草》，就是在此书的基础上进一步修订补充后完成的。明代《本草纲目》对药物的分类方法也是由《本草经集注》奠定的基础。书中还考证了度量衡，对汤剂、酒剂、膏药及丸散的制作都有了详细的论述，对药剂学的发展也做出了很大的贡献。

《养性延命录》一书是陶弘景搜集前人养生方法归纳提要而成的。上卷叙教诫、食诫、杂诫、祈禳等项，下卷述服气疗病、导引按摩、房中术及养性延命的理论与方法。书中特别强调"我命在我不在天"，即通过发挥人的主观能动性，可以延年益寿。比如书中总结了道教在养神、炼形方面的修炼经验，主张道士的修炼应从养神、炼形入手。强调养神当"少思寡欲""游心虚静，息虑无为"，调节喜怒哀乐情绪，防止劳神伤心；炼形则要"饮食有节，起居有度"，避免过度辛劳和放纵淫乐，辅以导引、行气之术，方能延年益寿。

陶弘景读过葛洪的《肘后方》后十分推崇，他说："葛氏旧方，至今已二百许年，播于海内，因而济者，其效实多。"陶弘景将《肘后方》的内容进行整理合并，在归纳为79方的基础上，又增添了22方，共101首，取书名为《补缺肘后百一方》。全书共3卷，上卷35首，主要讲内科疾患；中卷35首，主要讲外发病；下卷31首，讲"治为所物所苦疾"。他在补缺葛洪《肘后方》时，为了避免后人将其所添补的内容误认为葛氏原著，把自己所加入的注，以红笔书写，以示区别，这种严谨的治学态度是可贵的。另外，他在补缺《肘后方》时，并不是盲目继承葛洪之学，而是对其缺点错误进行了删改，提高了原书的学术价值。

陶弘景博学多才，除了是一位医药学家之外，他还通晓阴阳、五行、山川、地理、方舆、物产、天文、历算等，是我国古代著名的道教思想家、医药学家、炼丹家、文学家，对后世产生了深远的影响。

五、许胤宗

许胤宗，一作引宗，常州义兴（今江苏宜兴）人，约生于南朝梁大同二年（536年），卒于唐武德九年（626年）。历任南朝陈国的新蔡王外兵参军、义兴太守。陈亡后入仕隋，任尚药奉御，唐武德元年（618年）授散骑侍郎。

许胤宗的医术非常高明，他很擅长脉学。对很多病人他一把脉就知道病情。但是许胤宗却没有留下医学著作，我们只能从其他地方的一些记载中了解许胤宗的医术。

有一次，陈国柳太后得了中风，嘴巴张不开，不能说话，也不能吃东西。当时请了好多医生都没有办法，因为开了药物无法给太后吃下去。太后的病情一天比一天严重，陈国的皇帝也非常着急，最后请来了许胤宗。

许胤宗给太后诊断了之后，就开出了药方。皇帝和大臣们都摇头说："没有用，太后的嘴巴张不开，药物没有办法吃下去啊。"许胤宗说："药不一定非要从嘴里吃下去才行，我自有办法。"他让人把药物煮成了几百升的汤药，放在太后的床下，于是整个屋里热气腾腾，充满了药气。太后就在这样的环境下熏蒸了几个小时，到了晚上就能够开口说话了。

许胤宗还很擅长治疗骨蒸病。骨蒸病也叫痨病，相当于今天的肺结核病，在当时是一种很难治疗的疾病，传统中医认为"风、痨、臌、膈"为四大绝症。这里面的痨就是骨蒸病。有一年，唐代关中地区流行骨蒸病，这种病传染性强，很多医生都治不好，但是许胤宗却是"每疗无不愈"，治一个好一个，令同行望尘莫及。

关于著书的事情，许胤宗有这么一段在医学史上非常著名的对话。有人曾经劝许胤宗："您医术这么高，应该写成书流传给后人啊！"许胤宗却回答说："医者意也，医术的施展在于医家精妙的思虑。就拿脉象来讲，脉象是微妙幽玄的，很难辨别，就算医生心中明了，但是却很难用语言表达清楚，古代的那些名家，都精于辨脉，脉象明确了，然后才能识病。对于疾病来说，要是用对了药，有时候只一味药就能直达病所，药力纯正，疾病很快就好了。现在很多医生脉诊不精，不能找到疾病的根源，胡乱猜测，用好多味药。这就像是打猎一样，不知道兔子在哪里，就发动大批人马进行围捕，希望靠这个能碰到兔子。这样治病，能不产生差错吗？就算这么多药中有一味药能对症，但却受到了其他药力的牵制，反而无法治好病，很多医生治不好病，就是这个原因。脉学的道理是很深的，而且很难用语言说出来，所以就算设立很多方剂流传下来，医学却没有进步。我思考这个问题很久了，所以我不写书。"许胤宗的这段话，也被后世的很多医家所引用，就是中医学中的一个很著名的命题：医者意也。这表明许胤宗是一个非常严谨的医生，也说明了中医学对于医家个人的要求是很高的。

许胤宗是一个高寿的医生，享年90多岁。虽然没有留下著述，但是却在医学史上有着很响亮的名字。

六、杨介

杨介，字吉老，泗州（今江苏泗洪东南）人。约生于北宋嘉祐五年（1060

年），卒于南宋建炎四年（1130 年）。杨介家里世代行医，在当地很有声望。杨介从小受家庭影响，既学儒又学医。他早年也曾参加过科举考试，但未获功名。于是便一心专攻医学，最后也是以医名传世。

杨介治病细察病因，思考精密，往往能药到病除，而且时出新意，创造了很多奇迹。《盱眙旧志辑要》记载，宋徽宗赵佶因夏天饮冰水太过而导致脾胃病，经众太医治疗无效，于是召杨介前来诊治。杨介诊断之后，开出了理中汤。皇上看了，说："已经服此药多次了，没有效果。"杨介回答道："这个药用冰水来煎才能有效。您的病是因吃冰而起，臣以冰煎此药，是治受病之原。"徽宗依此法服药后果然痊愈。

《古今医统》中记载，广州府通判杨立之回楚州（今江苏淮安）老家，患了喉痈，喉间肿痛的厉害，而且溃脓流血，日夜不止，请了好多医生屡治无效。杨立之寝食俱废，非常难过。适逢杨介应当地郡守宴请来楚州。杨立之请杨介诊治。杨介诊断之后，又问了一些饮食上的情况，心中便知道了病因。他对病人说："此病甚怪，必须先吃生姜一斤，才能投药。"杨立之的儿子面有难色，说："喉中已经肿痛溃脓的如此厉害，岂能食姜？"杨立之说："吉老医术高明而通神，应该不会有错。"于是按照杨介的话吃起姜来。开始吃时，竟丝毫感觉不到姜的辣味，吃完一斤，才渐渐感到喉有辣味，但是这个时候喉痈也好了。杨立之很佩服杨介的医术，前来致谢，问道："为什么生姜能治疗喉痈啊？"杨介回答说："我询问了你的饮食，你在南方做官，嗜食鹧鸪，而这种鸟好食半夏，所以你的喉痈是半夏之毒引起的，而生姜正好能解半夏的毒。"周围的人听了，都叹服杨介思维缜密，用药恰当。

名方都梁丸也是杨介所创。《是斋百一选方》记载：一个叫王定国的人患头风，到都梁（今江苏盱眙东南）求杨介诊治，杨介用香白芷一味研末，炼蜜为丸，如弹子大，嘱其每次嚼服一丸，以荆芥点腊茶送服。服了三丸之后，王定国的头风霍然而愈，因为这个药是由都梁名人配制的，故称为都梁丸。

杨介曾著《四时伤寒总病论》《伤寒论脉诀》，可惜均已亡佚。其影响最大的著作是两本解剖学著作——《存真图》和《存真环中图》。关于《存真图》，据记载，崇宁年间（1102—1106年），泗州处决犯人，郡守李夷行遣医生和画工前往观察解剖的犯人，并绘制成图。该图经杨介整理校正，绘成人体解剖图谱，定名为《存真图》，以供医家参考。杨介图前自序曰："其自咽喉而下，心肺肝脾胆胃之关属，小肠大肠腰肾膀胱之营全，其中经络联附，水谷泌别，精血运输，源委流达，悉皆如古书，无少异者。"政和三年（1113年），杨介在《存真图》上加上了十二经，以《存真环中图》名之。

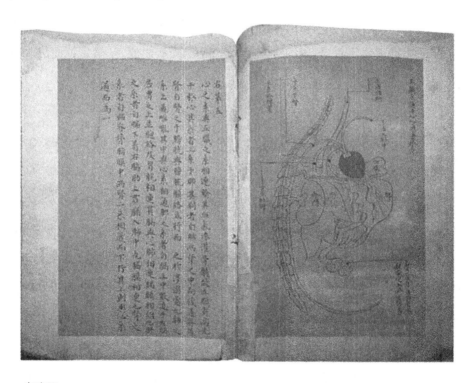

存真图

这两图后来虽已失传，但宋代朱肱的《内外二景图》、明代高武的《针灸聚英》、杨继洲的《针灸大成》也都引用了《存真图》的资料。元代孙焕（1573年）所刊的《内照图》也是以此图为蓝本的。《存真图》各图不仅都有详细的说明，而且所绘的各个器官解剖位置和形态基本上都是正确的。

杨介除了医术高明外，文采也是非常的好，学识广博，擅长诗词。他的舅舅就是北宋著名诗人，"苏门四学士"之一的张耒。张耒曾在《喜吉老甥见过》一诗中称赞杨介说："杨甥时过我，论诗朝达暮。"诗人贺铸也有《游盱眙南山赠杨介诗》及《留别龟山白禅老兼简杨居士介》等诗作，可见杨介当时也是交游于文人骚客之中的，在诗词方面也有很高的造诣。

七、许叔微

许叔微，字知可，宋代真州白沙（今江苏仪征）人。一说扬州人，一说毗陵（今属江苏常州）人。生于北宋元丰三年（1080 年），约卒于南宋绍兴二十四年（1154 年），享年 74 岁。

许叔微幼年时家境非常贫寒。11岁时，父亲染时疫而亡，母亲由于哀伤过度，得了"气中"病，也就是厥证，没有得到良好的医治而去世，"百日之间，并失怙恃"。"里无良医"，致使双亲"束手待毙"，给许叔微留下了深刻的心理烙印，也使他后来一直"刻意方书，誓欲以救物为心"。

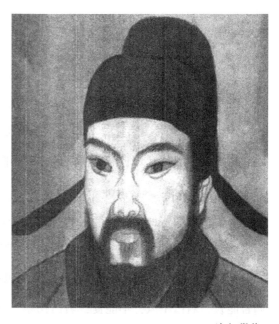

许叔微像

许叔微学习刻苦，于书无所不读，他在学儒的同时也学习医学。他认为"医之道大矣，可以养生，可以全身，可以尽年，可以利天下与后世"。他学医有成，在家乡为人治病，很有名气。南宋建炎元年（1127 年），真州疾疫大作，许叔微上门为百姓诊治，十活八九。

南宋绍兴二年（1132 年），许叔微考中进士，曾官至徽州、杭州教官及翰林集贤院学士，故后人也称他为许学士。

当时南宋朝廷苟且偏安，秦桧当国，主张议和，陷害忠良。许叔微看到奸佞当道，深恶痛绝，乃辞官回乡，隐居于太湖马迹山（今无锡马山），潜心医术，以医为业。凡是前来求诊的，不管贫富贵贱，都极力救治，即使是风雨天气，有病家来求，也冒风雨前去救治，手到病除。不计报酬，只在活人，颇受时人嘉许。

许叔微认为医学是高尚的事业，不可与一般技术同等看待，也不是随便什么人都能从事的职业。他认为上古的岐伯、伊尹，周朝的医和、医缓、扁鹊，汉代的仓公，三国的华佗，南北朝的徐之才，唐代的孙思邈，都是"神奇出人意表"的大医家。而现代很多人的医术达不到那种水平，就是因为习医的目的不同，"古人以此救人，故天畀其道，使普惠含灵，后人以此射利，故天啬其术，而不轻畀予"。他认为只有抱着"救人"的高尚愿想，才能学好医学，而抱着利己目的，是学不好医学的。

许叔微是宋代研究《伤寒论》的大家之一，他十分推崇仲景学说，他认为："论伤寒而不读仲景书，犹为儒而不知有孔子六经也。"他的著述中，大部分也是宗于仲景学说的，如《伤寒百证歌》《伤寒发微论》《伤寒九十论》。许叔微论治伤寒重视表里虚实，他说："伤寒治法，先要明表里虚实。能明此四字，则仲景三百九十七法，可坐而定也。"他系统整理归纳了表里虚实辨证的内容，对后世医家如张景岳（张介宾）等提出"二纲""六变"和八纲辨证有很大的影响。

许叔微治病辨证十分精准，有一次，一位刘姓商人患伤寒，发热，口苦咽干，腹满能食，大便闭结，请来的医生认为是阳明证。这时许叔微也在场，他问道："为什么判断是阳明证？"那个医生说："阳明中风，口苦咽干，腹满。又云：阳明病若能食，名曰中风，不能食，名曰伤寒。又曰：少阳阳明者，胃中烦，大便难。从这三条来看，这个病人都符合，所以是阳明证。"许叔微说："阳明病的脉象应该是长而实的，中风者必自汗。这个病人很像阳明证，但却是数脉，而且全身无汗，怎么能当作阳明证来治呢？"那个医生无话可对。许叔微对病人家属说："在我看来这个病是阳结症，今天已经十六天了，如果不治疗，明天将加剧。但是病家犹豫不决。第二天果然病情大发作，急忙找许叔微来治疗，许叔微说："张仲景云：脉有阴结阳结，何以别之？答曰：其脉浮而数，能食，不大便，此为实，名阳结也，期十七日当剧；其脉沉而迟，不能食，身体重，大便反硬，名曰阴结，期十四日当剧，这个病人十七日病情加剧，这正是阳结之候。"于是他开了大柴胡汤，两剂病除。由此可见，许叔微对伤寒论理解的深入和辨证的准确。

许叔微除了临证之外，著述也有很多。《伤寒百证歌》是许叔微将《伤寒论》中证候等内容编列为100种，用七言歌诀的方式加以阐析，并引据古典医籍详细注释，歌诀意理精密、朗朗上口，为《伤寒论》的普及起到了推动作用。

《伤寒发微论》共2卷，书中包括22论，历述伤寒72证证治，扼要地辨析了伤寒、中风、风温、温疟等病的脉证，还有很多临证的心得体会。

《伤寒九十论》记载了许氏经治的病案90例，每个病案都引用《内经》《难经》《伤寒论》等医籍，结合作者个人的见解加以剖析，

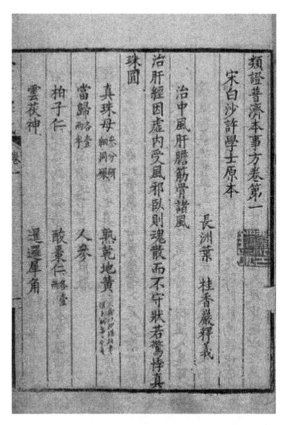

许叔微著《类证普济本事方》

论述精要。这本书被誉为我国现存最早的医案专著。

《普济本事方》又名《类证普济本事方》，简称《本事方》。它是许叔微晚年将其平生所用的有效之方、医案和理论心得汇集而成的，"本事"是指其所记皆为亲身体验的事实。全书10卷，按病种分23类，各类记述有治疗方剂和针灸法共360方。方中2/3为丸、散、膏，酒、粥、针灸、按摩之方，汤方只占1/3，其中除桂枝汤、麻黄汤等名方外，更多的是各家名方及民间效方。这些方子都详细记载了炮制方法，一些方子还附有病例和临证体会，有很高的实用价值。

此外，许叔微还著有《治法》《辨证》《翼伤寒论》《仲景脉法三十六图》等，可惜都已失传。

许叔微的医学思想对后世医家的影响很大，很多医家都引用了许叔微的著述，如叶天士就从许叔微的著作中受益很大，他曾评价许叔微说："盖其心存普济，于

以阐发前人之秘，以嘉惠后人者，厥功伟矣。"

许叔微享年 74 岁，葬于马迹山（今无锡马山）檀溪村东麓。现此处建有许叔微故居"梅梁小隐"，厅堂保存的"名医进士"匾额为宋代抗金名将韩世忠所题写，许叔微隐居此处时曾与韩世忠过从甚密。岳飞被害后，韩世忠自请解职，移居苏州，常渡太湖访许叔微。这块匾额也反映出许叔微是宋代士人学医的代表人物。此外，马迹山还有许叔微行迹"隐居泉"等。

八、滑寿

滑寿，字伯仁，自号樱宁生。祖籍许州襄城（今河南襄城县）人。元初，他的祖父受官江南，自许州迁至仪真（今江苏仪征市），滑寿就生于此，晚年则寄居余姚。他约生于元延祐元年（1314 年），卒于明洪武十九年（1386 年），享年72 岁。

滑寿幼年师从韩说先生学习儒术，博览群书，下笔千言，文风温雅，尤其长于乐府。滑寿也曾想走科举考试的道路，参加乡试未中，于是弃儒学医，当时京口（今江苏镇江）名医王居中客居仪真，滑寿跟随他学医，王居中授以《素问》《难经》。后滑寿又进一步学习张仲景、刘完素、李东垣三家之学，学识日渐长进。后来滑寿到东平（今山东东平县）跟随高洞阳学习针法，开阖流注、方圆补泻，尽得其传。

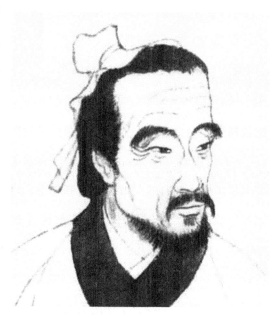

滑寿像

滑寿医术高超，治好了很多病人，他行医 50 年，在江浙一带十分有名，都称他为神医。《明史·方技传》说："江浙间无不知樱宁生者。"宋濂亦赞其曰："江南诸医，未能或之先也。"滑寿治病，往往针药并用。有一次，有两个婢女同时在七八月间患痢疾，其中一人大热喘闷，脉急数，滑寿诊脉后说她的病情已经不可救治；而另外一人微热，小便通利，脉洪大而虚软，滑寿说这个人可以救治，马上用下法，而后用苦坚之剂。果然，这两个婢女如他所说，一死一愈。

关于滑寿治病还有很多传说。如一年秋天，他与姑苏诸士人游虎丘山，一富人家有妇女难产，请他回去诊治，滑寿登石阶，见有新落桐叶，拾起付与来人说："归急以水煎而饮之。"不久，就有人来报说孩子已顺利生下，众人询问此方出自何书，他说："医者意也，哪有什么固定的方子！这个孕妇妊娠已十月而难产，正是因为气不足也，桐叶得秋气而堕，用秋气来助之，其气足，则可产下孩子了。"还有一次，一名产妇因难产而昏死过去，滑寿看了，说："这是因为胎儿的手握住了母亲的心导致的。"于是扎针下去，产妇就苏醒了过来，不久小孩就生了下来，看到婴儿的大指上还有针扎的印子。原来他一针下去扎在胎儿的大指上，胎儿即把手松开了，母亲复苏，胎儿产下。这些都只是传说而已，但是滑寿治病医术高明确是无疑的。滑寿医德高尚，病人求治，无论贫富他都前往，从不计较报酬，将病人的安危放在第一位。

滑氏著述甚丰，计有《读素问钞》《难经本义》《十四经发挥》《诊家枢要》《本草韵合》《伤寒例钞》《滑氏脉诀》《脉理存真》《撄宁生要方》《医学引彀》《撄宁生补泻心要》《医学蠢事书》《滑氏方脉》《滑氏医韵》《麻疹全书》（四卷）《痔瘘篇》《滑伯仁正人明堂图》等17种之多。可惜除前四者外均已散佚。

滑寿在学医之时，感到医书《素问》《难经》论述虽详尽，但结构层次不够分明，文字亦有个别缺漏，于是就根据自己的体会，按脏腑、经络、脉候、病能、摄生、论治、色脉、针刺、阴阳、标本、运气、汇萃十二项，"翦去繁芜，撮其枢要"，分类编次而成《读素问钞》三卷。又对《难经》进行订误、疏义，撰成《难经本义》二卷。这两本书对后世研究《素问》和《难经》产生了很大的影响，后世医家对其评价很高。

滑寿在针灸学上有很深的造诣。他所处的时代，针灸之道湮而不彰，经络之学久被忽视，滑寿力挽狂澜，使针灸又得盛于元代。他认为："针道微而经络为之

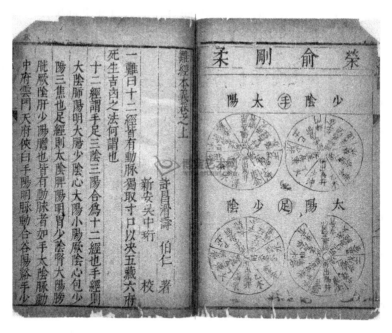

滑寿著《难经本义》

不明，经络不明，则不知邪之所在。求法之动中机会，必捷如响，亦难矣。"有鉴于此，他著《十四经发挥》三卷，刊于元至正六年（1346 年）。本书卷上为手足阴阳流注篇，统论经脉循行的规律；卷中为十四经脉气所发篇，主要根据元代忽泰必烈《金兰循经取穴图解》等资料，对十四经循行的文字进行详细的注释和发挥，提出督任二经"宜与十二经并论"的观点，并把 647 个穴位，分别归属于十四经中；卷下为奇经八脉篇，论述奇经八脉的循行、生理与病理。全书纲举目张，循经考穴、训释名物，并附图训释，缀以韵语，对针灸学的发展影响很大，自元代至今，一直传诵不绝。针灸学家承淡安曾说："针灸得盛于元代，滑氏之功也。"《十四经发挥》后来流传到了日本，被视为"习医之根本"，推动了针灸在日本的兴盛。

滑寿精于脉诊，著有《诊家枢要》一卷，本书论述脉象古旨及辨脉法，分析了 30 种脉象的脉形与主病，并对妇人及小儿脉法进行专论。全书以浮、沉、迟、数、滑、涩六脉为纲，指出"上、下、来、去、至、止"的关系，论述详明，颇多独到见解，是学习脉诊的重要参考书。

据《浙江通志》言，滑寿本姓刘，乃明朝开国功臣刘基之兄。刘基既贵，曾去余姚请他出仕，但他不愿为官，遂改名易姓，隐于医界。他幼年学儒，文采非常好，当时的文人名士和他交往甚多，著名文学家朱右、吕俊、戴良、丁鹤年、宋濂等，均与其交好，互相诗文唱和。戴良曾题滑寿像曰："貌不加丰，体不加长，英英奕奕，其学也昌。早啄诗礼之精华，晚探《素》《难》之窈茫。推其有，足以防世而范俗；出其余，可以涤藏而澜肠。"对滑寿的文采与医术都有很高的评价。可见滑寿是一位典型的儒医。

九、王履

王履（约 1332—1391 年），字安道，号畸叟，又号抱独老人、奋翁，江苏昆山人，著名医学家、文学家、画家。

王履早年跟随朱丹溪学医，尽得其传。明洪武四年（1371 年）任秦王府良医所医正。

王履医学造诣很深。丹溪学派的人都尊崇经典，王履也不例外，他提出要溯洄医经，以医经为医道的旨归。但他在熟谙经典的基础上，又不盲目尊经，他对经典著作敢于提出自己的见解。比如对《伤寒论》，他说："读仲景书，当求其所以立法之意，苟得其所以立法之意，则知其书足为万世法。"他认为张仲景的《伤

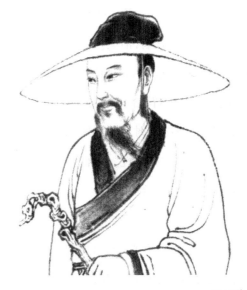

王履像

寒论》为诸医家的鼻祖，然而他认为此书专为即病者的伤寒而写，不为不即病者设，"今人虽以伤寒法治温者，不过借用耳，非仲景之法之本意也"。他认为掌握了仲景辨证立法之意，"岂特可借以治温暑而已，凡杂病之治，莫不可也"。就是说，伤寒、温病、杂病都可以用仲景法来治疗。

他还大胆地提出《伤寒论》阳明篇无眼痛，少阳篇讲胸胁满而不讲痛，太阴篇无嗌干，厥阴篇无囊缩，这些必有脱简。这些观点不一定完全正确，但是也反映了王履的探索精神。

伤寒与温病的理论研究，历来是诸多医家争论的焦点。王履认为伤寒与温病不可混同，病形不同，治疗也不相同。他说："世以温病、热病混称伤寒，每执寒字以求浮紧之脉，以用温热之药，若此者，因名乱实，而戕人之生，可不正乎？"并且从病名、病形方面将两者进行了区分："伤寒，此以病因而为病名者；温病，热病，此以天时与病形而为病名者也。"使温病的治法从伤寒中脱离出来，所以吴瑭说："王安道始脱却伤寒，辨证温病。"因此王履也成为明清温病学理论的重要奠基人。

王履还提出了辨证求因的观点，王履强调审因、正名、察形三者在诊断中有机统一的重要性。他说："有病因，有病名，有病形，辨其因，正其名，察其形，三者俱当，始可以言治矣。"对于《素问·生气通天论》和《素问·阴阳应象大论》中所论四气所伤的理论，历代注家均以四气之因去说明所以致病之理。王履认为这种解释不符合临床实际，是医者根据发病的形症，去逆推昔日致病之原。并非初受四气之伤时，即可预见将来某日必得某病。故"四气所伤"说，只能言其可能性，并无必然性。从而批评了医经研究中穿凿附会的不良风气，倡导从临床实际出发研究医经。

王履还发挥了亢害承制的理论，对于《六微旨大论》中"亢则害，承乃制"，他认为这是"言有制之常与无制之变"的，并指出这种"亢害承制"的生化现象"盖造化之常，不能以无亢，亦不能以无制"，对临床具有指导意义。

王履还区分了内、外中风，首创类中和真中的分类。中风一病，历代医籍的记载总以外风侵犯作为中风的病因。自金元四大家指出本病因火、因气、因痰、因湿等病因，使得病因和治疗更为混乱，误人不少。有鉴于此，王氏提出中风病因有内外、名称有真类之分。他说："但三子以相类中风之病视为中风而立论，故使后人狐疑而不能决。殊不知因于风者，真中风也；因于火，因于气，因于湿者，类中风，而非中风也。"从而为中风进行了分类。后世如清代张伯龙、叶天士等在王氏的基础上创立了肝风学说。可见王履的思想对后世影响很大。

王履的医学著作有《百病钩玄》《医韵统》《医经溯洄集》等，均已佚失，今之传世的只有《医经溯洄集》一书。

《医经溯洄集》成书于明洪武九年（1376年），共21篇医论，均能从实际出发阐释经旨，没有穿凿附会之弊，通俗而有说服力。故《四库提要》谓："其会通研究，洞见本源，于医道中实能贯彻源流，非漫为大言以夸世也。"这种评论是比较公允的。

王履除了是一位医学家之外，还是一位文学家和画家，他尝游华山绝顶，作图40幅、记4篇、诗150首，为时所称。他的画风技法高超，气势雄浑，后来《华岳志》所绘图就是模仿了王履的画，这些画作现藏于上海博物馆。他的画论也在中国绘画史上产生了很大影响。

十、薛己

薛己，字新甫，号立斋，吴县（今江苏省苏州市）人，生于明成化二十三年（1487年），卒于嘉靖三十八年（1559年），享年72岁。

薛己出生于医学世家，父亲薛铠是一代名医，擅长儿科，明弘治年间（1488—1505年）被征为太医院医士，后升为院使。著有《保婴撮要》八卷问世。薛己幼时学儒，后跟随父亲学医。他天资聪颖，过目成诵，通晓各科，尤以疡科见长。明正德三年（1508年）其父亲死后，他被补选为太医院院士，明正德九年（1514年）擢升为太医院御医。

有一年仲夏，锦衣掌堂刘廷器患腹痛，痈已溃破，流脓清稀，伴有发热、口渴、腹胀、作呕、不欲食。众医都认为是热毒内攻，用黄芩、黄连、大黄这些苦寒药物，但病越来越重。薛己看了之后，认为虽然是仲夏时节，但是病证却属虚寒，应该舍时从证。于是投以参、芪、姜、附等药，一剂而呕止能食，再用托里剂而获痊愈。

明嘉靖九年（1530年），薛己辞去太医院的官职，回归故里，开始全心地投入到治病救人和著书立说中。他治病不辞辛劳，不论贫富都悉心治疗，每获良效，在江浙一带享有盛名。他撰写的 8 种著作中收载的 3 000 例病案，就是他长期临床实践的积累。

薛己生活的时代，医界承金元医风，崇尚刘完素、朱丹溪等清热养阴的观点，但是对于医理却不甚了了，有的医者动辄用寒凉之剂，造成了克伐肾阳、损伤脾胃的流弊。薛己对此提出质疑："世以脾虚误为肾虚，辄用黄柏、知母之类，反伤胃气，害人多矣。"于是他援引经旨，综合刘完素、李东垣、钱乙之说，创一家之言。薛己在学术上重视生发脾胃之阳气，他认为人的诸脏之所以能发挥正常生理功能，皆因禀受脾胃所生化的水谷精气。故他指出"胃为五脏本源，人身之根蒂"，"脾胃气实，则肺得其所养，肺气既盛，水自升焉，水升则火降，水火既济而天地交泰；若脾胃气虚，则其他四脏俱无生气"。薛己临证遣方用药脾肾并重，并且善于温补，他将温补之法用于内、外、妇、儿、骨伤各科，并且提出根据人体一天之中的阳气消长进退及自然界昼夜晨昏阳气的变化规律，来决定补法的应用，如提出"阳虚者，朝用六君子汤，夕用加减肾气丸；阴虚者，朝用四物汤加参、术，夕用加减肾气丸；真阴虚者，朝用八味地黄丸，夕用补中益气汤"。注重温补脾肾阳气是薛己最重要的学术特点。

薛己在临床上以外科著称。他存世的著作中很大一部分就是外科著作。他非常重视外科的理论和临床研究，他说："不知外科者，无以通经络之原委。"他治疗外科病证，强调"以治本为第一义"，认为内外科疾病的道理是一样的，在治疗上以内治为主，以全身辨证为要。比如，同样是疮疡病人，要根据辨证选用不同的内治法。他将疮疡分为本证、兼证、变证，又分为二十一损，在这样精细的审证分类之下，用药层层相扣，以内治法为主，取得了很好的临床效果。

除了内治法以外，外治法也是薛己的重要手段，主要有针、砭、灸、熨四种方法。其中针砭在疮疡脓成之后、切口排脓之用，而灸和熨用于疮疡成脓之前，用于催脓、拔毒。

薛己还善用灸法，他说："疮疡之症……轻者药可解散，重者药无全功，是以灼艾之功为大。"他在临床上用多种灸法，如隔蒜灸、隔豉饼灸、隔附子饼灸、桑枝灸、香附饼灸、木香饼灸、骑竹马灸、明艾灸等，取穴多用阿是穴，"未成脓而

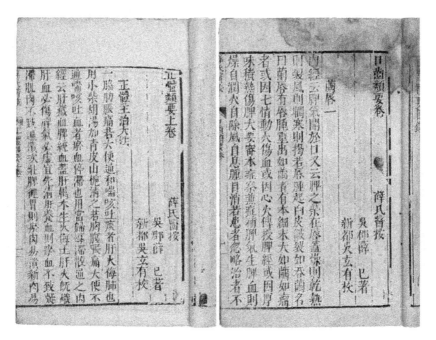

《薛氏医按》

痛者，灸至不痛，不痛者灸至痛"。

薛己在骨伤科上也有很大成就，明代以前伤科（骨伤科）没有专门的著作，薛己采诸家治验，辑成《正体类要》，于是伤科始有专书。

薛己论著很多，除自著的《薛氏医按》《外科枢要》《内科摘要》《女科撮要》《疠疡机要》《正体类要》《口齿类要》之外，还校订了《妇人良方大全》《小儿药证直诀》《明医杂著》《外科精要》等数十种。这些校订的著作中不少附有医案，以临床来验证理论。

十一、王肯堂

王肯堂，字宇泰，一字损仲，又字损庵，号念西居士，又号郁冈斋主。明嘉靖二十八年（1549 年）出生于江苏金坛县（今金坛市）的官宦家庭，其祖父王皋和父亲王樵都担任过明朝的高级官员。在这样的家庭环境下，读经书考科举自然是他人生的重要选择。

但王肯堂对医学的兴趣很早就开始了。嘉靖四十五年（1566 年），他 17 岁时，

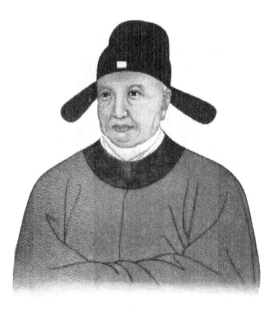

王肯堂像

他的母亲得了一场大病，当时请了镇江、常州两府的许多名医前来诊治，大家见解不一，杂药乱投，毫不见效。最后还是遇到了高手挽救，方得转危为安。这一经历给王肯堂留下了深刻的印象，他便立志习医，不分昼夜地阅读各种医学著作。刻苦加上天资聪慧，他在医学上进步很快，异乎寻常的天赋也显露出来。在他20岁的时候，有一次他的妹妹得了乳疮，请了好些外科名手治疗，都不见好转。王肯堂经过仔细思辨，细致处理，终于使得妹妹的险症得以痊愈。后来，他又治好了一位虞姓老汉的附骨疽重证，把病人从死亡的边缘抢救了回来。从此王肯堂医名大震，找他看病的人络绎不绝。他学医的热情更高了。

他的父亲看他这样专心于医学，生怕影响他的科举功名，因此屡次劝诫他要以科举为重，不能因为学医而分散精力。王肯堂不忍违背父意，也努力攻读四书五经，但是背地里也在不断读医书。王肯堂30岁时［万历七年（1579年）］考中了举人，40岁［万历十七年（1589年）］时考中了进士，进入史馆，官庶吉士，在史馆工作的四年间，他如鱼得水，博览群书，阅读了馆阁中秘藏的大量医学典籍，在医学理论上打下了坚实的基础。

王肯堂在史馆中特别受人欢迎，一是因为他学识渊博，文笔酣畅，文才出众，二是因为他医术高明，几乎成了馆内同仁的保健医生。比如史官韩敬堂，久患膈痛病，请了好多医生都没有治好，王肯堂诊断之后，认为其病根在虚，所以每当太疲劳或饮食不规律时就会发病。因此，他开出了"十全大补汤"，很快，韩敬堂就痊愈了。

1592年，日本关白（相当于中国古代的丞相）丰臣秀吉发动侵朝战争，其意图是借道朝鲜入侵中国。明政府也意识到"关白之图朝鲜，意实在中国"。在接到朝鲜国王的告急求援书后，明朝绝大多数官员都力主援朝抗倭。大司马仓皇招兵买马，但训练松懈。王肯堂乃疏陈十议，对当时朝政的弊端、军备的废弛、海防的空虚等提出了尖锐的批评，措辞激切，并愿辞去本职，假御史名义练兵海上。不料却受到"浮躁从事"的批评，因愤而请病假，辞官回家。

宦海的失意，恰恰为王肯堂专心攻读研究医学创造了条件。他饱览历代医书，潜心研习，医术更加精纯。有一年夏天，王肯堂80多岁的外祖母患了疟疾，他的几个舅父认为病人年高体弱，不可再用表药透邪，准备使用截法治疗。王肯堂深思熟虑后说，这个病一剂药就可治愈，不必用截法。于是他用升麻、柴胡、羌活、防风、葛根等辛甘升阳散寒，石膏、知母、黄芩苦寒清营泄热，猪苓淡渗分利阴阳，再加甘草调和诸药，穿山甲引药直达病所，拟定了这样一个方子，果然一剂之后，其外祖母就痊愈了。

王肯堂一生著述颇丰，最具代表性的是《证治准绳》44卷，历时11年完成，该书博涉古今，论述翔实，内容丰富，其中包括《杂病证治准绳》《杂病证治类方》《伤寒证治准绳》《疡医证治准绳》《幼科证治准绳》《女科证治准绳》六部。书中涉及病种极为广泛，列述了历代著名医家的治疗经验，并根据自己的从医经验阐述本人见解，诊断、治疗方法都十分详细，通俗易懂，受到后世医家的一致好评，被公认为"博而不杂，详而有要"。此外还有《医镜》《医辨》《医论》《灵兰要览》《胤产全书》《胎产证治》《郁冈斋医学笔尘》《医学穷源集》等医学著作。勤于著述，也体现了王肯堂是一位典型的儒医。

十二、陈实功

陈实功（1555—1636年），字毓仁，号若虚，东海通州（今江苏南通）人。陈实功幼年多病，少年时期即开始习医，师从著名文学家、医学家李沧溟学习疡科，李沧溟认为："医之别内外也，治外较难于治内。何者？内之症或不及外，外之症则必根于其内也。"此话对陈实功影响很深，他在治疗外科疾病的时候，注意其内在原因，内外结合进行治疗，改变了过去外科只重技巧而不深研医理的做法，

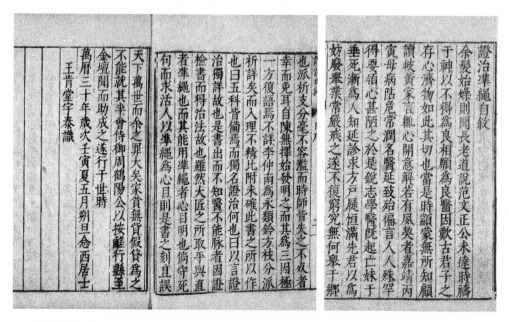

王肯堂名著《证治准绳》

在发展外科医学方面起到了重要作用。

陈实功在学医的过程中博览群书，医学经典、各家医案都认真学习，同时还学习哲学、理学等。对于古代典籍，陈实功从不死记硬背、生搬硬套，而是融会贯通，灵活运用。由于他医术高明，登门求医者络绎不绝。

为了使外科医学能够让更多的人重视起来，让更多的行医者掌握方法技巧，他不顾晚年身体虚弱，根据自己多年行医的丰富经验和明朝以前外科医学方面的部分成就，于明万历四十五年（1617年）撰写了一部重要的外科医学著作《外科正宗》，这是他学术思想的集中体现。全书共分4卷，列举了100多种外科的常见疾患，除叙述了痈疽、疔疮、流注、发背、瘰疬、瘿瘤等疾患外，还罗列了耳鼻、咽喉、皮肤、痔瘘、肿瘤等疾患。每病首论病因，次叙症状与诊断，再论治法与处方，并附典型病例。内容全面系统、精简扼要、条理清晰，从理论到实践都有独到之处。特别对手术疗法和腐蚀药的运用更是别具匠心，为中医外科学的发展做出了重要贡献，成为中医外科三大流派之首——正宗派。

陈实功在《外科正宗》一书中提出"外之症则必根于其内"的思想，指出外症的发生不仅是体表的病变，而且与内在因素有着十分密切的联系，提出六淫、七情等致病因素先使气血、脏腑发生乖变，而后乃外发为痈疽，并且在痈疽的辨识方法上也以八纲为基础，并且对每一种证型的痈疽都有详细的描述。在内治方面，陈实功主张补托之法，重视脾胃，"托里则气血壮而脾胃盛，使脓秽自排，毒气自解，死肉自溃，新肉自生，饮食自进，疮口自敛"。在外治方面，陈实功善用腐蚀之药，精于外科手术，为后世广泛使用腐蚀药物治疗多种疾病甚至恶疮顽疾起到了极大的推动和指导作用。他善用刀针治疗痈疽、疔疮、瘰疬、脱疽、痔瘘、重舌、肿瘤等症，主张"排毒外出"，"开户逐贼"。他对下颌骨脱臼的治疗整复手术，完全符合现代医学的要求，直到现在仍一直沿用。《外科正宗》印行后，广为流传，并流传到日本等国。成书300余年来，有各种版本50余种，成为中医外科的经典著作。

陈实功还在外科工具上勇于创新，他自制多种器械，对后世的影响很大。例如，在制造铍针、喉针方面，他指出："古之多用马衔铁为之，此性软不锋利，用之多难入内，今从钢铁选善火候铁工造之，长二寸，阔二分半，圆梗扁身，剑脊锋尖，两边芒利，用之藏手不觉，入肉深浅自不难也。"而且他根据具体情况使用，"如脓深欲其口大，直针进而斜针出，划开外肉，口则大矣""喉针长六寸细柄扁头，锋尖，刺喉脓血者皆善"。又如，他制造鼻息肉摘除器，系用"细铜箸一根，箸端各钻一小孔，用丝线穿入二著，相离五分许，使用时从箸头直入鼻息肉根上，将箸线绞紧，向下一拔，其息肉自落"。这与现代使用鼻息肉绞断器的摘除法是基本相同的。

陈实功不仅医术高明，而且医德高尚，他作风正派，对同道之士谨慎谦和，对上进青年能提携帮助，对病人，无论穷富贵贱都能一视同仁。他不仅为穷人看病不收分文，而且还捐资赠物，修建山路，造福一方。陈实功在南通共建造了2座石桥、3座木桥。他用这些善举恩泽家乡。陈实功去世时，"通人无少长，靡不陨涕云"。

在医德方面，陈实功著有《医家五戒十要》，其中对医家的专业学习、思想修养、言行举止、服务态度及如何处理同事之间的关系等，都做了正确的论述。该文被美国《生命伦理学百科全书》全文收录，被认为是世界上较早成文的医德法典。

十三、吴又可

吴又可，名有性，号淡斋，明末姑苏（今江苏苏州）洞庭人。约生于明万历十年（1582 年），卒于清顺治九年（1652 年）。

吴又可自幼爱好医学，在当时读书人都倾心于科举仕途的时候，他不应科举，不入仕途，完全投身于医学事业。

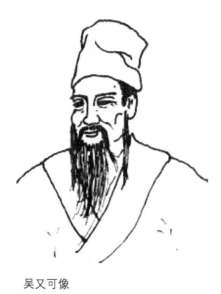

吴又可像

明崇祯十四年（1641 年），山东、河南、河北、江苏、浙江等省瘟疫流行，来势十分凶猛。当时一般医生墨守治伤寒的方法，或妄用峻攻祛邪之剂，往往无效，甚至导致病情更加危重，枉死者不计其数。病人"不死于病，乃死于医"的情况给吴又可带来很大的震动。

吴又可不辞劳苦，深入疫区，不顾个人安危，观察病情，推究病性，他认为造成这种瘟疫的病因非风非寒、非暑非湿、非六淫之邪外侵，而是"天地间别有一种异气所感"。他把这种异气称为"戾气"，虽然"无形可求，无象可见，况无声复无臭"，但肯定它是一种物质，只不过是人们的感觉不能直接觉察到罢了。他把戾气导致的瘟疫从病因、病机到诊断、治疗都与伤寒做了区分，这种观点为温病学说的形成与发展做出了贡献。

吴又可的学说突破了前人六淫致疫说、四时不正之气和五运六气致疫说的局限，深化了中医对疫病的认识，为中医病因学说的发展和完善做出了极大贡献。他对这种"戾气"的特性做了较全面的论述。他指出：第一，戾气具有很强的传染性，疫病的传染性正是由于感受的戾气具有传染性。"此气之来，无论老少强弱，触之者即病"。第二，他认为戾气是有"特适性"的。"盖当其特适，有某气专入某脏腑经络，专发为某病"。这是对病原物特异性定位的认识。第三，他认为戾气有"偏中性"。"至于无形之气，偏中于动物者，如牛瘟、羊瘟、鸡瘟、鸭瘟，岂但人疫而已哉！然牛病而羊不病，鸡病而鸭不病，人病而禽兽不病，究其所伤不同，因其气各异"。这是对病原物种属感受性和种属免疫性的认识。他还论述了戾气致病的地域性。

对于外科的各种传染性疾患，他也同样认为是由这种戾气所引起的。他说："如疔疮、发背、痈疽、流注、流火、丹毒，与夫发斑痘疹之类，以为痛痒疮疡，皆属心火……实非火也，皆杂气所为耳。"吴又可对戾气的认识，和现代病原微生物的某些特征相同。在当时医疗条件下，吴又可能有如此科学见解，实属难能可贵，在世界传染病学史上也是遥居先进之列的。

吴又可认为传染的来源有二：一是自然环境，一是人与人之间互相传染。而且确认传染途径是"自口鼻而入"。他说，"邪之着人，有自天受之，有传染受之。所感虽殊，其病则一""此气之来，无论老少强弱，触之者即病，邪自口鼻而入"。他还认识到戾气与人接触不一定全要发病，而是和人的抵抗力及戾气的强弱有关。

吴氏对瘟疫的传变和治疗也提出了很多见解。他认为病原侵入人体，首先伏于募原（半表半里之间），故瘟疫初起，没有外感症状；发病时，其传变有九种不同的方式，即但表不里、表而再表、但里不表、里而再里、表里分传、表里分传再分传、表胜于里或里胜于表、先表后里、先里后表等。在治疗上，他主张邪伏募原时应以达原饮散其邪，在表时非发汗可解，应以白虎汤或举斑汤经过发斑或战汗而解，在里时则在上者吐之、在下者下之，表里分传时则以三消饮分消表里之邪。他的这些主张，打破了历来所谓六经传变的传统方法，为温病学说奠定了基础。

吴又可的《瘟疫论》一书于大瘟疫流行后的第二年著成，共 2 卷，全书分列85 个论题，内容包括温疫的病因、初起症状、传变诸证、兼证、治法，以及妇女、小儿患瘟疫的特点、调理法等，论述十分详尽。所列瘟疫病种有发颐、大头瘟、虾蟆瘟、瓜瓤瘟、疙瘩瘟，以及疟疾、痢疾等急性传染病，对这些疾病一一加以分辨论述阐明，并论著制方。其中著名的方剂有达原饮、三消饮等，示人以疏利分消之法。后又著《增补瘟疫论》。

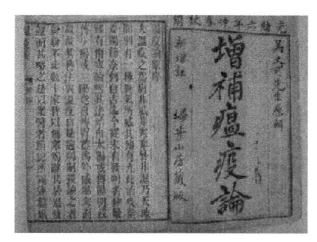

吴又可著《增补瘟疫论》

吴又可提出了一系列新的学术见解，充实了祖国医学温热病学的内容。他的学说对后来的温病学家有很大的启示。

十四、张璐

张璐，字路玉，晚号石晚老人，常州人，生于明万历四十五年（1617 年），约卒于清康熙三十七年（1698 年）。

张璐幼年读书，十分聪敏，博贯儒业，并且在明末考取过功名，但他很早就对医学感兴趣，上学之初，除了读四书五经之外，还留心医学著作。

明清换代之际，张璐时年 27 岁，因避战乱，徙居"灵威丈人之故墟"（今苏州洞庭西崇山峻岭灵屋洞一带）。这里地处苏州西南百里，乃太湖之中孤岛。张璐深居此间达 15 年之久，深叹朝代变迁，章句荒落，仕途渺茫，于是不再有科举之意，更加悉心于岐黄之术。他一方面搜览了大量的医学著作，一方面亲自对方药进行考察与验证。从古到今的医学著作，无一不览，对于金石、鸟兽、草木之药，务

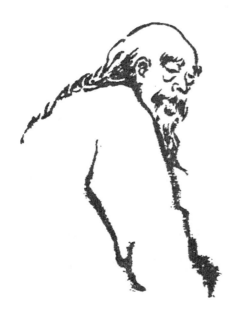

张璐像

求钻研透彻，他专心于此，有时甚至达到废寝忘食的地步。

张璐在山里生活了 15 年，清顺治十六年（1659 年），42 岁的张璐离开西山，回归故里。他带回的在山里居住时整理的医学笔记满满一箱，他给这些笔记起名

为《医归》。

张璐回到苏州生活，很多人都慕名与之交往。近的有昆山、上海的医家，远的有安徽、浙江的医家。当时的名医叶阳生、程郊倩、李修之、沈朗仲、尤乘、马元仪、王公俊、吴雨公、郑月山、汪缵功等，都和张璐往来切磋医术。

张璐为人磊落大方，他提倡经常切磋医术，极力反对相互诽谤和自私保守的作风。他精湛的医术和高尚的医德，使他深为医林所重。当时许多经名医治而不愈的病人，甚至医生自己患病，都常请他前往诊治。如叶天士表兄、儿科医生汪五符，患夏月伤食，自己开了一个方子服下，不但没好反而病情加重。于是请其舅父叶阳生治疗，没想到服药后，病情更加危急。急忙请张璐、程郊倩、沈明生等名医来会诊。这些医生诊断后，意见不统一，各持己见，争执不下，最终请张璐来定夺。张璐审证辨脉，开了一剂药就立起沉疴，当时的诸位医生无不叹服其神技。

繁忙的诊务使张璐积累了丰富的临床经验，他思维缜密，勤于思考，临证时参古今、断己意，反复推论。经数十年的临床实践，他的医术已臻化境，"察脉辨证，辅虚祛实，应如鼓桴，能运天时于指掌，决生死于须臾"，在当时闻名遐迩，被誉为"国手"，与喻昌（喻嘉言）、吴谦并称为清初医学三大家。

张璐除了临床造诣极高外，著述亦十分丰富。他年近半百时，将主要精力放在著书立说方面。康熙三年（1664 年），张璐将《医归》又仔细地整理一遍，同道都希望张璐赶快将这部书稿付梓，但是张璐对其中很多内容还不满意，仅取其中《伤寒缵论》《伤寒绪论》二卷付梓，康熙六年（1667 年）刊行。

康熙二十八年（1689 年），张璐鉴于当时医界流弊陋习，很多故弄玄虚的理论盛行，著成脉学专著《诊宗三昧》一卷，寓意以三昧之水涤除尘见。康熙三十四年（1695 年），张璐时 78 岁，其学术思想之代表作《医通》及药学专著《本经逢原》刊行于世。康熙三十七年（1698 年），81 岁高龄的张璐完成了《千金方衍义》的编著工作，他认为张仲景为医门之圣人，其立法诚为百世之师。在仲景之后，只有"孙真人《千金方》与仲圣诸书颉颃也"，于是"汇取旧刻善本，参互考订，逐一发明，爰名《千金方衍义》"。这本书对于中医方剂学的研究有重要的价值。

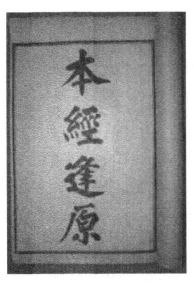

张璐著作《本经逢原》

张璐在医学教育上也有很大贡献，他非常重视医学教育，培养了一批医学人才，甚至年逾古稀、行走不便之时，仍趺坐绳床，为弟子解疑答难，诲人不倦。他的已知门人就有 10 人之多，私淑弟子及再传弟子更多。

十五、尤怡

尤怡（？—1749 年），字在泾，号拙吾，晚号饲鹤山人。长洲（今属江苏苏州）人。尤怡少年时家境贫寒，曾在佛寺中以卖字画为生。后从同乡名医马元仪学医，马元仪是清初名医，为明朝李中梓的再传弟子，因此尤怡也可算是李中梓的三传弟子。尤怡性格沉静恬淡，学医十分认真，深得马元仪赏识，马元仪曾对自己的妻子说："吾今日得一人（指尤怡），胜得千万人矣。"

尤怡十分重视经典著作，他认为学医者必须精究经典，学贯百家。他反复研读《黄帝内经》《伤寒论》《金匮要略》等。除了经典著作外，他还博览群书，对于历代的医学著作都潜心研究，并且积极做读书笔记。他在《医学读书记·跋》中说："予自弱冠，即喜博涉医学，自轩岐以迄近代诸书，搜览之下，凡有所得，或信或疑，辄笔诸简，虽所见未广，而日月既多，卷帙遂成。"后来尤怡在著《金匮翼》和《医学读书记》两书的过程中，广征博引 70 余家之言，可见其涉猎之博、用功之勤。他学习过程中勤于思考，反复精研，力求融会贯通。比如尤怡读到《素问·玉机真藏论》说："脾脉太过，则

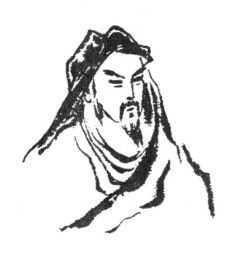

尤怡像

令人四肢不举。"而读到《灵枢·本神》篇又说:"脾气虚则四肢不用。"两处一个是太过,一个是不及,但是都会引起四肢不举,似乎矛盾,尤怡则深究其理,认为脾虚则营卫涸竭,不能行其气于四肢,而致使四肢不用;而脾实则营卫遏阻不通,也不能行其气于四肢,于是四肢不举。两经互言,所以穷其变也。就这样,尤怡荟萃百家之精华为己所用,对于经典著作反复精研,日积月累,使他治学取得了很大的成功。

尤怡虽然博采众家之长,但是对仲景之学最为推崇,他精研仲景学说,倾注了几十年的心血,编撰了《伤寒贯珠集》《金匮要略心典》和《金匮翼》三书。《伤寒贯珠集》根据《伤寒论》六经分篇,以治法重新编次《伤寒论》条文,条分缕析,如群珠在贯,细而不乱。书中每经之首均列"条例大意",以阐明本经证治之大要,使《伤寒论》辨证施治精髓一目了然。《金匮要略心典》是尤怡研究《金匮要略》的心得之作,注释明晰,据理确凿,条理通达,符合临床实际,被后世称为学习《金匮要略》的范本。比如对于百合病的认识,尤怡认为其根本在于肺经虚热,指出:"人之有百脉,犹地之有众水也,众水朝宗于海,百脉朝宗于肺。百合味甘平微苦,色白入肺,治邪气,补虚清热,故诸方悉以之为主,而随证加药治之。"由此可见,他对百合病病机的分析和认识是十分透彻的。《金匮翼》是尤怡补充《金匮要略心典》之作,其内容主要是记载内科杂病的证治方药,对《金匮要略》中所载疾病进行了重新归类和补充,所载病证达 70 多种,对每种病证都详述其病因、病机,详列辨证分型和治疗方剂,十分适合临床选用。如将内伤发热的证候分为 8 种,头痛的证型分为 12 种,咳嗽的证型分为 9 种等,有很高的临床价值。

尤怡敢于突破前人的研究,指出前人的错误,比如他批评了王叔和对《伤寒论》编次的错误,指出了《素问》《甲乙经》中的一些注解错误,如《素问》中"圣人传精神,服天气而通神明"一句,王冰注为:"精神可传,惟圣人得道者乃能尔。"尤怡指出:"'传'当作'专',言精神专一,则清净弗扰。"比较符合实际。

尤怡临证受李中梓的影响较大,重视治病求本,他治肾宗薛己,治脾法李东垣，论病每以脏腑阴阳、水火升降立论，重视先天之本。比如有一个病人，形体壮实，脉象充实，但是两尺脉独虚，下半身麻痹。尤怡认为这是火浮气虚，根本不固，形体脉象虽盛，但无源之水、无本之木，未足久恃。于是治用六味地黄丸加减，使得先天之本巩固。尤怡论治咳喘也很具特色，他认为久病咳喘者，多为肾失摄纳，病本在肾，他告诫医者"勿以结痰在项，而漫用清克"，应该使真气归元，则痰热自降。尤怡治脾，取法李东垣，如其治疗气虚头痛的新定补中益气汤，即是在东垣补中益气汤基础上化裁而来。尤怡的临证经验，后经江阴名医柳宝诒择其精者十之四五，录入《柳选四家医案·静香楼医案》。

尤怡在行医之暇，以读书、种花、养鹤等为消遣。除了医学成就外，尤怡在文学上也有很高的造诣，他喜好诗文，与当时的很多文人名士相往来，与番禺方东华、钱塘沈方舟、宁国洪东岸等人长相往来，其还有一部诗稿《本田吟稿》。他的同乡沈德潜为清代诗人，曾出任内阁学士兼吏部侍郎，常以诗文与尤怡往来，他所辑的《清诗别裁》一书就收录有尤怡的诗，称赞他的诗作得唐诗三昧。可见尤怡在诗词上造诣还是很深的。

十六、王维德

王维德（1669—1749 年），字洪绪，又字林洪、澹然，别号林屋山人、林屋散人，又号洞庭山人、定定子，苏州吴县（现为吴中区）西山镇慈里村人。

王维德生于一个世医家庭。曾祖王若谷是一名精通各科的医生，对外科痈疽的治疗有独到经验，他把自己多年的临证经验，尤其是那些效果显著的方子都记载下来，成为传家之宝。王维德自幼受家庭环境的熏陶，加上聪颖好学，医术进步很快，他博学多识，阅读了大量的医学著作。除了医学外，他还钻研阴阳术数之学，经、史、子、集无一不览。20 岁就开始实地考察西山的山水地理、古迹、人物、物产、风俗等。26 岁时其父去世，家业也逐渐衰败，王维德开始以占卜为业。31 岁时离开西山岛，外出占卜为生，辗转颠沛行走于江浙地区。此间，王维德拜浙江新安术数家杨广含先生为师，得其传授真诀，并获得杨广含先生《占验必录》数册。

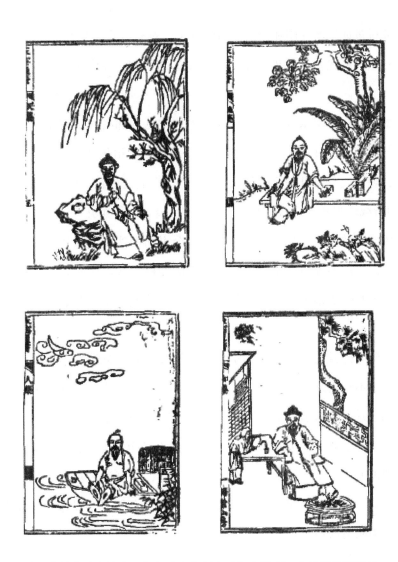

天津图书馆藏清光绪十二年扫叶山房刻本《永宁通书》中的王维德画像

经过三年的外出游历,康熙四十一年(1702 年)二月,33 岁的王维德回到家乡。此后,王维德开始悬壶济世,诊病救人。他既行医又卖卜,远近闻名。

王维德通晓内、外、妇、儿各科,尤擅外科,对阴疽治疗积累了丰富的经验,著有《外科证治全生集》等著作,是中医外科全生派的创始人。他在学术上形成以阴阳为纲,重视阴疽辨证施治,创立外科开腠理、散寒凝、温补气血的组方用药原则;反对滥用刀针和蚀药;创立以阳和汤、犀黄丸为代表的治疗阴疽名方。王维德的学术观点具有一定的创新性。他丰富了外科阴证治疗的理论和方药,弥补了中医外科辨证论治在阴证论述方面的不足，对外科临床具有重要的指导意义。他的学术思想对清代及近代外科学产生了深远的影响，在中医外科学术史上占有重要地位。

王维德长期在江南水乡行医，使他对当地常见的痈疽之证有精深的研究，医名享誉姑苏洞庭。经过 40 多年临证医疗，王维德汇集祖传效验方，结合自己多年亲治验方，著成《外科证治全生集》，又名《外科全生集》，刊于乾隆五年（1740年）。书中所载的阳和汤、西黄丸、醒消丸、小金丹、子龙丸等经验方，对治疗外科阴疽有较好功效，迄今仍为临床所常用。全书简明实用，故自乾隆以来，多次刊刻，是流传最广的外科文献之一，也是中医外科学代表之作。同年他还编写了《外科证治全生择要诸方》，被收入《灵芝益寿草》，刊于清光绪十一年（1885年）。

王维德作为外科全生派理论和学派的奠基人，他的医学著作和医方对中医外科学术做出了不朽贡献，他的医学思想对后世中医外科发展有重要影响。

王维德还是一位易学大家。清康熙四十八年（1709年），王维德 40 岁时，在杨广含所授《占验必录》基础上，结合自己占验经历，编辑撰写了有关《周易》六爻预测的占卜专书 14 卷，书名为《卜筮正宗》，此书流传甚广，对卜筮学发展具有重要影响，是六爻预测学的集大成著作，至今仍被研究周易卜筮者所重视。因此他被誉为明清周易大家。

十七、叶天士

叶天士，名桂，号香岩。生于清康熙六年（1667年），卒于乾隆十一年（1746年）。江苏吴县（今苏州市）人。

叶天士出生于医学世家，祖父叶紫帆（一作子蕃），名时，医德高尚。父亲叶阳生，名朝采，医术更精，读书也多。叶天士少承家学，12 岁随父亲学医，14 岁父亲去世后，便自己开始行医，同时拜父亲的门人朱某为师，继续学习医术。叶天士聪颖过人，"闻言即解"、一点就通，加上勤奋好学、虚心求教，医术进步很快。

叶天士从小熟读《内经》《难经》等经典，对历代名家的医学著作广泛学习，如李东垣、张从正、朱丹溪等名家的著作，都烂熟于心。他不仅博览群书，而且虚怀若谷，只要比自己高明的医生，他都愿意行弟子礼拜之为师，一听到某位医生有专长，就欣然而往，必待学成后始归。从 12~18 岁，他先后拜过师的名医就有 17 人，其中包括周扬俊、王子接、马义元、张路玉等著名医家，尽得其传，后人称其"师门深广"。这样一来，他医术大进，病人来了之后，通过察脉望色，听声察形，就能言病之所在，好像能看见五脏症结一般，临证立方，能融会贯通，往往药到病除。

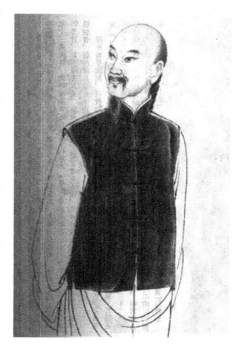

叶天士像

叶天士家传以儿科为主，后来叶天士对于内科、妇科等无一不通，并在许多方面有其独到的见解。比如，他对李东垣《脾胃论》详于脾而略于胃的不足进行了补充，提出"胃为阳明之土，非阴柔不肯协和"的观点，主张养胃阴；还提出了"先安未受邪之地"的治未病思想，以及疾病各个阶段"安未受邪之地"的方法；叶天士还提出了久病入络的病机思想，提出"初病在经，久痛入络，以经主气，络主血……"并且在治疗上提出以通为用的络病治疗思想；叶天士首创从奇经八脉辨识病机，选用血肉有情之品，通补奇经以治疗疾病的方法，在涉及临床各科的疼痛、崩漏、带下、疝气等疑难杂证辨治方面，常能收到意外的良效；叶天士还提出了阳化内风的中风辨治思想，并提出了"缓肝之急以熄风，滋肾之液以驱热"的治疗大法。如此等等，不一而足。

叶天士在温病学上的成就尤其突出，是温病学的奠基人之一。清代乾隆以后，江南出现了一批以研究温病著称的学者，他们突破旧的理论，开创了治疗温病的新途径。叶天士著的《温热论》，为我国温病学说的发展做出了很大的贡献。

叶氏毕生忙于诊务，很少亲自著述。所传《温热论》《临证指南医案》《叶案存真》等书，大多是他的弟子及后人搜集整理而成的。其中顾景文和华岫云两位门人的功劳最大。这些著作记录了叶天士的学术思想和临床经验，为后世很多医家提供了指导。

《温热论》一书是由叶天士口授、其门人记录而成的。在清代以前，中医论治热病大都用《伤寒论》的方法。明末清初的吴又可著《温疫论》，才把伤寒与温疫分别对待，温病理论开始建立。叶天士首次阐明温病的病因、感受途径和传变规律，明确提出"温邪"是导致温病的主因，突破了"伏寒化温"的传统认识，从根本上划清了温病与伤寒的界限。《温热论》指出"温邪上受，首先犯肺"，指明温邪的传入是从口鼻而来，首先出现肺经症状，如不及时外解，则可顺传阳明或逆传心包，不同于伤寒之邪按六经传变。其中"逆传心包"之说，是叶天士对温病传变认识的一大创见，也是对《伤寒论》六经传变理论的一大突破。比如热病中神昏谵语一症，过去多从《伤寒论》燥屎下结之说。叶天士首先指出此症更重要的原因是"邪入心包"，并创立以清营清宫为主的方法，使用犀角、金汁、竹叶之类的药物，避免芒硝、大黄等杀伐之剂，符合温病的临床实际。

《温热论》创立的卫气营血辨证论治方法，提出"卫之后方言气，营之后方言血"的从浅至深的论治原则，拟定了"在卫汗之可也，到气才可清气，入营犹可透热转气……入血就恐耗血动血，直须凉血散血"的治疗大法。在诊断上则发展并丰富了察舌、验齿、辨斑疹和白㾦等方法。对一些常见急症热病如时疫和痘麻斑疹等，叶天士都有独到看法和妥善治法，他也是中国最早发现猩红热的医家。他的许多治法方剂，经吴鞠通整理而成为广传后世的效验名方。《温热论》自问世以来，一直被后世医家奉为经典、推崇备至，它不仅对温病学，而且对整个中医学都有着深远的影响。清代乾隆后期，又出现了一批研究温病的著名江南医家，其中佼佼者有吴鞠通、章虚谷、王孟英等，他们也都是叶天士的私淑弟子。

《临证指南医案》是华岫云收集叶氏晚年医案，分门别类集为一书，每一门由其门人撰附论治一篇，书末附所用方剂索引。此书刊于1764年，体现了叶天士治病辨证细致，善于抓住主证，对症下药。本书搜罗宏富，征引广博，按语精当，实用性强，不仅比较全面地展现了叶天士在温热时证、各科杂病方面的诊疗经验，而且充分反映了叶天士融汇古今、独创新说的学术特点，对中医温热病学、内科病学、妇产科学等临床医学的发展均产生了较大的影响。其中温病治案较多，后世很多医家都从这本医案中学习温病治法。

叶天士做学问秉承严谨精细的治学精神，他觉得"学问无穷，读书不可轻量也"，虽身享盛名，然手不释卷，无日不读书。其医德也十分高尚，对病人认真救治，不辞辛苦，对于贫苦病人往往送医送药。叶天士驰誉医坛50年，去世时已是八旬高龄，临终之时，他语重心长地告诫儿子说："医可为亦不可为，必天资敏悟，读万卷书，而后可以济世。不然，鲜有不杀人者，是以药饵为刀刃也。吾死，子孙慎勿轻言医。"可见叶天士的严谨作风和一片仁心。

由于叶天士为一代医界骄子，其奇闻轶事流传很多，有的是真事，有的是传说，这也从一个侧面反映了叶天士医术之高、影响之大。

比如关于他拜师，有这样一个故事：山东有位姓刘的名医擅长针术，叶天士想去拜师但没人介绍。一天，那位名医的外甥赵某生病，他舅舅却没有将他治好，于是他前来找叶天士。叶天士几帖药就治好了。赵某很感激，同意介绍叶天士改名换姓拜他舅舅为师。叶天士到刘医生那里学习，有一天，有人抬来一个神志不清的孕妇。刘医生诊脉后推辞说不能治。叶天士仔细观察，发现孕妇是胎儿不能转胞，疼痛之极造成的昏厥，于是就取针在孕妇脐下刺了一针，然后让人马上抬回家，果然到家后就产下一儿。刘医生感到很惊奇，详加询问才知道他原来就是大名鼎鼎的叶天士，心中很感动，就把自己的针灸医术全部传授给了他。

叶天士治痘尤神。叶天士的长孙叶堂幼年时有一次发热，叶天士诊断之后惊曰："这是闷痘!"急忙开了方子给他服用，很快好转。叶天士临终前拉着叶堂的手说："从你的脉象来看可以长寿，只是终身不能服用寒凉药物。"后来，叶堂70岁时患了小疾，服的药物中有羚羊角、连翘这些药，忽然神昏汗出，这时他想起叶天士的话，急忙服用温热药而痊愈。可见叶天士料病如神。

十八、薛雪

薛雪，字生白，自号一瓢，吴县（今江苏苏州）人，生于清康熙二十年

（1681年），卒于清乾隆三十五年（1770年）。

薛雪自幼好学，而且十分有才气，会写诗，所著诗文甚丰，并且工画兰，会武术，博学多通。乾隆初年，两次被征博学鸿词科，均不就。因母多病，薛雪开始学习医学，他学医从研读《内经》开始，博览群书，对于医理能融会贯通，医术进步很快，给人治病每奏奇效。他是当时名医王子接的入室弟子，与当时的叶天士齐名。黄退庵《遗睡杂言》将薛、叶二人做比较，说："二君皆聪明好学，论人工薛不如叶，天分则叶不如薛。"民间还有薛、叶二人以"扫叶山庄""踏雪斋"来命名自己的书房相斗气的传说，但是也有人认为是附会。

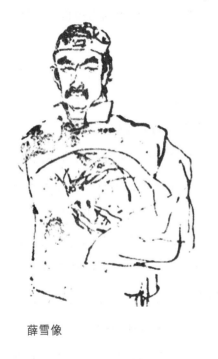

薛雪像

薛雪治病用药轻灵，出神入化。有一个病人患休息痢数年不愈，脉数而细，其他医生皆从脾胃论治，但无效。薛雪诊断为肾伤，用熟地、当归身、补骨脂、五味子、菟丝子十余帖，化险为夷。一个叫陆元宾的病人患劳伤吐血，日渐消瘦，饮食减少，薛雪让他用重二两的当归一支，打碎，酒水煎服，服了三剂霍然而愈。还有一个病人生气的时候吃了年糕，引起结胸，十分严重，先请叶天士看，叶天士认为无治。再来求诊于薛雪，薛雪先用人参汤保护病人元气，然后用承气汤下之，病人很快转危为安。还有一次，薛雪在路上遇发丧的，但是看到棺材往下滴血，他看血的颜色认为病人还没死，就力主开棺治疗，原来是一位因难产而"死"的产妇，他用针刺的方法很快使产妇产下一儿，产妇也活了过来，在当地引起了轰动。薛雪治疗疾病的事迹很多。他医术高明，救死扶伤，解决疑难杂证，勇于负责的精神，传遍医林。

薛雪学识广博，视野开阔，他将医学与经学、易学、文学等结合起来研究，认为医者若不熟知医药之根源，终不能成为良医，因此他十分重视对医学典籍及

《易经》等的学习。他将学习《内经》的心得，写成《医经原旨》六卷，既推崇《内经》，又对其中的一些内容提出质疑，可见其治学的认真态度。

薛雪最有影响的著作是《湿热条辨》，这本书是他对湿热病探索研究心得之作，是他在湿热病治疗实践中总结出来的。他说："所历病机，与诸弟子，或阐发前人，或据己意，随所有得，随笔数行"而成。薛雪认为："湿热之病，不独与伤寒不同，且与温病大异。"他指出湿热多由阳明、太阴同病，温热则是太阳、少阴同病。薛氏在《湿热条辨》中阐述了湿热本证。所谓本证，也就是湿热病经常出现的几个主要症状，是辨识湿热病的提纲，即"始恶寒，后但热不寒，汗出胸痞，舌白或黄，口渴不引饮"。薛雪的《湿热条辨》与叶天士的《温热论》，可以称为阐发湿热、温热病的姊妹篇，对温病学的发展影响很大。

此外，薛雪又尝选辑唐大烈《吴医汇讲》，录其《日讲杂记》八则，主要讲述易学与医学、运气学说、医学人物、五官与五行、妇科脉学等。另有《膏丸档子》《伤科方》《薛一瓢疟论》（抄本）等著作。

薛雪还是一位诗人，创作了很多诗作，经常与当时的文士以诗文交往，有《一瓢诗话》传世。

十九、徐灵胎

徐灵胎（1693—1771年），原名徐大椿，又叫徐大业，灵胎为其字，后来以字行世，晚号洄溪老人，江苏吴江松陵镇人。

徐灵胎家学渊源深厚，家族世代为官。祖父徐釚，康熙十八年（1679年）博学鸿词科翰林，任检讨职，纂修明史。父徐养浩，精水利之学，曾聘修《吴中水利志》。在这样的家庭中，徐灵胎自小就饱受熏陶。徐灵胎自幼习儒，旁及百家，聪明过人。他在读书的时候，就曾经问自己的老师："这些经典之中哪部经典最难？"老师告诉他："《易经》为诸经之首，经中之经，当然是《易经》最难学了！"徐灵胎就立志从《易经》入手学习。他找出好多注解《易经》的书，边研究边学习。他通过这种方法，对《易经》有了很深的理解，接下来他注释了《道德经》。徐灵胎多才多艺，除了儒学，还旁及诸子百家，在诗、文、书、画、天文、历算、音律、击刺、算法、水利等方面，都取得了很高的成就。他曾经参与当地的水利建设，纠正了开浚运河的错误设计，节省了工程费用，也保全了塘岸。

近30岁时，徐灵胎因其三个弟弟相继病逝而立志学医，他从源及流攻研历代名医之书，他曾自述学医过程："家藏有医书数十种，朝夕披览，久而通其大义，质之时医茫然如也。乃更穷源及流，自《内经》以至元明诸书，广求博览，几万余卷，而后胸有实获，不能已于言矣。"徐灵胎学医刻苦，医术进步很快，并且很快开始著书立说，发表自己的见解。他悬壶济世，很多疑难杂

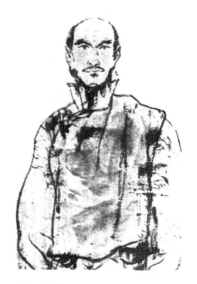

徐灵胎像

病每能手到病除。比如有一次，吴江西塘有一个重症病人，高热神昏，不能饮食也睡不着。前面找来的医生说是亏虚，给开了六味地黄丸，但越吃病越重，烦热益甚，大家都不知所措了。请徐灵胎来诊治，他诊视一番，说："这是邪热留于胃造成的。凡是外感病邪，时间长了必然归于阳明。如果邪重而有食积，则就结成了燥屎，这个时候就用承气汤；要是邪轻而无食积，就要用泻心汤。这个病人是泻心汤证，因此就用泻心汤加减。"于是他用泻心汤加上一些消痰开胃的药物，结果两剂药服下病人就好了。众人都觉得很神奇，徐灵胎慨叹道："这些都是很浅近的医理，《伤寒论》里面说得很清楚，只要认真读自然明白，可惜现在竟然很多人不知道。"

除悬壶济世外，徐灵胎一生还著述甚丰，而且对后世的影响也很大。如《医学源流论》（1757年）、《医贯砭》（1767年）、《兰台轨范》（1764年）、《慎疾刍言》（1767年）等，都有独到的见解。又著《难经释义》（1727年）、《神农本草经百种录》（1736年）、《伤寒类方》（1759年）等，以及后人整理的《洄溪医案》，其中有很多有价值的医学思想流传甚广，影响极大。

由于徐灵胎的学习方法强调从源及流，因此他很强调"学古"，有"宗经法

古"的思想。他说，"逮晋唐以后，则支流愈分，徒讲乎医之术，而不讲乎医之道，则去圣远矣""未有目不睹汉唐以前之书，徒记时尚之药数种而可为医"。他的这种思想，对于纠正时医之弊有很大的价值。然而，徐灵胎虽学古尊古，但并非"食古不化"，相反还有"疑古"的精神，敢于评论前人的得失。徐氏读《难经》，将其原文与《内经》对照，经过校勘，发现了许多新义，并指出了不少错误。比如，《难经》中有"寸口脉平而死者，生气独绝于内也"一句，他指出这是错误的，并做出恰当的解释。再比如，当时医界中盛行承袭明代以来"温补派"的治法，用药不考虑病人的体质，仅执一、二温补之方通治所有人，徐灵胎对此提出了严厉的批判。明代医家赵献可写过一本《医贯》，书中强调温补，忌用攻下，并且用八味丸和六味丸通治百病。徐灵胎写了一本《医贯砭》，采用引录或节录原文逐段加批的形式，对该书重用温补和忌用攻下的理论、治则提出了截然不同的见解，对后世的影响很大。

在经典文献中，徐氏特别推崇《内经》《神农本草经》和《伤寒论》。尝谓："言必本于圣经，治必遵乎古法。"因此，他著《伤寒论类方》一卷，成书于1759年，是书将《伤寒论》113方分为桂枝汤类方、麻黄汤类方、柴胡汤类方、承气汤类方、四逆汤类方、杂方等12个类方。各类有主方，各方中列述有关汤方证治各条文。如此以方类证，对后世《伤寒论》学习者有很大的帮助和启发，成为伤寒学派中以方类证的主流派。

徐灵胎因医术高明，曾两度奉诏赴京为乾隆皇帝治病。首次是在乾隆二十五年（1760年），因直言质朴而得乾隆皇帝嘉赏，皇帝原拟留其任职京师，但是徐灵胎坚辞回乡，隐居画眉泉；第二次是在乾隆三十六年，当时徐灵胎已经78岁，自知生命将尽，携子徐爔同行，到京后三日去世。死前自拟墓前对联曰："满山芳草仙人药，一径清风处士坟。"可谓其生平写照。

"终日遑遑，总没有一时闲荡。严冬雪夜，拥被驼绒，直读到鸡声三唱；到夏月蚊多，还要隔帐停灯映末光。只今日，目暗神衰，还不肯把笔儿放轻。"这是清代名医徐灵胎自述一生精勤研读医经的历程，通过这段描述，我们今天依然能看到一代名医兢兢业业钻研医术的身影。

二十、沈金鳌

沈金鳌，字芊绿，号汲门，晚号尊生老人。无锡人。生于康熙五十六年（1717 年），卒于乾隆四十一年（1776 年），享年 59 岁。沈金鳌早年学儒，乾隆年间中举，候选训导。

沈金鳌学识渊博，经、史皆通，并且擅长诗文，著有《芊绿堂文稿》《尚书随笔》。据《无锡县志》记载，他还著有《毛诗随笔》十卷、《易经随笔》十卷、《体画吟》二卷、《大学》一卷、《离骚读》一卷、《屈原名物汇考》四卷、《金石词例》四卷，可见沈金鳌是一位博学的大学问家。中年时期沈金鳌考进士，但是屡试不第，于是决定放弃科举，转而从医。他说："昔人云'不为良相，当为良医'，余将以技济人也。"他师从孙庆曾，孙氏与当时的名医叶天士同出一门，医术高明，各科都精通，沈金鳌尽得其传。

有一次，当时的名士周文俊患肝病，医生误作湿病治疗，用了大量的燥湿药，但是周文俊服了 20 多日，导致口干舌燥，津液枯竭，牙齿和上下腭都发黑了，日夜都无法入睡，自认为必死无疑。请沈金鳌来诊视，沈金鳌认为病人的病是肝火导致的，他力排众议，投以平肝清火之剂，病人很快就痊愈了。

沈金鳌医术十分全面，内、外、妇、儿各科都十分精通。由于他曾经学儒，在儒学上有很深的造诣，所以他在医学的治学上也贯穿了儒家"尊生重命"的思想。在乾隆年间，整个社会的学术风气盛行求本溯源，沈氏也深受影响，他在医学研究上也力求追源溯流，取得了很大的成就。

沈金鳌治学严谨，务实求效。比如，他的儿科名著《幼科释谜》中列举儿科二十四门，独缺痘疹（天花）。因为沈金鳌认为幼科中痘疹一证，其旨最微，其候最险，其变化最多，必须反复临诊方能悉其精微、知其蕴奥。沈氏在受业时，未获痘家师傅亲聆教诲，故不敢言也。由此可以看出沈氏治学之严谨、求实之精神。

沈金鳌十分推崇气功导引，认为气功导引可以祛病延年，补方药之所不及。他在临证处方中也强调功药结合。气功与药物结合应用于临床虽非沈氏所创，但他对这种治病模式的应用，在历代医家中可能是最为全面的。《秘要》在 40 余种病症的治疗中，均先列"导引""运功"，再附方药；对于一些特殊的病证，作者还做了具体的提示，如在《卷六·心病源流》"心气滞涩保养法"中，引《秘要》之论，既要"常呵以泄其火，吸以和其心"，又"当饮六一灯心汤、豆蔻香薷水"。

沈金鳌晚年勤于著述，先后撰成《脉象统类》《诸脉主病诗》《杂病源流犀烛》《伤寒论纲目》《妇科玉尺》《幼科释迷》《要药分剂》。全书始终贯穿其"尊生重命"的儒家思想。他认为"人之生至重，必知其重而有以尊之，庶不致草菅人命"，所以他的著作以"尊生"为书名，总名曰《沈氏尊生书》，内容广博完备，论述亦精辟，对后世产生了很大的影响，现有多种刊本行世。

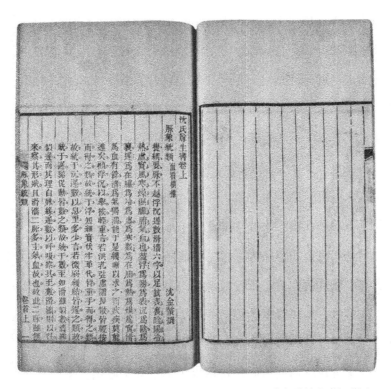

《沈氏尊生书》卷上

二十一、吴鞠通

吴鞠通，名瑭，江苏淮安人，生于清乾隆二十二年（1757 年），卒于道光二十一年（1841 年）。

吴鞠通早年学儒，19 岁时父亲因病去世，给他带来很大触动，他"愧恨难名，哀痛欲绝，以为父病不知医，尚复何颜立天地间"。于是他立志学医。4 年后，吴鞠通的侄子患了喉疾，请来的大夫用冰硼散吹喉，非但没有好，病情反而加重了。又请来几位大夫，各种治法都有，病人病情却逐渐加重，最后竟然全身发黄而死。吴鞠通当时学医未成，对这件事感到痛心疾首，他更加发奋读书，精究医术。

后来吴鞠通到京城谋求发展，经人介绍参与《四库全书》医书部分的抄写检校工作，从而阅读了大量的医学著作。在这期间他阅读了吴又可的《温疫论》，深受启发，他还阅读了叶天士的著作，十分推崇。十年寒暑，他的医学知识大进，对温病的治疗方法尤有心得。但是这时吴鞠通为谨慎起见，未敢轻治一人。

乾隆五十八年（1793 年），京城流行瘟疫，大批的病人因为治疗不当而死亡，吴鞠通目睹了瘟疫被误治之惨状，不忍心袖手旁观，于是尽其能力进行救治。虽然当时有很多求治者已成坏病，但经吴鞠通治疗，数十人痊愈。此后，吴鞠通在京城名声大噪，求诊者越来越多。

又过了 6 年，即公元 1798 年，这一年是戊午年，吴鞠通的同乡好友汪廷珍预测来年会有瘟疫流行，于是催促吴鞠通速写治疗温病之书。此时，吴鞠通已经具备了一定的临床经验，于是他便在诊务之余，着手写作《温病条辨》。经过了 15 年左右的努力，数易其稿，才最终完成，可见写作之认真和艰辛。

吴鞠通治学严谨，如刚开始写作《温病条辨》之时，吴鞠通对燥邪的认识尚不够全面，在"秋燥门"中，仅论及温燥，没有涉及凉燥。到了其 64 岁时，京城又流行了一场瘟疫，是以燥邪为患，病人多吐利而死。吴鞠通细审病证，认为是凉燥为患，制成苦温芳香、扶阳辟秽的方剂——霹雳散，大获奇效。当年北京正在进行乡试，主考官员购其所制霹雳散百余剂给考生服用，果然考场中没有因为瘟疫而死者。经过这次实践，吴鞠通对燥邪有了全面的认识，参考明代医家沈目南的《燥病论》，写成《补秋燥胜气论》一篇，补入《温病条辨》中。

《温病条辨》是一本温病学上里程碑式的著作，吴鞠通也是温病学的巨匠。在中医历史上，有"伤寒宗仲景，温病有鞠通"之说。吴鞠通创立了温病"三焦学说"，并结合"卫、气、营、血"理论，创造性地提出温病辨证论治的纲领和方法，为温病学的形成和完善做出了无可替代的贡献。他也成为继叶天士、薛雪之

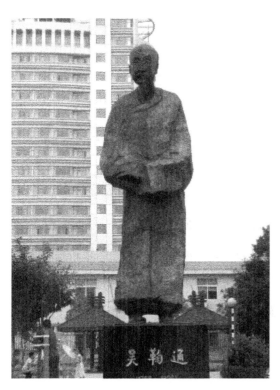

吴鞠通雕像

后温病学派的重要代表人物。《温病条辨》写成后，立即被广为传抄，在医学界引起轰动，深得当时医家的重视和推崇。

吴鞠通一生献身医学，勤于实践，勇于创新，而且满腔热忱，对病人认真负责。有一次他从京城回家，遇一位病人因肝厥犯胃被当地医生误治，导致10年不能吃饭，只能用稀粥一口送服一酒杯炒米粉，稍微有一点声响则会惊厥，终夜抽搐，周身疼痛，还一年到头咳嗽吐痰，整个人骨瘦如柴，奄奄一息。吴鞠通虽然知道这个病人已经很难医治，但是仍然毫不推诿，竭尽全力救治，精心处方用药，而且还耐心在精神上对其进行开导，以解其肝气郁结。经过数月调治，大见成效。吴鞠通回京城后，依然挂念这个病人，两次专门去信，给其讲道理进行心理疏导。病人将其书信作为座右铭，每日诵读一遍，终于战胜了病魔。

吴鞠通也热心于公益事业。他在《温病条辨》中说自己著书的目的是"原为济病者之苦，医医士之病，非为获利而然"。他听说东南诸省发大水，死民无数，为之痛哭咯血，并倾囊赈灾。

在治学上，吴鞠通也反对门户之见，虚心向别人请教，而且从不居功自傲，他的《温病条辨》对温病学的发展做出了很大的贡献，但是他虚心地说："诸贤如木工钻眼，已至九分，瑭特透此一分，作圆满会耳，非敢谓高过前贤也。"纵观吴鞠通的一生，他不仅在医学方面做出了巨大的贡献，而且其在治学和为人处世方面都给世人树立了榜样。

为了纪念和学习这位伟大的中医学家，家乡人民为其建有吴鞠通中医博物馆、吴鞠通中医研究院等。

二十二、曹存心

曹存心，字仁伯，号乐山，江苏常熟福山人。生于清乾隆三十二年（1767年），卒于清道光十三年（1834年）。本姓高。其父名振业，为褚生，但家庭贫困，以行医维持生计。

曹存心自幼承庭训，天资颖悟，并且苦学不倦，大家都认为他将来能成大器。年约 20 岁时，拜入吴郡薛性天先生门下学习医学。同学见其衣衫简朴，囊中羞涩，都常常在暗地里笑话他。但是曹存心不以为意，一心扑在学业上。老师十分赏识他，曾经对别人说："他日光吾道者，必曹生也。"老师常常周济他衣食，并且悉心教导。曹存心感激老师，学习更加勤奋刻苦，凡师所藏医籍，无不浏览，着意揣摩，常常废寝忘食，没有一日松懈。如是者积 10 年之久，尽得其师之传，并且吸收古往今来各医家的知识，融会贯通。

曹存心学成之后，初寓苏垣窦妃园，后又居于长春巷，开始行医。他治病辄奏奇效，求诊者日以百计。但是他依然坚持学习，他尝曰："为医第一要虚心，虚心则学无止境，唯虚心者能自觉有错误处，便刻刻用功夫，求所不逮，刻学日进而所救治者亦多。"他又说："天下无死症，如有死者，总由我功夫未到。"

他对待病人谨慎认真，即使是轻微的疾病，他也仔细斟酌，处方用药一丝不苟，他认真书写医案，务求记录清晰，甚至遣词造句都十分讲究，力求精确。遇到疑难病症，他必苦思冥索，求万全而后已。经常有其他医生所放弃的患不治之症者，经过他悉心治疗，往往数剂而愈。道光五年（1825 年），翁同龢的夫人因从楼梯上摔伤而得呕血病，求治于曹存心。当时病者将随官赴粤东，先生诊毕，量药一裹，指着计划行程说："行至赣江的时候病即可痊愈了。"后来果然如他所预计的那样。

曹存心门人云集，累计有 100 多人。道光四年（1824 年），琉球遣使节来华朝贡，久闻曹存心大名，特地派其臣吕凤仪至曹存心处学习，三年学成归国。因此，曹存心的学术不仅在国内传承，也惠及海外。五年后，吕凤仪复将回国后这些年经常遇到的疑难杂症及临证上所遇到的问题都写下来，向曹存心请教。曹存心逐条为他进行解答剖析，经过整理后，形成《琉球百问》一书，内容以临床病例的立法处方为主，旁涉针灸、本草等内容，于拟制方药、论述医理均有所发挥，是曹存心医学理论和临床实践上的成就及学术思想的集中体现。

除《琉球百问》外，曹存心还著有《琉球问答奇病论》《继志堂语录》《曹存心先生医说》《增订医方歌诀》《过庭录存》《延陵弟子纪要》《评选继志堂医案》《曹存心医案》《曹存心医案选按》等。曹存心的医名继叶天士、薛雪而起，被誉为"德被吴中，名驰海外"的第一人。

二十三、费伯雄

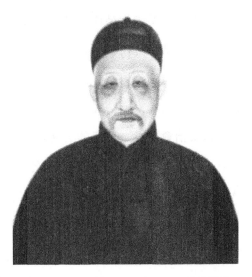

费伯雄像

费伯雄，字晋卿，号砚云子，清嘉庆五年（1800 年）出生于江苏省武进县孟河镇的一个世医之家。孟河镇，古称南兰陵，位于现江苏省常州市新北区。因孟河而得名，孟河原是唐朝元和年间由常州刺史孟简主持开通的武进县内的一条运河，全长 20.5 千米，是京口（镇江）至江阴间连接南运河与长江之间的水上大动脉。孟河地处经济文化繁荣发展的长江流域，又是"吴文化"的核心地带，经济和文化的繁荣促进了医学的发展，在"不为良相，当为良医"的思想指导下，孟河镇以儒从医者甚众，或承其家学，或受于师门，形成了中国历史上赫赫有名的孟河医派。这种得天独厚的地域环境与社会文化氛围对费伯雄产生了深刻的影响。

费伯雄为孟河费氏第七代传人。其祖上为避东林与阉党之争，自镇江丹徒迁居孟河，以行医为业。费伯雄的祖父费岳瞻、父亲费文纪，医术高明，俱以医名于时。费伯雄就在这样的环境中长大。他自幼聪明异常，4 岁即能诵古诗，6 岁入塾读书，7 岁时，有一次塾师出联"门关金锁锁"，小费伯雄即以"帘卷玉钩钩"对，工整精巧，师友皆惊叹，时人皆以神童目之。稍长以天文、六壬、技击、诗酒琴书冠于郡邑。

费伯雄幼习举子业，补明经，但不久即舍弃科举这条道路，而专心于医学。费伯雄少时即常浏览医学经典，像《素问》《灵枢》《难经》《针灸甲乙经》《脉经》《伤寒论》等无一不览，对于医学大家如刘完素、李东垣、朱丹溪等的著作都烂熟于心，这些为其日后行医、著书打下了坚实的基础。他选择了学医这条道路后，除了随祖父和父亲学医外，还得到过名医王九峰的指点。他自己开业行医不久就医名远播，以擅长治疗虚劳而驰誉江南。

清道光十二年（1832 年）七月，费伯雄与蒋汉儒（马培之的父亲，马培之本姓蒋，因祖先学医于马氏，遂从马姓）及蒋的弟弟同赴苏州参加科举考试，与印墅吴南耀受知于时任江苏巡抚林则徐，这一期间，费伯雄为林则徐家人治病，取得了应手而愈的效果，深得林则徐赏识。后经林则徐推荐，费伯雄在道光年间两度应召入宫治病，第一次治愈皇太后的肺痈，道光皇帝赐赏其"是活国手"匾额；第二次又治愈了道光皇帝的失音证，道光皇帝又赐联一副："著手成春，万家生佛；婆心济世，一路福星。"遂医名大盛。至咸丰、同治年间，费伯雄已名播大江南北，每日前来就诊的人络绎不绝，门庭若市。

咸丰元年（1851 年），太平天国运动爆发。初期费伯雄仍生活在孟河，曾以养心平肝之剂为江苏督学李联绣调治，取得了很好的效果，李氏高兴之余赠诗《访费晋卿明经（伯雄）于武进之河庄即赠》。咸丰六年（1856 年），清军江南大营主帅向荣咯血，江南提督张国梁特来孟河请费伯雄去丹阳为他医治，费伯雄手到病除，向荣愈后赠匾额一块，上书"费氏神方"四字，并赐三品顶戴。

咸丰七年（1857 年）冬天，为避太平天国战乱，费氏举家迁于江苏泰兴五圩里。同治三年（1864 年），太平天国运动结束，费氏迁回孟河。这一时期，费伯雄年事虽高，仍然坚持应诊，很多达官显宦也慕名前来求诊，如翁同龢、孙诒经、左宗棠、吴大廷等都被费伯雄治愈过。

除了诊务之外，费伯雄不忘著书立说，把数十年的医学经验记录下来，名之曰《医醇》，共 24 卷，咸丰九年（1859 年）书成刊印。后来《医醇》一书的坊刻定本与家藏副本都毁于战火，费伯雄追忆其内容，随笔录出，名之曰《医醇賸义》，于同治二年（1863 年）成书。同治四年（1865 年），费伯雄又写成《医方论》四卷。此外，他尚有《费氏食养三种》《怪疾奇方》等医学著作传世，并审定《咽喉脉证通论》，批注《医学心悟》《医方集解》《温热经纬》三书。

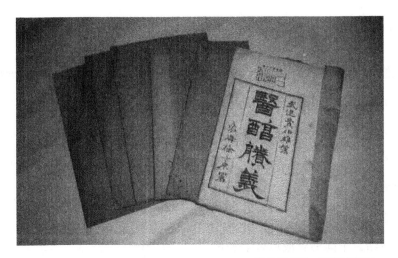

费伯雄著作《医醇賸义》

费伯雄不仅医学造诣极高，文学素养也很高，居常州文坛四大金刚之列，人称其以名士为名医者。他做过一篇《游黄山记》，深得晚清著名文学家俞樾推崇，称赞其文字"戈犹淡宕，得欧阳之神"。有《留云山馆文钞》《留云山馆诗钞》《留云山馆诗余》等文学著作存世。民国元年壬子（1912 年）仲冬，费伯雄长孙费绳甫将伯雄医学、文学著作汇成《费氏全集》出版。

费伯雄还热心于公益事业。清道光十四年（1834 年），费伯雄与马省三等共同出资管理"孟河接婴堂"的重建。清道光二十年（1840 年），费伯雄独力出资恢复"文纪公育婴堂"旧制。道光年间，费伯雄偕敦仁堂董亲历各州赈恤五载，并劝各州乡民筑堤防涝。咸丰三年（1853 年），为救乡民费伯雄独身前往，劝说、平息了刘明松聚众倡霸漕粮拒捕案。咸丰六年六月，费伯雄与戴观成等捐资建成福善、仁寿二桥，并立碑以志，由费伯雄撰写《桥志》，该碑现存于扬中市图书馆，扬中市档案馆存有该碑的碑拓。费伯雄亦精于武术，在泰兴避难其间，曾单身打退匪徒，于是乡里派遣青年人随他学武，三年后竟成为一支劲旅。

清光绪五年（1879 年），费伯雄 79 岁，亲友满堂为其庆寿。费伯雄连进数十觞，举杯谓亲友曰："刻正及时行乐，交秋当与诸君永别。"当时满座客人皆惊愕，费伯雄说："诸君知孟子'莫非命也，顺受其正'之言乎？得正而毙，庸何伤！"当年端午，费伯雄自己沐浴整冠，含笑而逝，享年 79 岁。

二十四、陆懋修

陆懋修，字九芝，又名勉旃，号江左下工，又号林屋山人。江苏元和（今江苏人州）人。生于清嘉庆二十三年（1818 年），卒于清光绪十二年（1886 年）。

陆懋修祖上皆以儒学显扬于世，又都兼通医学。陆懋修曾说："昔我宣公尝集录古今方，吾家世守厥绪，于读书有成后皆兼通医学。"他还记载了其曾祖母亲自治疗其祖父伤寒斑疹不出等数则医案。陆懋修继承了这一传统，并且十分珍视这一传统。在中年以后他数次迁徙辗转，家中几代的藏书尽数失散，唯独有先辈们

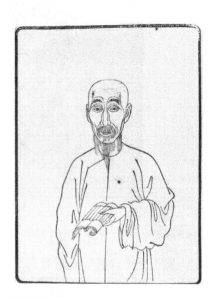

陆懋修像

批注的医书一直带在身边。陆懋修的医学成就和这种家学渊源是分不开的。

陆懋修早年学习儒学，"为诸生"，以文学著名。但是他参加了七次乡试都没有被录取，于是决心放弃仕途，专心致力于医学。他对《内经》《伤寒论》等经典融会贯通，用之于临床实践，也对形成自己鲜明的学术特色，成为一代名医，产生了很大的影响。

陆懋修早年在吴江县黎里镇行医，由于医术高明，求医的人络绎不绝。咸丰年间，江南社会动荡，陆懋修曾避乱于上海，在那里开业行医，医名大盛。其子陆润庠于同治十三年（1874 年）考中状元，官至大学士，使得陆懋修晚年定居

北京。

陆懋修是一位典型的儒医，文学、医术兼通，学术和临证俱佳，并且一直到晚年都勤于著述。他取法柯琴、尤怡两家，认为这两人的学术最接近仲景原意。陆懋修常以柯、尤二人的观点为依据来评述其他人的得失。

陆氏继承发扬《内经》理论，比较全面系统地继承了《内经》的理论，并且在对疾病的论述上多采用《内经》之言。他十分重视运气学说，并创"运气大司天"说。关于运气学说的内容，在陆懋修的著作中占有很大的篇幅。他在临证中也运用运气学说，比如有一年上海霍乱盛行，都是热证，当时很多医生见到病人手足厥冷，竞相使用丁香、附子、桂枝等热性药物，入口即毙。陆懋修根据五运六气推算当年的运气，独自用石膏、黄芩、黄连等药物，"清而愈之"，或用凉水调胆矾"吐而愈之"。他不仅继承了运气学说，而且从运气学说的角度阐述中医发病学的规律，很多观点值得后人借鉴。

陆懋修还十分重视仲景学说，他对仲景学说有了很大的发扬。他说："医者之学问，全在明伤寒之理，则万病皆通。"他认为温病是包含在伤寒之中的，他说："仲景撰用《难经》，温病即在伤寒中，治温病法不出伤寒外。"他归纳总结了《伤寒论》诸经病证，并且有很多发明之处，比如他指出："一部《伤寒论》，只有三种方，一曰辛散，桂麻诸方是也；一曰寒泻，膏黄诸方是也；一曰温补，姜附诸方是也。"他以此三类方作为纲领，可谓纲举目张，执简驭繁。在伤寒之中独重阳明，是陆懋修研究伤寒的一大特色。他认为温病应该归为伤寒之内，归属于阳明病中。这也构成了他对阳明病研究的基础，从而对温病学派持否定态度。比如他认为"温邪上受，首先犯肺，逆传心包"的说法，乃是"误以胃热为肺热，由于不识阳明病"之故。他的学术思想力图沟通伤寒与温病的关系是有积极意义的，但是对温病学派的全面否定则有些武断。

由于他的儒学功底深厚，他深入考证，广征博引，为张仲景补写了传记。张仲景这位伟大的医学家在《后汉书》《三国志》等正史中竟然无传，实在是一件憾事，于是他参考了很多书，对历代关于仲景的记载逐个辨别正误，用翔实的资料补《后汉书·张机传》。

陆懋修还是一位医学批评家，他写了很多的文章来评判前代医家的得失。其中有很多切中时弊的观点，但是也有一些观点有失偏颇。但不管怎样，他留下了很多值得后人借鉴的东西。

陆懋修除了临证之外，还勤于著述，他精于训诂之学，言必有据。对于很多医籍和病证都从训诂的角度注解得十分详细。他的著作很多，著有《世补斋医书》，包括《文集》《不谢方》《伤寒论阳明病释》《内经运气病释》《内经运气表》《内经难字音义》，且重订及校正《傅青主女科》《广温

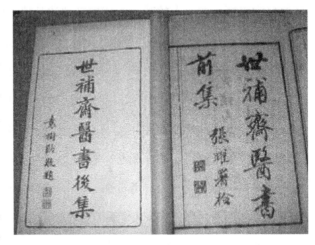

陆懋修《世补斋医书》前集和后集

热论》《理虚元鉴》《校正王朴庄伤寒论注》，合为《世补斋医书续集》。《世补斋医书》被收入《清史稿·艺文志》中，可见其影响是巨大的。

二十五、曹沧洲

曹沧洲，名元恒，字智涵，晚号兰雯，又号兰雪老人，江苏苏州人，生于清道光二十九年（1849年），卒于民国二十年（1931年），享年82岁。

曹沧洲居姑苏阊门西街，他的家庭是一个世医之家，他的祖父曹云洲、父亲曹承洲对内外科都很精通，众口称誉，并且医德高尚，在当地很有名望。至曹沧洲这一代，医术更加精湛。曹沧洲除了医术高明外，还心存仁厚，对贫穷的病人则送医送药。曹沧洲医名远播，远近求治者络绎不绝，治好的病人数不清。

由于曹沧洲医术高明，1907年，光绪皇帝病笃，下诏征集民间名医前往诊治，当时有苏州的曹沧洲与青浦的陈莲舫同时被召入京为其治病，一时名重皇宫。

关于曹沧洲还流传一个"三钱萝卜籽换个红顶子"的传说。据说慈禧太后生病，宫中众多御医治疗却不见起色，就下诏到江苏找名医，因为曹沧洲名声很响，

又擅长妇科方面，就被推荐进京为慈禧太后治病。曹沧洲年事已高，而且伴君如伴虎，弄不好有杀头的风险，因此很不想去，但皇命难违，曹沧洲还是进京为慈禧诊治。他给慈禧太后把脉后，心中有了底，原来慈禧的病是因为吃了太多补药而导致上下不畅通。他把太医们开的方子调出来一看，果然不出所料，每帖药中都有很重的人参，慈禧太后就是因为服用了过多的人参而导致的积滞。曹沧洲寻思，要破除人参的积滞，只要用萝卜籽就可以了，但是当时的皇族都是千金之体，讲究用贵重的药材，萝卜籽实在是太便宜了，开出这样轻贱的药材一定会被怪罪的。他思索了半天，开出了一张方子，三钱萝卜籽，但是要用汉白玉一方来共同煎煮。药物煮好之后，慈禧太后服用第一次就觉得身体通畅了许多，浑身轻松。服用第二次后就排出很多臭秽的宿便。服用第三次的时候，全身气机都打通了，胃口大开，不久病就全好了。慈禧太后心中大喜，传下令来留曹沧洲在宫中做太医。

第二年，曹沧洲因老弱患病告归，回到苏州后即谢绝诊事，颐养天年。

曹沧洲门人屠锡溪编撰有《内外科医案》两卷印行传世，其再传门人董雪帆又辑录《内科医案》两集。曹沧洲有三子，长子南笙，次子椭候，幼子融甫，都继承了他的医学事业。

二十六、丁甘仁

丁甘仁（1866—1926 年）是我国近代中医教育事业的伟大先驱，著名中医学家。1866 年生于江苏省武进县孟河镇城门外的丁氏家族。丁家世业儒，丁甘仁的祖父母及父母均克勤克俭，耕商传家，皆以慈善闻名。丁甘仁 6 岁入私塾读书，学习四书五经，4 年后即可写文章，颇具文采。但是他 12 岁时家道中落，其父亲无力供他读书，希望他弃儒从商，但是丁甘仁有自己的想法，他告诉父亲愿意学医，父亲十分支持他的这个志向。于是丁甘仁开始学医，先是师从马仲清，后来又师从费伯雄门人丁松溪，再后来跟随孟河四大家之一的马培之学习。马培之擅内外科，尤以中医喉科著名，对丁甘仁影响很大。

丁甘仁 18 岁时开始在苏州、无锡之间行医，这期间和温病派的叶桂、薛雪的弟子门人相往来，互相交流，在掌握温病派的"轻灵"方面颇有收获，因而医道大进。但是这一时期他的行医之路并不顺利，他在苏锡一带行医三四年，入不敷出，生计窘迫。于是他在 28 岁时到上海谋求发展，经同乡巢崇山推荐，至上海仁济善堂行医。在这期间与汪莲石、唐容川、张聿青、余听鸿等名医相交往，相互切磋。尤其受汪莲石影响较大，潜心研读舒驰远的《伤寒集注》，在伤寒六经辨证及治法等方面获益匪浅，医术更加精湛。

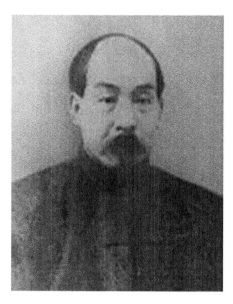

丁甘仁

1896 年，上海流行"烂喉痧"，贫苦人患病尤多。丁甘仁大展医术，治好了很多病人，名震沪上。事业取得很大进展，收入也大大增加。此后他也做了很多慈善工作，如办义学、修桥、救灾、恤邻、养老、育婴等事，并参加沪上多处善堂义诊，将亲友为其祝寿所赠送的 315 块大洋转赠给广益善堂。

丁甘仁先生高明的医术和对公益事业的热忱，使他在上海乃至全国中医界都有很高的威望。他历任中华医药联合会董事及医部副会长、上海中医学会会长、江苏省中医联合会副会长等职。

20 世纪初的中国，中医正面临着"外见辱于西医，内见轻于政府"的危难局面。1912 年，北洋政府召开的教育会议，竟未将中医学列入学制体系，这种做法令中医界极为愤慨。1913 年，47 岁的丁甘仁任神州医药总会副会长，他在中华医药联合会和神州医药总会的多次会议上发表演说，呼吁政府采取中西医平等的方针，允许中医加入学制。

丁甘仁深感中医教育的重要性，经过数年筹备，丁甘仁与夏应堂、谢力恒等人于 1916 年创办了上海中医专门学校，并郑重地向世人发表了《创办上海中医专门学校丁甘仁宣言书》。

上海中医专门学校的创办十分艰难，开办之初没有校舍，就在丁甘仁位于白克路人和里的住宅中开学上课。丁甘仁担任学校的"总理"，也为此付出了大量的心血，凡校舍建设、资金筹措、课程设置、教材编写莫不亲自过问。他为学校编写了《药性辑要》《脉学辑要》等教材。两年之后，由丁甘仁任院长的南、北广益中医院分别建成，上海中医专门学校也迁至南广益中医院。

经丁甘仁呕心沥血的努力，上海中医专门学校成为中国近代中医教育最有名气的学府之一，当代许多中医名家，如程门雪、黄文东、秦伯未、章次公、王慎轩、张赞臣等，都是上海中医专门学校的早期学生。新中国成立后，程门雪、黄文东先后担任过上海中医学院院长；秦伯未曾历任卫生部中医顾问、国家科委中药组组长、北京中医学院院务委员、中华医学会副会长、全国政协委员等职；章次公曾任卫生部顾问兼北京医院中医部主任。

1926年，60岁的丁甘仁从诊费中积攒出3万元基金，准备用10年时间扩建上海中医专门学校，然而，他竟未能来得及亲自实施他的计划。这一年夏天，丁甘仁先生因繁忙的诊所和其他事务的操劳，积劳成疾。8月8日，一代名医与世长辞。上海各界人士、医校学生和门人弟子近千人为丁先生举行了隆重的追悼会。

丁甘仁在内、外、妇、儿、喉诸科都有丰富经验。他的学术以孟河诸医家为根底，博采众家之长，并结合江南水土气候和人群体质的特点，形成了独具特色的学术思想和治疗经验。丁甘仁十分重视疾病的发生与季节更替、气候变化的关系。对外科的疮疡痈疽等病证，他很注意内外病因的联系，在局部用药的同时，进行整体调治。在辨证论治上，丁甘仁特别重视邪正关系的作用。他对于"烂喉痧"的论治，提出了独到的见解和有效的治疗方法。如他在《喉痧症治概要》中指出："白喉固宜忌表，而时疫喉今初起则不可不速表，故先用汗法，次用清法或下法，须分初、中、末三层。"高屋建瓴地概括了此病的证治规律。据丁甘仁自己的记述："临证二十余年，于此症略有心得，诊治烂喉痧不下一万多次。"

在用药上，丁甘仁吸收了叶天士学派"药且轻灵"的特色，提出并实践了"处方和缓"的主张。丁甘仁用药处方都是以轻灵见长，除非病情需要，很少用峻猛之品。

丁甘仁身后留下了丰厚的学术著作。他在生前曾发表著名的《喉痧症治概要》。在《中医》杂志上连载的《丁甘仁医案》，在他去世后由其子仲英、孙济万整理充实，于 1927 年出版。以后出版的还有《诊方辑要》《丁甘仁用药一百十三法》《思补山房青方集》《丁甘仁晚年出诊病案》等。此外，丁甘仁医案还见于 20世纪 30 年代苏州国医学社出版的《国医》杂志等刊物中。

新中国成立后，丁甘仁的医案被多次出版，产生了广泛的影响。如 1960 年，上海科学技术出版社将 1927 年版的《丁甘仁医案》校订后出版。1982 年，老中医邹鹤瑜先生将珍藏的《丁甘仁医案抄本》献出，由上海科学技术出版社以《丁甘仁医案续编》为名出版。

二十七、朱南山

朱南山（1871—1938 年），名松庆，又名永康，江苏南通人。自幼家境贫困，但他十分好学，除儒学外，还喜好读医书，同乡著名儒医沈锡麟（清代举人）欣赏他的勤奋好学，收他为徒。朱南山跟随沈锡麟，执弟子礼甚恭，对学业更能勤学苦练。他很快学成，在家乡悬壶济世，审证用药，殚心竭虑，每次都能做出最佳的治疗方案，疗效卓越，名声很快打响。

1916 年，朱南山应旅沪同乡的邀请，到上海行医，在开封路自建诊所，名"南山小筑"，日门诊 200 至 300 号。朱南山善用伤寒大方，对一些危急病证往往能力挽狂澜。他尤其精于妇科，以此声望日隆，前来求诊的人络绎不绝。1933 年以后，他搬到北京西路，这一时期求治者尤以妇人为多，于是朱南山晚年遂以擅长妇科著称。

朱南山在妇科的理论和临床上都很有建树，他认为妇女疾病，病因虽多，总不外乎气机功能失调。治疗的手段都是以恢复气机功能为目的。他治妇人病，都是从调节各脏之气机功能着手，以调气血、滋养肾水、温纳肾阳、补肾气为治疗大纲，自拟《妇科十问口诀》，以治妇科杂病及不孕症著称。

有一次，一位 42 岁的姜姓病人，曾生育 8 胎，最后这一次用了人工流产手术，手术后，刚开始月经还算正常，但是 4 个月后忽然行经过多，形成崩漏，持续五六个月，淋漓不尽。整个人都消瘦下来，伴有心悸、失眠、腰酸、心中懊恼。到医院治疗，刮宫两次，但崩量更多，西医认为必须切除子宫方能止血。病人不肯，于是转请中医治疗，医生给开了补气养血固涩药物多剂，但未见功效，于是到朱南山处求治。朱南山诊断后认为，头晕眼花、腰酸肢软、精神疲倦等多属虚象，但推按其小腹则隐隐作痛，切其脉象则虚细而涩，他认为这是久病血出甚多，固属虚亏，但其内尚有残余瘀滞未化，因此新血未能归经，前服补养固涩剂未能见效就是因为病人虚中有实，于是开了将军斩关汤，只服一剂，崩漏停止，再调理月经，很快恢复了健康。

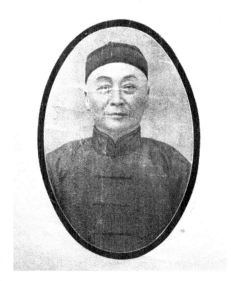

朱南山先生遗像

朱氏热心医学团体及教育事业。1929年，国医公会接办中国医学院，朱氏捐款8 000银元。他慨然有昌明医学、乐育英才之志，于1936年创办新中国医学院，"以研究中国历代医学技术，融化新知，养成国医专门人才，充实人民生活，扶植社会生存，发展国民生计，延续民族生命为宗旨"。新中国医学院学制四年，共设24门课程，大体可分为三类：第一类为基础课，包括党义、国文、外语、医经、医学史、处方学；第二类为基础医学课，包括生理学、解剖学、化学、细菌学、卫生学、药物学、病理学、诊断学；第三类为临床医学课，包括内科学、外科学、耳鼻咽喉科学、皮肤病学、花柳病学、眼科学、妇产科学、儿科学、针灸科学、推拿科学、救护学（包括伤科及战地救护）。从设置的课程可以看出，中西医皆有，基础课程与临床课程都十分完备，已经形成了一个比较成熟的课程体系。翌年3月又设立了新中国医学院研究院，"以国医科学化，养成高深人才，以供社会需要，并以科学方式证明国医理论及治疗经过，以供世界医学者之研究为宗旨"。学员遍及中国（包括中国香港和台湾）、新加坡、马来西亚、缅甸等国。

二十八、朱少鸿

朱少鸿（1872—1942年），又名慕尹，江阴县峭岐凤戈庄人。

朱少鸿生母在他幼年的时候就去世了，他由继母抚养成人。朱少鸿幼年时就喜欢读书，上私塾的时候，老师布置的功课他很快就能完成，然后利用空暇，旁览百家经史和文学著作。由于读书用功，朱少鸿20岁参加了乡试，成绩名列前茅，晋拔为"秀才"。

朱氏世代业医，朱少鸿父亲医术十分高明，诊务繁忙，朱少鸿经常伴随父亲左右，耳闻目染，对百姓疾苦有深切的认识。考取"秀才"之后，他就打消了通过科举考试谋取功名的想法，立志学医。

朱少鸿每天跟随父亲身旁诊治疾病，并且刻苦攻读医学著作。他如饥似渴地阅读医书，凡是读过的书，一定要理解透彻，遇到不懂之处，他便向父亲及其他名医请教，经常与师兄弟讨论医学问题。由于学习刻苦，他的医术进步很快，不管是理论还是实践，都打下了深厚的根底。独立行医之后，朱少鸿以精湛的医术和高尚的医德赢得了人们的赞誉，前来就诊的病人络绎不绝。凡是前来求诊的病人，不论贫富、男女老幼，他都一视同仁，认真诊治。许多需要他出诊的病家，不管早晚、路途远近，朱少鸿总是随请随去，不辞辛劳。

朱少鸿医术精湛，使很多病人应手而愈，甚至对很多垂危的病人，他往往能妙手回春。有一次他到璜塘乡下诊治一个高热昏迷的病人，这个病人经过很多医生的诊治，却无好转，病人家属无奈之下竟然认为是鬼怪作祟，于是请来道士做法驱鬼，但是却丝毫不起作用，病人病情越来越重。朱少鸿傍晚赶到病人家，只见里里外外围着许多人，家属已经开始准备后事。朱少鸿诊视病人，见其神色惨变，呼吸衰微，脉搏沉细。病人家属问他："这病人还有希望吗？"朱少鸿笑着说："你们不是请道士给他捉鬼吗？他身上有五个'鬼'，我把它们捉出来就好了。"于是他开了一剂中药，给病人服下，半夜以后，病人排出了五枚坚硬的粪块，原来这就是他找出来的"鬼"。从此大家更加钦佩朱少鸿高明的医术，他捉"鬼"治病的故事，至今传为美谈。

朱少鸿行医后，行医的范围扩大至常熟、武进、无锡三县。他晚年在上海行医，但不论在哪里，他都深得病家推崇。很多青年学医者也慕名来向他学习，他一生培养的学生就有近百人，为中医事业发展做出了贡献。虽然取得了很高的成就，但是朱少鸿一直不满足现状，依然孜孜不倦地学习医学著作。他说："学然后知不足，教然后知困。医道艰深，人命关天，多闻博识，是医者的要旨。"

二十九、丁福保

丁福保（1874—1952 年），字仲祐，别号畴隐居士、济阳破衲。江苏无锡人（又因祖上曾任常州知县，一说为常州人）。丁福保是近代中国医学界最有影响的领袖人物之一。

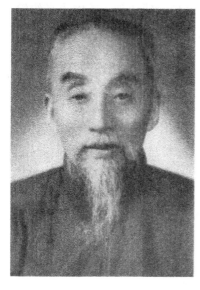

丁福保

丁福保少年时读书十分刻苦，入家塾上学。才认识 1000 字，就开始读《四书》，后来又花了一年的时间读《三国志》，从此文理大进。十五六岁时，对考据辞章之学已"心焉慕之"，17 岁开始读《文选》，并且学作古诗，常读书至深夜。

光绪二十二年（1896 年），丁福保 22 岁，应童子试，得补无锡县学生员。25 岁时入江阴南菁书院（今江阴南菁中学前身）学习。南菁书院是由江苏学政黄体芳、两江总督左宗棠于光绪八年（1882 年）捐建，除了教传统的经史辞章之外，还讲授天文、算学、舆地等"新学"。在这里，他师从国学大师王先谦（岳麓书院最后一任山长）和近代数学启蒙科学家华蘅芳、华世芳兄弟。28 岁时进入苏州东吴大学，肄业后到上海江南制造局工艺学堂学化学，继而入洋务派著名人物盛宣怀所设东文学堂学日文和医学，当时应试者 600 余人，仅录取 40 人，丁福保名列前茅。后来他到无锡实学堂教数学。30 岁时应张之洞、盛宣怀之荐去北京译书馆任教算学和生理学。3 年后辞归上海。此后因病，师从赵元益学习医学，赵元益中西医学皆精通，故丁福保学医也是中西兼备。

1902 年，丁福保与其兄丁保书创上海文明书局，1906 年在无锡创办译书公会，1907 年到上海行医并刊书。1909 年应两江总督端方组织的医学考试，获最优等内科医士证书，深得端方与盛宣怀的赏识，被委派赴日本考察医学。在日本，他考察了帝国医科大学及其附属医院、青山医院、千叶医学校等，参观了这些医学机构的解剖室、X光室、内外科室、镜检室等，给他带来很大的触动。这期间他接触了日本的西洋医学书籍，并大量购买回国，从事翻译。后来，他在上海设医学书局，建立医院、疗养院，行医历时20余年。

丁福保一生著述丰富，据统计，共撰著300余种。他编译了大量的日本近代医学著作，全面、系统地引进了日本的西医知识与体系，对西方医药学在中国的发展起到重要的促进作用。在他之前中国已有英国人合信、傅兰雅，美国人嘉约翰，中国人赵元益等翻译西方医学著作，但丁福保认为这些译作内容浅显、知识陈旧，如果通过日本的著作来翻译，比直接从欧美的著作来翻译更方便。于是仿照日本前野良泽、杉田玄白翻译荷兰医学书籍的做法，翻译日文西洋医书数十种，结集为《丁氏医学丛书》。在丁氏之前，中国翻译的西医著作只有20余种，丁福保一生则译出50余种。这些译著不仅"数量可观"，而且"质量上乘"。如他在1940年参照日本下田光造和松田正树的《精神病学》一书，既译且编而成的《现代精神病学》上、下两册，内容翔实，文字优美，很多精神病学专用名词沿用至今。由于丁福保在医学编译上的贡献，他曾先后获中国内务部、南洋劝业会、万国医生会及罗马卫生赛会的各种奖励。

在中医学方面，丁福保也有大量著述，撰有《内经通论》《伤寒论通论》等30余种。他还对中医文献的整理和出版做出过巨大贡献，丁福保原拟编撰一部囊括经、史、子、集四部的目录学著作《四部总录》，但由于卷帙浩大，未能全部印出。1955年由商务印书馆将其中子部医家类提出单印，即《四部总录医药编》，编录医书1 500余种，是一部研究中医文献的宝贵而翔实的资料工具书。在医学史方面，丁福保撰有《历代名医列传》，这本传记体医学史对中西医名医都做了介绍，也是一本最早向国内介绍西方医学名家的著作。

此外，丁福保还于1910年创立了以研究中西医药学、振兴医学为宗旨的中西医学研究会。这一医学组织突破了中西医的藩篱。丁福保相应创办和发行了医学刊物《中西医学报》，历时达20年之久。在医学科普方面，对于当时严重危害中国人民健康的肺结核病（肺痨）给予极大的关注，他翻译了日本人竹中成宽的《肺痨病预防法》（1908 年），又撰写了《肺痨病一夕谈》（1911 年）和《肺病最经济之疗养法》（1911 年），普及防治知识。《上海名医学志》对他做出高度评价："学博如海，望重如山，中西医药，兼于一身。全国医界仰之如泰山，古今中外医药学术之罗列、之探究，尤属应有尽有……"

值得一提的是，除了医学之外，丁福保还是一位在很多领域都有建树的大学问家。如对文字学、佛学、古钱币学等，都有很高的造诣，著有《古钱学纲要》。纵观他的一生，他对中国学术文化的积累、对中国古籍的整理、对图书出版事业和医学事业所做出的贡献都是十分巨大的。

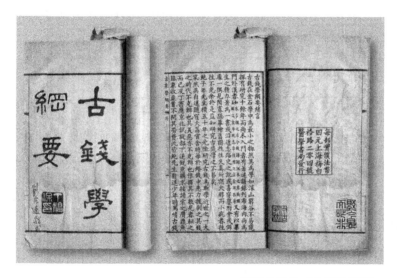

丁福保著作《古钱学纲要》

三十、恽铁樵

恽铁樵（1878—1935 年），名树珏，江苏武进县（今常州市武进区）人。他 5 岁丧父，11 岁丧母，由于家庭贫寒、兄嫂遇薄，更立志发奋、刻苦攻读，13 岁就读于族中私塾，16 岁即考中秀才，在家乡私塾任教为生。20 岁全部读完了科举经典。武进县是一个中医重镇，名医辈出，由于乡风的熏陶，他开始涉猎《温病条辨》等医学著作，粗通医道。1903 年考入上海南洋公学，攻读英语，成为近代中医界精通旧学又系统接受新学教育的第一人，为汲取现代科学知识发展中医奠定了基础。

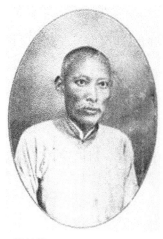
恽铁樵

1906年南洋公学毕业后，恽铁樵先赴湖南长沙任教，后回上海浦东中学任教。在教学之余，他翻译了却尔斯·佳维的《豆蔻葩》《黑夜娘》《波痕夷因》等小说，于1909年和1910年分别刊登在上海出版的《小说时报》上。由于其翻译水平较高，作品发表之后风行一时。1911年任商务印书馆编译，1912年任《小说月报》主编。当时鲁迅创作的第一篇小说《怀旧》，署名为"周逴"投到《小说月报》，恽铁樵独具慧眼对这篇小说和作者倍加赏识，加上按语向读者热情推荐。

正当恽铁樵在事业上取得成就的时候，却遭遇了丧子之痛。1916年，年已14岁的长子阿通死于伤寒，次年第二子、第三子也因伤寒而夭折。恽铁樵粗通医道，但由于没有临床经验而不敢用药，与请来的医生商讨，他们也不接受他的建议，他最终只能眼睁睁地看着爱子死去。恽铁樵心痛之余，开始深入研究《伤寒论》，并跟随伤寒名家汪莲石先生学习。一年后其四子又病，发热恶寒，无汗而喘，很显然是太阳伤寒的麻黄汤证。请来的名医，虽熟读《伤寒论》但却不敢用伤寒方，只是用豆豉、山栀、豆卷、桑叶、菊花、杏仁、连翘等这些寒凉药物，儿子喘热益甚，恽铁樵彻夜不寐，反复思量，直至天明，果断地开了一剂麻黄汤，他对夫人说：三个儿子都死于伤寒，今慧发病，医生又说无能为力，与其坐着等死，不如服药而亡。于是配药给儿子服下，一剂肌肤湿润，喘逆稍缓，二剂汗出热退，喘平而愈。于是恽铁樵更加信服伤寒方，更加勤奋地钻研中医经典，亲友有病也都来请他开方，效果都很好。一位同事的小孩患伤寒阴证垂危，沪上名医治疗无效，恽铁樵用四逆汤一剂转危为安。病家感激万分，登报鸣谢曰："小儿有病莫心焦，有病快请恽铁樵。"于是求治者越来越多，恽铁樵在业余时间应接不暇，遂于1920年辞去主编职务，挂牌开业行医。不久门庭若市，医名大噪。

恽铁樵从医之时，正值 20 世纪初，新文化的传入使得国人对待中国传统医学出现了两个极端：一种是盲目崇拜外国，彻底否定中医；另一种是顽固保守，拒不接受现代科学，认为中医一切都好。恽铁樵知识渊博，眼界开阔，又具有丰富的临床经验，因此能客观地去比较中西医。他认为中医和西医是两种不同体系的医学，各自有长处，"西方医学不是唯一之途径，东方医学自有立脚点"，中医的整理提高应该吸取西医之长处，"中医有演进之价值，必须吸取西医之长，与之合化产生新中医，是今后中医必循之轨道"，并说"居今日而言医学改革，苟非与西洋医学相周旋更无第二途径"。但是他也指出不能抛开中医之本："万不可舍本逐末，以科学化为时髦，而专求形式，忘其本来。"在当时的环境下，他能高瞻远瞩地提出这种观点，确实是十分有见地的。

为了发展中医学术，他比较全面系统地整理了中医经典及重要著作。1922 年，他发表了著名的《群经见智录》，对余云岫所写的反对中医的著作《灵素商兑》进行了反驳。余云岫的《灵素商兑》攻击中医理论，认为《内经》"无一字不错"，中医"不科学"，甚至提出应该立法废止中医。恽铁樵对中医的理论做了比较科学的解读，提出了"四时五脏"的观点，认为古人把四时看作是万事万物变化的支配力量，也是古人认识事物变化的方法，由四时的风寒暑湿产生了六气；生长收藏产生了五行，再由四时五行派生出五脏，因此四时是内经的骨干，"内经之五脏非血肉之五脏，乃四时的五脏"。他从方法论的高度揭示了中医理论，从而指出了中医自身的特色，驳斥了《灵素商兑》的攻击。

此外，恽铁樵关于"因势利导""拨乱反正"的形能观，"单丝不成线"、内外因素结合的发病观，"腺体一统，以肾为平"的腺肾相关论等众多独特的见解、观点，至今犹有其指导意义，如腺肾相关论已为现代肾本的研究所证实。

在这场中国近代中西医的大论战中，恽铁樵在支持中医方面发挥了至关重要的作用。

面对中医遭受前所未有的歧视和排斥，恽铁樵认为中医教育是非常重要的。他抓住机会，兴办了一批中医学校，于 1925 年创办了铁樵函授中医学校，学习者多达 600 余人。1927 年又办起临诊实习班，同时还兼任上海各中医学校讲席。

1928年，由于废止中医法案的出台，学校不得不停办。废止中医法案被迫撤销后，恽铁樵又以铁樵函授医学事务所的名义于1933年复办函授教育。他在中医教育上的努力培育出陆渊雷、章巨膺、顾雨时等一批具有创新思想的优秀人才，有力地推动了中医事业的发展。

恽铁樵有着丰富的临床经验，尤其对外感热病很有心得。他把热病的发展归纳为"阴胜则寒""阳胜则热"和"阳虚则寒""阴虚则热"；把温病分成伤寒和非伤寒两个系，编写了《热病讲义》《温病明理》等热病专著。他对小

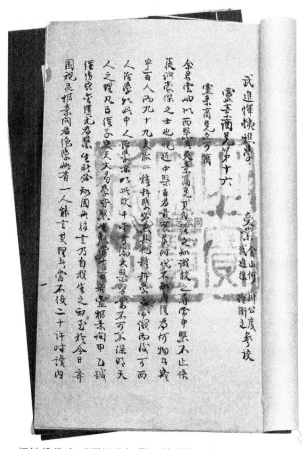

恽铁樵发表《群经见智录》批驳余云岫写的反对中医的著作《灵素商兑》

儿惊风的治疗尤有独到的心得，认为本病多因外感风寒，内挟食滞，兼受惊怖而成，重心在于胃热，肝胆亦热，治疗当以清热降火为主，以消导食积为辅，可循伤寒温病之法发汗透泄，使热外出而不至于上攻于脑，麻黄、葛根在所不忌，反对妄用回春丹、金鼠屎等香窜镇惊之药。晚年自制安脑丸，加减使用，对于小儿惊风有很好的疗效。

恽铁樵诊务繁忙，尤其是办学后，白昼诊病，晚上讲课，午夜握管著述，每天仅睡四五个小时而已，终年累月，积劳成疾，1932年患心痛，一只手没有知觉，于是携全家赴苏州，到章太炎家中养病，由子恽道周留沪代诊，临行时嘱咐儿子："毋矜所能，饰所不能，毋嫉人能，行所不能，勤求古训，持之以恒。"可见其医

德之高尚。恽铁樵在养病期间还著述了《临床笔记》《金匮方论》等。1934 年他足不能步，每日视诊数号，即卧榻休息，口授由女儿恽慧庄执笔，坚持著述了《霍乱新论》《梅疮见恒录》。1935 年他卧床不起，7 月在溽暑高热中逝去，年仅 57 岁。临终前一天犹改定《霍乱新论》，真可谓"春蚕到死丝方尽，蜡炬成灰泪始干"。他为中医学术的发展鞠躬尽瘁，死而后已。

恽铁樵一生撰写了大量医学著作，计有《文苑集》《论医集》《群经见智录》《伤寒论研究》《温病明理》《热病学》《生理新语》《脉学发微》《病理概论》《病理各论》《临诊笔记》《临诊讲演录》《金匮翼方选按》《风劳臌病论》《保赤新书》《妇科大略》《论药集》《十二经穴病候撮要》《神经系病理治疗》《麟爪集》《伤寒论辑义按》《药庵医案》等，统名为《药庵医学丛书》。此外，恽氏在创办铁樵函授中医学校期间，还主持撰写了数十种函授讲义，如《内经要义选刊》《内经讲义》《伤寒论讲义》等。

三十一、张简斋

张简斋（1880—1950 年），字师勤，祖籍安徽桐城，生于南京城南鞍髻坊祖宅。

张简斋出生于中医世家，家中三代行医。父亲张厚之，很重视对孩子们的教育，既传授给他们桐城古文派的精华，又教他们为人立身之道。

张简斋兄弟三人，他排行老二，幼时因患足疾，致右脚微跛。张简斋学习刻苦勤奋，研读经史，打下了厚实的文史基础。17 岁那年，张简斋参加科举考试，为清朝末代贡生（拔贡）。张简斋对新学也有所涉猎，常读《申报》等新书报，开拓了眼界。科举制度废除后，他随父学医，研读《伤寒论》《神农本草经》等著作。他天资聪颖，博闻强记，又能融会贯

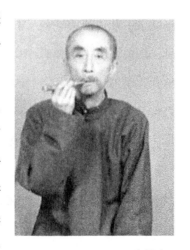

张简斋

通，不过几年，就能帮助父亲诊病。他脉诊精准，医术日渐长进，大有"青出于

蓝而胜于蓝"之势，父亲和家人都很高兴。但他那时还没有什么名气，求诊者不多。

1925 年春夏之交，南京地区瘟疫流行，每天死亡逾百人。当时鼓楼医院的几位知名西医也积极投入治疗，还从上海、苏州两地借调美籍医生帮助治疗，但效果不佳。南京的东南五省联军总司令孙传芳一时也不知所措，召集省长、督军等大员开会，发放救济金，以保社会稳定，并呼吁市民齐心合力战胜疫灾，组织医护人员逐街消毒。当时南京几位名中医也加入救治的工作，他们均采用清凉的方剂，但皆未奏效，疫情日见严峻。张简斋自告奋勇，出来诊病，在三山街中医堂坐诊。他另辟蹊径，用小柴胡汤施予病人，起到了很好的疗效，很多病人立起沉疴，在当时引起了轰动，医界人士对张简斋刮目相看，绅商界人士也都啧啧称奇，遂集资紧急采购大量小柴胡汤的药材，统交张简斋监制。"泰和生号"等 10 家中药店日夜加班，配制汤剂。经月余奋战，瘟疫得以控制，成千上万市民恢复了健康，从此张简斋一举成名，蜚声医坛。

1927 年，国民政府在南京成立，张简斋先后担任南京中医师公会理事长、全国医药学术整理委员会常务委员、卫生署中医委员会委员等近 10 种职务。公务繁忙，但是张简斋依然坚持诊务，并留心民间伤患疾苦。每外出施诊，张简斋必叮嘱助手，凡贫苦老弱病人登门求诊，务得接诊，尽量不收或少收诊药费。1933 年 4 月，国民政府主席林森因疾请张简斋诊治，张简斋搭脉后开出方剂，两剂而愈。林森遂手书"当代医宗"四字制匾相赠，自此后，张简斋亦有"张国医""御医"之雅号。

1929 年 2 月，国民政府召开第一次中央卫生委员会会议，余云岫等人提出"废止旧医以扫除医事卫生之障碍案"后，张简斋竭力反对，奔走呼吁，坚决抵制。3 月，在张简斋等人的带领下，南京中医药界游行抗议、请愿，迫使国民政府撤销了"废止旧医案"。1932 年，张简斋担任南京市第一届国医审查委员会委员，后又参加筹建"中央国医馆"，1934 年，又与南京名中医随翰英、张栋梁、杨柏雅、石华轩等联合捐款筹办"南京国医传习所"，培养中医人才。

1937 年卢沟桥事变后，全国开始了全面抗战。张简斋携全家西行，加入难民队伍的洪流中到达武昌，在大智门和张江陵路两处先后挂牌行医，每天慕名求诊者排成长队，成为战乱岁月中武汉的一道风景。后又迁到重庆挂牌行医。1939年11月，张简斋被重庆中医界选为重庆中医师公会理事长，在当时的重庆也算是一位名人。但张简斋坚持低调行事，他两次悄悄地委托好友为前方抗日将士捐款，亦为孤儿院和战时儿童保育会捐款。

重庆作为战时陪都，人口剧增，慕名求诊者每日多达一二百人，诊所外排成一条长龙。张简斋设赤贫病人免费挂号10个，视情况在处方笺上批半价或批免费送药，药费由店方每月至张寓结算。

张简斋看病时，病人虽多，但他不急不忙，左右两手同时为两位病者搭脉，助手坐在两侧，由张简斋依次口授两位病者的处方。助手记录后呈送复核，一心三用，却从无差错。晚上10时后，上楼吃晚餐，吸鸦片半筒左右。蒋介石是主张禁止大烟的，但是却为张简斋特开禁令，曰："全一人而保万命。"张简斋还把这句话刻在他的烟具上。晚上12点张简斋还要出诊，前来请张简斋出诊的汽车排成长长的队，成了重庆的一道夜景。深夜出诊途中，遇有贫困重病病人急请出诊，张简斋必就便下车诊视，虽陋巷破屋，秽臭气袭人，他也无难色，用心救治。凌晨五六时始回寓所就寝，因为疲乏已极，张简斋往往和衣而卧，十分辛苦。至中午12时，他又起身洗漱，投入诊治工作中。

有一次，中央医院内科对一病危病人束手无策，而当时中央医院海归医学博士、硕士达20余人，拥有先进的医疗设备。后来病者家属请张简斋去诊治，他开出两张处方，不出两天病人从昏迷中苏醒，体征渐恢复平稳。此案例很快在重庆传为美谈。

1941年，宋美龄患胃病，这是在美国读书时留下的宿疾复发了，病情十分严重，重庆著名的西医都请遍了，仍不见好。有人建议请中医治疗，宋美龄从小就接受西方教育，对中医将信将疑，但是她的病西医治疗无效，只好同意让中医试试，于是蒋介石请来了张简斋。张简斋诊断后说："夫人的病乃是胃瘫，如果成脓之后就不好治了。"当时宋美龄十分紧张，但是张简斋有把握地说："请夫人放心，我保证三剂草药大病可愈。"于是他开出了"千金苇茎汤"，宋美龄服用三剂后，果然胃中舒服多了，咳嗽和痰中带血的症状也消失了，后来张简斋又给开了几剂药，宋美龄很快就痊愈了，以后再也没有复发过。

抗战胜利后，1946 年 5 月，张简斋返回南京，重挂牌坐堂行医，南京几家报纸争相报道这一消息。1947 年 5 月，张简斋高票当选南京市参议员，两个月后国共和谈破裂，内战开始。中共代表团撤返延安前，周恩来特乘车去张宅辞行，并对张简斋在重庆和南京多次为他与邓颖超、董必武等中共人员精心施医表示感谢。

张简斋常常告诫弟子，要"救人于水火，解民于倒悬"。他当年在南京收有四大弟子：侯席如、汪六皆、濮青宇、傅宗翰。他们后来都成为南京著名的中医。另外，张简斋还有亲授弟子 100 余人，后来很多传人也成为当代的名医。2007 年，"张简斋国医医术"被南京市人民政府列入首批传统医药非物质文化遗产名录，张简斋及其创建的金陵医派对近代中医影响也是极为深远的。

三十二、承淡安

承淡安（1899—1957 年），原名澹盦，江苏江阴华墅人。承淡安出生于一个中医世家。祖父凤岗，擅长儿科；父乃盈，精于儿科、外科，擅长针灸。承淡安少年随父学医，又得同邑名医瞿简庄传授，精研各种医学典籍，医术日进。

1919 年秋天，华墅镇来了一位西医，对部分疾病的迅速疗效在当地引起了轰动，也极大地吸引了承淡安，他也想学西医。当时有很多西医的培训班，承淡安积攒了一些学费，1920 年进入上海汪泽主办的西医函授学校学习，还参加过其他的一些培训班，通过近两年的西医学习，他初步

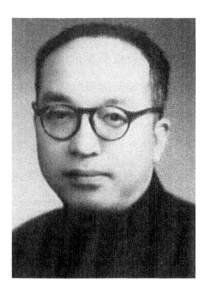

承淡安

掌握西医诊疗方法。1923 年，承淡安返乡以中西医二法行医。这年秋天他生了一场病，腰痛难以俯卧，伴以严重失眠。中药、西药都吃了很多，但是却不见效。他接受了父亲的针灸治疗，20 余天病痛全消。他深感针灸疗法简便易行，疗效卓

著，遂刻苦专攻针灸术，并把研究针灸、复兴针灸术确立为自己毕生的奋斗目标。

自 1926 年开始，承淡安先后在苏州、望亭、无锡等地独立行医，以针灸为主要治疗手段。他医术高明，医德高尚，对于贫困的病人送医送药，深得病人信任。

清末民初，针灸在中国濒临湮灭。由于 1822 年道光皇帝以"针刺火灸，究非奉君之所宜"为由，宣布"太医院针灸一科，着令永远停止"。从此针灸的发展受到严重打击，一蹶不振。承淡安认为针灸操作易行，疗效好，于是决心致力于复兴绝学。他于 1929 年在苏州创立中国针灸学研究社，开展针灸函授教育，培养针灸人才，扩大针灸学术影响。这是中国医学教育史上最早的针灸函授教育机构，1932 年研究社迁往无锡。研究社还开办了很多分社，在抗战全面爆发前夕，研究社先后在浙、陕、闽、鄂、粤、皖等省和香港及东南亚地区设立分社。

1933 年，承淡安创办历史上最早的针灸专业杂志《针灸杂志》，开设有论文、专载、杂著、社友成绩、问答、医讯等栏目，产生了很大的影响，至抗战之前，共出版了 36 期。《针灸杂志》于 1951 年复刊，次年杂志更名为《针灸医学》，至 1954 年停刊，前后共出版了 57 期。

1934 年，承淡安赴日本考察针灸的发展情况，他克服生活不习惯等困难，坚持学日语，语言课程完成后，承淡安参加了东京高等针灸学院甲种研究科学习，他虽然在针灸学上有很高的造诣，但还是以一名普通学员的身份学习，在学习结束前携带中国针灸学研究社出版的图书和教学挂图拜访院长坂本贡先生，对方才知道他的确切身份，他被日本东京针灸高等学校赠予"针灸专攻士"证书。在日本，承淡安还与很多日本同道交流。出国研修的经历使承淡安收获颇丰，1935 年，他携带从日本购得的人体神经图、铜人经穴图、针灸器具等回国，他还在日本发现了《铜人经穴图考》和我国早已失散的元代滑寿的名著《十四经发挥》，使这部古典珍籍失而复得。

回国后，承淡安本着吸纳西医学新知识，用以解释中医经络、腧穴的实质及针灸治病的原理的宗旨，着手创办近代针灸专业学校、中国针灸学讲习所。1936 年，该校更名为中国针灸医学专门学校。该学校与之前的针灸研究社及《针灸杂志》等，共同为传播针灸绝术、培养未来针灸人才、开展针灸学术交流、扩大针灸影响、重振针灸学术等做出了积极贡献。承淡安还创办了针灸疗养院，作为学校实习基地。

抗战爆发后，承淡安避难于四川。在此期间，虽然环境条件恶劣，但他仍然坚持开展针灸事业。先后在湖南举办训练班，在成都开办中医针灸讲习所，兼任成都国医学校教授，在德阳国医讲习所教授《针灸学》和《伤寒论》。

抗战胜利后，承淡安回到苏州，想恢复针灸研究社，但是社会动荡，民生凋敝，愿望未能完成。新中国成立后，承淡安于1951年在苏州恢复针灸研究社及《针灸杂志》。在此期间，承淡安先生与京剧大师梅兰芳先生成为共同传承国粹的挚友，一度被传为佳话。

梅兰芳先生赴上海演出，路过苏州，在园林游玩时不慎扭伤脚踝，被人抬至承淡安的诊所。承淡安以缪刺法于梅兰芳右手腕"养老穴"重泻之，当时痛止肿消，当晚在沪即能演出。1954年，承淡安在南京时，梅兰芳到南京演出，特地前去拜访承淡安。当承淡安听说梅兰芳将赴日本东京演出时，特托付其帮着留意日本针灸方面的医籍，后来梅兰芳为其带回《经络之研究》《经络治病讲话》《针灸真髓》《知热感度治疗学》《皮内针法》等书籍。

承淡安一生培养了一大批针灸人才，如北京的赵尔康、杨甲三、程莘农，南京的邱茂良、杨长森、杨兆民、肖少卿，福建的陈应龙、留章杰，广东的曾天治，广西的罗兆琚，河南的邵经明，浙江的高镇五，安徽的陆善仲、孔昭遐，山西的谢锡亮，湖南的詹永康等，这些针灸大家都是他的学生。还有很多他的传人，将针灸带到了世界各地，如被誉为"美国针灸之父"的苏天佑等将针灸广泛传播至东南亚及欧美。他们共同形成了中医针灸学术发展史上具有科学学派特质的现代学术流派——"澄江针灸学派"。

承淡安以复兴针灸为己任，精研古籍，广涉新知，形成了一套带有鲜明时代特征的独特思想和主张。他强调针灸价值，用"便利、速效、经济"三个词进行了总结，认为针灸治病，简便易行，收效倍速，利国利民。针对全盘否定中国传统文化的社会思潮，他提出："西洋科学，不是学术唯一之途径；东方学术……凡能持之有故，言之成理者，即成一种学术。西洋科学，能持之有故，言之成理，东方学术亦能之。"阐释针灸的科学性，是承淡安一生工作的主要内容之一。

承淡安致力于将古奥的针灸理论和术语，转换成易为现代人所接受的理论和语言。在针灸研究、教学实践中，承淡安一方面强调首先要弄清中医学理，并从临床上去摸索和体验阴阳、五行、营卫、气血；另一方面，大量借用现代医学的理论知识解释针灸的原理。如他试图运用巴甫洛夫神经反射理论，阐述针灸作用机制，具有重要的开创性意义。

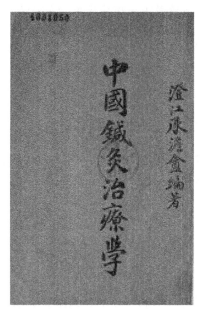

承淡安著作《中国针灸治疗学》

承淡安非常重视腧穴理论，他认为，作为针灸施术的刺激点，医者必须明晰腧穴的定位结构。1931 年，承淡安在《中国针灸治疗学》中详细说明了每个腧穴的定位和解剖结构，掀开了腧穴发展史上的新篇章。在书中，他还引入了人体骨骼图、人体肌肉图、人体血管分布图、人体神经分布图，并按照解剖部位标记各腧穴所处位置，使读者一目了然。在《经穴图解》一书中，承淡安按头、躯干、手、肘、膝、足等部位，绘制了 17 幅经穴骨骼图，将腧穴与骨骼的关系描述得清楚明了，十分便于学习。有感于经外奇穴颇多特效的临床经验，承淡安对经外奇穴也极为重视，1954 年出版的《中国针灸学讲义》，共收录他收集整理的经外奇穴 132 个，且分别记述了各穴的名称、位置、针灸方法和主治病症，供临床医家采用。

承淡安还致力于研究经络的实质，受西方实证医学及日本新派针灸理论的影响，承淡安一度对解剖学上无迹可寻的经络理论不以为然。但反复的临床实践让他感悟到经络理论之可贵，发出了"针灸界应该首先学习研究经络学说"的呼吁，并从人类认知的局限性、针灸临床现象与疗效等方面，论证了经络的客观存在。对经络实质的探索，他认为不能简单地用传统文献按图索骥地寻找人体对应点，因为十二经络理论的形成具有一定的时代背景和特征，因而也就有时代的局限性。

承淡安十分肯定经络的临床诊断与治疗价值，认为只有仔细辨别病变经脉之所在，才能在治疗时更具针对性。

针刺手法，既是理论之运用，又是疗效之基础。承淡安一直重视学员针刺手法的练习，认为手法是否熟练及指力之强弱是临床疗效的重要决定因素。他不仅发明了针灸界沿用至今的指力练习方法，而且发明了无痛的押手进针法。在对传统针法进行改进的基础上，对于针灸界长期莫衷一是的针刺补泻，他提出针刺无补泻之别，而只有刺激强弱不同的观点，主张对于刺激强弱与疾病虚实之间的关系，应由医者在治疗过程中，根据病人的体质情况、耐受程度、病之新久、得气难易和气感强弱而随机应变，并认为单纯依据病之虚实来决定针刺补泻或针刺轻重之说，只是一种说教而已。

承淡安十分重视灸法的运用，他综合中西医学理论与研究成果，认为灸法可以活跃脏腑机能，促进新陈代谢，调整人体各系统之功能，不仅可以治病，亦可防病保健，使人延年益寿。为便于准确把握灸治量，他制定了强、中、弱刺激的临床灸治操作标准，并对施灸部位的选择和灸治现象进行了总结分析，较好地推动了灸治操作的规范化。晚年著有《灸法草稿》。

鉴于我国一直没有专门的针灸针具生产单位，针具制作规范缺如的实际，20世纪30年代，承淡安在《中国针灸治疗学》中，对毫针的制式标准和质量要求做了严格的规定，并尝试以不锈钢制作针灸针，从而制定了现代毫针的制作标准。同时，受日本赤羽幸兵卫皮内针疗法的启发，承淡安不仅仿制了皮内针，更在此基础上创制和发明了使用更加方便的揿针。皮内针和揿针现都已经成为针灸临床的常用针具。此外，他还对温灸器、皮肤针、针灸经穴模型等进行了改进和创新。

承淡安还先后担任中国科学院学部委员（院士）、中华医学会副会长、江苏省中医进修学校（南京中医药大学的前身）第一任校长、《江苏中医》（现改为《江苏中医药》）杂志编委会主任委员等职，曾经当选为第二届全国政协委员、江苏省人民代表大会代表等。

往事如碑

医学的发展，是与人物、医理、药品、传承、特色等要素紧密联系在一起的，更是诸多要素的结合体。在漫长的医学发展过程中，形成了许多值得总结与回味的点点滴滴与如碑往事，它为今人带来许多启迪和值得学习与借鉴的东西。中医学又是这样一门特殊的学科，它的自然属性与人文属性带给我们更多遐想与回味的空间，它源于传统，并要在传统的基础上不断发展。

一、医学流派

《四库全书总目提要》曰："儒之门户分于宋，医之门户分于金元。"金元四大家尊古而不泥古，师法而不泥方，在学习继承《内经》的基础上，"阐《内经》之要旨，发前人之未备，不相摭拾，适相发明也"，形成了具有鲜明特色的中医流派。事实上，中医学流派之传承由来久矣，汉代学者班固撰《汉书·艺文志》，其中同一《内经》与《外经》，却有黄帝、扁鹊、白氏三家派别。又如名医徐灵胎所言，仓公以诊胜，仲景以方胜，华佗以针灸杂法胜。自古以来，中医流派成为中医学术思想和临床经验代代传承的主要载体之一，对其进行研究是继承和发扬中国传统医学的重要手段。

江苏中医发展历史悠久，医学流派纷呈，对中医学的发展做出了巨大贡献。特别是颇具地方特色的医学流派，对后世中医学的发展影响极大，至今对临床仍有指导意义。

在中医学的发展过程中，江苏形成了多种医学流派，既有吴门医派、孟河医派、金陵医派等地域性流派，也有澄江针灸学派、外科学派等学术流派，它们从不同的角度形成医学的地方特色，解决医学的难题，发挥着救死扶伤的作用，也使得中医学理论与方法能够代代相传。中医学的发展过程中，家族性的传承起到了很好的作用，江苏历史上产生了多个著名的世医之家，如丹阳徐氏、江南何氏等，他们的传承模式对今天的中医教育有着深刻的影响。除了医学理论的发展外，历史上江苏医家研制发明了多种闻名海内外的著名中药制剂，如六神丸、王氏保赤丸等，至今仍运用于临床。

1. 吴门医派

吴门，乃今江苏省苏州地区的古称，又称为吴中、吴郡，更有姑苏、吴下、吴会、吴城、东吴、中吴等别称。自公元前 514 年，吴王阖闾命伍子胥"相土尝水，象天法地，造筑大城（今苏州城）"，并迁之作为吴国都城以来，这片江南水乡就以其经济富饶与文化繁荣名闻天下。同样在这人杰地灵的土地之上也诞生了祖国医学的一个重要的地域性医学流派——吴门医派。

吴门医派，又常称为吴中医派、吴中医学，其称谓最早见于明代杨循吉所著之《苏谈》。该书专有一篇章名为"吴中医派"，以记录吴门医派之渊源。中医的流派有学术性流派与地域性流派之别，学术流派有伤寒学派、医经学派、汇通学派等分别，地域性流派有新安医派、岭南医派、钱塘医派等，而唯有吴门医派独树一帜，兼具地域性和温病学说特色，正所谓"吴中医学甲天下"。吴门医派作为江苏医学流派的标杆，也是众多医学流派中地域性流派的代表。

自周代始，历经 2 000 多年的发展，吴门医派以"儒医多，御医多，医学世家多，著作多，温病学说发源地"等特点而著称于中医流派之林。据统计，自周代至新中国成立前，有史料记载之吴门医家约有 1 388 人；医学著作颇为繁多，史料载有 1 179 部，而存世者约 497 部，相当于全国存世医学古籍的 4%。吴门医派继承中医医学思想的同时创新了诸多的中医理论，如在明代孕育出的温病学说，将中医学推向了一个理论高潮。

吴门医派历史悠长，名家云集，对中医众多学术发展起到了明显的推动作用，它在全国众多中医流派中有着明显的特色与优势，主要体现在以下四个方面：一是中国第一本医学期刊《吴医汇讲》的发行，表现了当年学术交流的盛况。二是中医理论突破的最后高潮，即温病学说的确立，代表当时全国中医界的最高学术水平。三是伤寒学说的学术分野，推动了伤寒学说的发展。四是吴门医学思想流传海外的见证——《琉球百问》。

（1）吴门医派的源流：

吴门医派萌芽于汉唐之间。据文献所载，吴中有医者始于周代。唐代以前，吴门医学是以医家兼道家占主导地位，如周代的沈羲、汉代的负局先生，他们都能自制丸药，施济百姓，消灾治病。至唐代，吴门医家见于史志者有唐开元年间纪朋和周广。周广是纪朋之徒，两人均有"精于望诊，观人颜色，不待诊视六脉，便知疾病深浅”之功。唐玄宗曾特召周广为御医，在宫中治病，屡获奇效，玄宗欲授以官爵，他坚辞不就，要求回到家乡，这是苏州历史上第一位御医。

中医发展史中，宋金元时期是承前启后的阶段，而此时的吴门医派也顺应了这一历史发展趋势，开始走向初步发展时期。

据史料记载，宋代之时，吴门医派约有医家 13 人，南宋迁都临安之后，大量的北方知识分子和医家南下迁徙至苏州地区，如自河南开封迁徙而来的医官沈良惠，自山西清徐县迁至常熟的庄季裕等，更有中州（今河南）名医、浙西提刑按察司判官李公，并授刘完素、张元素之书于葛应雷，故有“言刘张之学自公始”之说，自此吴门医派开始发展。南迁至苏州的医家为江南地区输入了新的医学知识和学术思想，并繁衍于此，世代为医，形成世医家族，如以葛应雷为起源的“宋代世医第一家——葛氏世医”。后世对葛氏世医评价甚高，元末明初文人王祎曾言“予观近时言医者，莫盛于吴中。而吴中世业医者，莫盛于葛氏”。同时宋代苏州地区已出现专科医家及医籍，如专于疮疡外科的颜直之，专于小儿科的滕伯祥。

至元代，吴门医派进一步发展。元代吴门医派中约有医家 58 人，其中有 53 人分属于九大世医家族，如葛氏世医、韩氏世医、昆山郑氏女科等。特别是起源于此时的“昆山郑氏女科”延续至今仍有传人。同时“儒医多”亦为元代吴门医派的显著特点，许多文人因战乱而由文转医或因儒通医，如刘岳、倪维德、王国瑛、葛应泽、陆文圭等。而北方的医学更得到了进一步传播，如葛应雷、倪维德、许矩等人通过私淑的方式传播了易水学派的学术思想。特别是葛应雷之子葛乾孙所著我国第一本专治虚劳的专书《十药神书》，将北方易水学派重视脾肾的思想用于肺痨的证治，专治劳损吐血诸证，《明史》对其评价很高，认为葛乾孙“名与金华朱丹溪埒”。

元代吴门医派的繁荣盛景可从马可·波罗的记述中得到印证，其《马可·波罗游记》中对苏州地区的盛景有这样的描述：“居民中间有许多医道高明的医生，善于查明病源，对症下药。有一些人是学识渊博的著名教授或者我们应称之为哲学家，还有一些人可称为术士或巫师。”并且记述了当时苏州地区的药材种植的情况："在靠近城市的各山丘上，大黄长势喜人，并从这里蔓延全省。姜也同样生长得很多，并且售价低廉，一个威尼斯的银币可买到生姜四十磅。"

吴门医派在经历了宋元时期的发展之后，于明代进入繁荣时期。明朝276年的历史中，吴门医派约有392人存于史籍文献，而存世著作则有68部。

明代政权的稳定、经济的发展、文化的昌盛带动了苏州地区中医学的发展。此时期的吴门医派除儒医、世医众多的特点之外，更因明初定都南京而使吴门涌现了大量的御医、医官，计有72人被召至太医院，并出现家族聚集现象，形成了御医世家，如盛氏有盛寅、盛宏、盛皒三人；薛氏有薛己、薛铠父子；刘氏有刘观、刘溥父子。

明代吴门医派的繁荣，除了吴门医派内部自身医家的努力之外，更与金元四大家之一的朱丹溪有着直接的渊源，除了明初吴门的王履游学于朱丹溪门下之外，儒生王宾的一次"盗书"，偶然间推动吴门医学的发展。

明代杨循吉在《苏谈·吴中医派》中记载：今吴中医称天下盖有自矣。初金华戴原礼学于朱彦修，既尽其术，来吴中为木客。吴人以病谒者，每制一方，率银五两。王仲光时为儒，未知医也，慕而谒焉。因咨学医之道，原礼曰："熟读《素问》耳！"仲光归而习之三年，原礼复来，见仲光谈论，大骇，以为不如，恐坏其技，于是登堂拜母以定交。时仲光虽得纸上语，未能用药。原礼有《彦修医案》十卷，秘不肯授仲光，仲光私窥之。知其藏处，俟其出也，径取之归。原礼还而失《医案》，悔甚，叹曰："惜哉！吾不能终为此惠也！"于是，仲光之医名吴下，吴下由是盛矣。

王仲光，名宾，号光庵，明初吴县木渎人，本是一名儒生，在历史上更以丹青见长，其画《龙门春晓图》收录于清人所编之《明画录》。正是王宾这次的"盗书"行为，推动了丹溪学派的滋阴学说在苏州地区的传播。之后王宾曾在苏州城内开设药铺行医售药，并将医术及医书传于盛寅、韩叔阳，盛寅一门祖孙三人皆成御医。清人钱谦益曾编纂《列朝诗集小传》，将吴门医派的王宾、王履、韩奕三人称为"吴中三高士"。吴门医派中医者多儒的特点，也是吴门著作繁多的一个内在因素。

正是因为王宾、王履、盛寅继承传播了朱丹溪的学说，葛应雷则继承传播了北方刘完素、张从正为代表的中原医学思想，吴门医派由此而真正发展，在明代进入繁荣时期。明代吴门医派繁荣的标志更在于温病学说萌芽的出现，具有代表性的学术观点主要是王履区别伤寒与温病、热病，以及明末吴又可的戾气学说。

清代吴门医派的鼎盛源于温病学说的兴起，更因吴门在清代名医辈出，张璐父子、喻昌、李中梓、叶桂、薛雪、柯琴、曹沧洲、陆懋修等名医贯穿了清代各个时期。清代295年历史中，约有医家693人，存世著作多达388部。当时学术交流变得更为频繁，寓居、迁徙现象增多，游学、访师颇盛，在清代的中医学界，苏州俨然是中医学术中心。

（2）吴门医派的学术发展：

吴门医派由于医家众多，思想开放，因此学术上既有继承也有创新。对吴门医派的学术思想进行梳理，又可以将其分为医经学派、易水学派、河间学派、伤寒学派、温病学派、中西汇通学派等六大学派。其中医经学派贯穿了整个医学发展历程，易水学派、河间学派主要盛行于元明时期，伤寒学派在清代出现学术分野，温病学派诞生并发展于明清时期；中西汇通学派诞生于清末民初并延续至今。创新部分主要表现为温病学说的确立及伤寒学派的学术分野，促进了伤寒学说的进一步发展。

1）温病学说的确立：

"大兵之后，必有凶年；大荒之后，必有大疫。"疫病的暴发流行与政局和战时的动乱密切相关，加上旱涝、蝗灾、地震各种自然灾害，历史上继发于战乱、灾荒之后的疫病比比皆是。而苏州地处江南一带，为长江、太湖之下游，江南水乡"土薄水浅""水自为患"的自然环境更易引起疫病的流行。明代吴门医家薛己曾言："东南之域，下卑湿热，其人腠理疏通，汗液妄泄，阳气内虚。"至明清间，"江南卑湿，丈夫早夭"成为医家之共识。加之苏州又属亚热带季风性气候，湿润温和，雨量充沛。温病、疫病在苏州地区流行具有天然的气候条件。据文献记载，汉唐以来，尤其是明清之际，苏州及邻近地区先后发生过数百次的疫病流行。明代276年中有64次疫病流行，清代295年中大小疫病流行300多次。

温病、疫病的流行，必然促使吴门医家特别关注温病的诊治。明代温病学说的先驱者王履将温病、热病脱离伤寒来论治，明末温病学说的奠基者吴又可从温病病因角度提出"戾气"致病学说，后至清代温病学说日趋成熟。清代温病大师叶桂的《温热论》问世之后，便正式确立了温病学说完善的理论体系。

叶桂在前辈医家论述的基础上，对于新感温病的病因、病机、感染途径、侵犯部位、传变规律和治疗大法进行了系统阐述，创造性地提出了卫气营血的辨证论治体系，为温病学脱却伤寒而自成体系奠定了理论基础。

叶桂认为伤寒一证由感受风寒所致，而温病的病因则是温热之邪。伤寒病邪从皮毛腠理而入，先犯足太阳经，由表入里，循六经传变。温病之邪则由鼻而入，"温邪上受，首先犯肺，逆传心包"，温邪犯上焦肺卫，由浅入深，循卫、气、营、血途径传变。伤寒之邪留滞，由寒化热入里，易伤阳气。温热之邪则热传速变，表里俱热，易损阴津。在温病的诊断方法上，他很重视察舌、验齿、辨别斑疹等体征，并且有较详细的记录和总结，为当时医家诊断疾病提供了宝贵经验。

叶桂明确提出了温病学说中卫、气、营、血的辨证治疗法则。这是一种学说的创新，"大凡看法，卫之后方言气，营之后方言血"，阐明了温病卫、气、营、血四个层次由浅入深传变的规律。同时叶桂还制定了"在卫汗之可也，到气才可清气，入营犹可透热转气……入血就恐耗血动血，直须凉血散血"的治疗原则，广泛应用于温病临床。叶桂根据温病的传变阶段不同，创立了各种治则治法。温病初起以辛凉之剂透表，邪入少阳三焦则分消上下，湿热结于阳明则化湿导滞通下。特别是邪在三焦的论治中，以开泄之法宣化上焦湿热，以苦泻之法清化中焦湿热，以渗下之法渗湿清化下焦湿热。更以甘寒养胃阴、咸寒滋肾阴的滋养阴液之法固护阴液。在温病的预防中还提出"先安未受邪之地"的治未病思想。

与叶桂同时代的吴门温病大师薛雪在《湿热病篇》中，对湿热病的病因、病机、辨证治疗做了较全面、系统的论述，进一步从湿热病角度补充了温病学说的理论体系。

薛雪著《湿热论》，阐明湿热病的病因、病机的同时，将三焦辨证方法用于湿热病的论治。薛雪首先指出湿热病的病因，认为多由"太阴内伤，湿饮停聚，客邪再至，内外相引"所致，在传变途径上湿热病多"由阳明、太阴两经表里相传"，中气实其病位在阳明胃，中气虚其病位则在太阴脾。对于湿和热两种致病因素，薛雪注重于"湿"，并认为湿热单独为病时，病情较为轻缓，湿热合病则病情急重。

薛雪依据湿热的发病病位，辨析其不同证治方法。湿热伤表者，治以宣透、清透、发汗等法透邪；邪阻膜原者，治以燥湿开达膜原；邪滞三焦气分，则从上、中、下三焦分治，清开上焦气分，辛开中焦气机，淡渗分利下焦湿热。同时辨湿重与热重之别，湿重者以辛开、苦温之法化湿；热重者，清热并佐以化湿；湿热参半则燥湿佐以清热，"以存阳明之液"，更用益气滋阴之法。针对湿邪，提出"宣湿、化湿、燥湿、利湿、逐湿"五种治法。其三焦辨证论治湿热病的方法，后经清代另一温病大师吴瑭的发展与完善后，成为温病论治体系中重要的辨证论治方法。

除叶天士、薛雪之外，清代研究温病学说的医家众多，如缪遵义、陈耕道、陆延珍、周扬俊、邵登瀛、吴金寿等人，促进了温病学派的形成。

2）伤寒学说的分野：

伤寒学说是以张仲景《伤寒论》为其理论核心，专门研究或发展《伤寒论》，以阐发外感病辨证论治规律及理法方药等为特点的中医学术流派。《伤寒论》自东汉成书之后，对其研究大致经历了以下阶段：晋唐时期的搜集整理；宋金元时期的注释发展；明清时期的学说分野。吴门医派的医家是明清伤寒学说分野的主力军，许多吴门医家对《伤寒论》提出了自己的观点，有力地促进了伤寒学说的发展和完善。而明清时期出现伤寒学说分野首先得益于明代吴门医派中著名的藏书家、医学家赵开美。

赵开美（1563—1624年），又名琦美，字玄度，一字如白，号清常道人，江苏常熟人，万历中以父荫授刑部郎中，官太仆丞。父用贤（1535—1596年），字汝师，号定宇，隆庆进士，万历中官吏部左侍郎，卒谥文毅，撰有《赵定宇书目》。开美继父业，藏书愈富，见所撰《脉望馆书目》。明万历二十七年（1599年）赵开美无意间于朋友处阅得北宋元祐三年（1088年）《伤寒论》小字原刻本，旋即发现此本与成无己《注解伤寒论》有所不同，故以宋本为底本，聘请优秀刻字工人赵应期翻刻，名为《仲景全书》，合宋本《伤寒论》与《金匮要略》于一册，逼近原版，后世称为宋本《伤寒论》，又称为赵开美本《伤寒论》。赵开美本是伤寒学界公认的最佳版本，也是明清时期流传最广的版本，为明清医家研究《伤寒论》提供了新的文献依据。

因研究《伤寒论》方法的不同，从明末至清代出现了五种具有代表性的学说见解，从而衍生出五条研究分支，即通俗伤寒、经典伤寒、辨证论治、错简重订和维护旧论。

通俗伤寒和经典伤寒对温病学说有着两种截然不同的态度，通俗伤寒的研究始于宋代朱肱，其研究之伤寒为广义伤寒，主张在《伤寒论》的基础上吸收历代各家临床经验，并吸收部分温病学说的内容，对温病学说亦有补充。经典伤寒的研究始于徐大椿，成于王丙、陆九芝等人，近代恽铁樵、祝味菊等人极为推崇经典伤寒之论，学说上宗《伤寒论》而否定温病学说，认为温病学说中"卫气营血、三焦学说以及《温热论》《温病条辨》中的部分内容缺乏临床实践的基础和理论的支持"。

在《伤寒论》编次是否错简的问题上，持错简重订论的医家认为《伤寒论》经王叔和编次后"颠倒错乱"，遂倡导重新考订之论，主要有方有执、喻昌、张璐等人。持维护旧论的医家，认为经王叔和等人编次过的《伤寒论》条文"汇节分章，理明义尽，至当不移"，并没有错简，从而维护王叔和与成无己的编次条例，主要有张遂辰、张志聪、张锡驹等人。

在此两方针锋相对的同时，柯琴、徐大椿、尤怡等医家认为"有利于辨证论治的运用，便值得加以研究"，重点从以法类证、以方类证、分经审证三方面探讨和发挥《伤寒论》的辨证论治规律。

吴门医家中研究《伤寒论》的人数众多，主要集中在明清时期，持有通俗伤寒、经典伤寒、辨证论治、错简重订等四种学术观点。

通俗伤寒观点：

张璐父子，张璐（1617—约1698年），字路玉，自号石顽老人，清长洲（今苏州市）人。生于官宦之家，年少时习儒兼医，博览群书，"自轩、岐迄近代方法，无不收览"。明亡后隐居于太湖洞庭山15年，以习医、行医、著书为乐，清顺治年间回归故里。终生以行医为业，著书不倦，医人无数。其长子张登、次子张倬皆从父业。张璐著《伤寒绪论》2 卷、《伤寒缵论》2 卷、《诊宗三昧》1 卷、《本经逢原》4 卷、《张氏医通》16 卷、《千金方衍义》30 卷，其子张登著《伤寒舌鉴》1 卷；张倬著《伤寒兼证析义》1 卷。后世合刊此七书为《张氏医书七种》，又称《张氏医通》。

张氏父子在临证论治伤寒中，持通俗伤寒之见，不拘伤寒、温病之别，博采诸家之长，发挥己意而自成一脉。首先，张璐证治之伤寒乃为广义之伤寒，指一切外感热病，吸收历代医家包括温病学家之所长，如其《伤寒绪论》中言"风温一证，仲景绝无方药，而《活人书》治法颇多"，故选用葳蕤汤、栝楼根汤、败毒散治疗风温证。《伤寒绪论》不仅补充了冬温、寒疫、温病、风湿、大头瘟、温疫、热病、湿温等部分温病类疾病的证治，更通过脉法、察色、辨舌三章，总结伤寒的诊断学说。《伤寒兼证析义》重点讨论中风、虚劳、内伤、宿食等 17 种杂病兼有伤寒的病因、证候、诊治等辨证论治规律。其次，张璐论治伤寒以"阴阳传中、冬温、温热、时行"为大纲，将吴又可《瘟疫论》中的温疫学说融合于伤寒的论治之中。再次，张璐在发展《伤寒论》辨证论治规律时，并不拘泥经书，更兼收李东垣、朱丹溪等历代医家之说，如论内伤兼伤寒证时言"惟东垣深得其旨，因立补中益气汤，以升举清阳，补益中气，则浊阴不降而降矣"。

张泰，字景东，清长洲（今苏州市）人，生平不详。著《类伤寒集补》1 卷，《张景东医论》等。

《类伤寒集补》仅 24 篇，皆为短论。主要在遵《伤寒论》原旨的基础上发挥补充"时感温热辨证"之证治，学术思想主要继承喻昌、张璐之说，研究之伤寒为张璐所倡之通俗伤寒。

24 篇中，论述时感热病者，约有 15 篇之多，主要涉及"冬温、春温、风温、湿温、瘟疫、风湿、热病、暍暑、湿热、发颐"等。部分按语又极有见地，如"温病自内达外，伤寒从表而入，迥不相同，岂可混治"，对于温病和伤寒的区别论述虽简却极为恰当。

经典伤寒观点：

以徐大椿、王丙、陆懋修为代表。

　　徐大椿研究《伤寒论》之学识主要见于《伤寒类方》《伤寒约编》《医贯砭》等著作。徐氏秉经典伤寒之见，排斥温病学说。《医贯砭》乃徐大椿针对赵献可《医贯》而作，徐大椿"择其反经背道"之言，引经据典加以评注。其中《医贯砭·伤寒论》《医贯砭·温病篇》两篇尤能体现徐大椿所持经典伤寒之论。他评注曰："仲景《伤寒论》中诸方字字金科玉律，不可增减一字"，对于唐代之后所立之方则认为"全无制方之义，为害不小矣"。并对易水学派温补之论加以责难，如评论薛己"薛氏本庸医之首"，更说薛己用加味逍遥丸、六味丸治疗郁证是"邪说之宗"。徐大椿尊古薄今的思想使其对温病学说持有非议，其评价温病伏气学说时曰："温是天气，非指人之本体也。如此说，将无火之人入春便变为寒病耶？"进而认为《伤寒论》已有温病之论治，伤寒方亦可用于温病的治疗。

　　徐大椿尊古薄今之经典伤寒思想略显狭隘，但起到了针砭当时滥用温补或寒凉之时弊的作用，亦有几分可取之处。

　　王丙，字绳林，号朴庄，清元和县（今苏州市）人。初业儒，为吴县恩贡生。家族世代业医，后"隐于医以济物，遂终于明经"，为陆懋修之外曾祖父，王丙的著作大多由陆懋修重订后编入《世补斋医书》。著有《伤寒论注》12卷、《伤寒论附余》2卷、《读伤寒论心法》1卷、《伤寒序例新注》1卷等。

　　王丙著《伤寒论注》《伤寒论附余》《读伤寒论心法》《伤寒序例新注》四书皆在阐述经典伤寒之论。尊王叔和之《伤寒例》，故而著《伤寒序例新注》，其中《伤寒论附余》最能代表其经典伤寒之论。王丙否定温病学说，而把温病归于《难经》中"伤寒有五，有中风，有伤寒，有湿温，有热病，有温病"的范畴。故而其《伤寒论附余》中把《内经》《伤寒论》《金匮要略》《伤寒例》中关于温病、疫病的条文汇集，分为"冬温、温疟、风温、湿温、寒疫、坏病"，并附以证治方药，用于弥补《伤寒论》中论治温病、热病之不足。

　　陆懋修在伤寒学说的研究上持经典伤寒的观点，主要体现在《世补斋医书文集》《伤寒论阳明病释》二书中。陆氏秉其外曾祖父王丙之论，认为《伤寒论》是治疗一切外感热病的专著，进而阐释"温热之病为阳明证，证在《伤寒论》中，方亦不在《伤寒论》外"，将温病归于伤寒，而否定温病学说。其著《伤寒论阳明病释》继承他外曾祖父伤寒有五之论，在《伤寒论》中求治温病之法，用于否定温病学说，特别驳斥温病学说中逆传心包、三焦学说。在他看来温病属于《伤寒论》中阳明病，对温病的发病病机有"凡伤寒有五，传入阳明遂成温病"的认识，故认为温病的治疗"皆以《伤寒论》阳明方治"。

持错简重订观点：

以喻昌、张璐、周俊扬为代表。

喻昌（1585—1664年），字嘉言，号西昌老人，明末清初江西新建（今南昌）人。年少时从文，明崇祯年间以贡生名上书朝廷以寻求诏征，未能如愿。后"披剃为僧，复蓄发游江南"，同时致力医学，"顺治初至常熟"寓居至终老，在常熟时传授弟子陈骥、蒋师仁等人，蒋师仁之孙蒋昊培亦传祖业行医。喻昌著有《尚论篇》4卷、《尚论后篇》4卷、《医门法律》6卷、《寓意草》4卷、《（痘疹）生民切要》等。

喻昌在研究《伤寒论》时，秉方有执错简重订之论，批王叔和、林亿、成无己之失，"取方中行《条辨》，重加辨释作"，而成《尚论篇》及《尚论后篇》。杂证之论治则"参究仲景《金匮》之遗，分门析类，定为杂证《法律》十卷"，即《医学法律》一书。

喻昌在继承方有执之错简论，在方氏以卫中风、营伤寒、营卫俱寒为太阳三纲的学说之上，进一步提出"春夏秋之伤温、伤热，明以冬月伤寒为大纲矣"。至伤寒六经中，又以太阳一经为大纲，而太阳经中，又以"风伤卫、寒伤营、风寒两伤营卫为大纲"的三纲鼎立学说。更对王叔和、林亿、成无己等人的编次、校注之失——论述。在三纲鼎立，纲为统领的基础上，以《类证汇编》的方式编次《伤寒论》的条文，这一点对后世从辨证论治角度研究《伤寒论》的医家有所启迪，特别是以法类证及以方类证这两个研究分支。

张璐父子在《伤寒论》编次问题上主张错简重订，而秉三纲鼎立之说；张璐之《伤寒缵论》继承三纲鼎立之说，在《尚论篇》基础上，主要增添"风伤卫犯本、寒伤营犯本、风伤卫坏、寒伤营坏"等证型，对伤寒的证治做出了更细致的分类，同时针对喻昌未分伤寒之温热，故其卷下温热篇中，对温病、热病进行区分，以黄芩汤之证为温病，白虎汤之证为热病。张璐对温热病的阐释，从临床证治的角度解读了温病始于伤寒，而别于伤寒的思想，对后世温病学家有所影响。

周扬俊，字禹载，清初苏州人。先业儒，后因"屡试不售，遂揣摩岐黄之术"，于清康熙十年（1671年）游学至京城，师从林北海学医。著有《伤寒论三注》16卷、《金匮玉函经二注》22卷、《温热暑疫全书》4卷。《金匮玉函经二注》乃以赵良仁之《金匮方衍义》为底本，加注而成；《温热暑疫全书》以吴又可《瘟疫论》为稿本，附以林北海、喻昌等人之论而著成。

《伤寒论三注》从错简重订角度研究《伤寒论》，所谓三注，即方有执、喻昌及周扬俊三人注解《伤寒论》。周扬俊继承方有执、喻昌错简重订思想，"以有热、无热，证阴病、阳病之大端"为主旨，认为风寒为伤寒证治之重，并旋添"火劫、戴结、结胸、痞病、合病、并病、痉病、湿病、暍病、暑证、痰病、宿食、动气、春温、夏热、疫病"等篇，补充了部分温热杂病之证治。

辨证论治观点：

以徐大椿、王子接、戈维城、汪琥等为代表。

徐大椿在《伤寒类方》中，从以方类证角度阐释《伤寒论》的辨证论治规律，将伤寒理论融会于临床实践之中。

徐大椿不问分经，从以方类证入手，"论中用此方之证，列于方后"，以方为纲领，论同异辨证之法，从而可以"按证以求方，而不必循经以求证"，并将《伤寒论》中的113方归于"桂枝汤、麻黄汤、葛根汤、柴胡汤、栀子汤、承气汤、泻心汤、白虎汤、五苓散、四逆汤、理中汤、杂法方"等11类方，列同类之方，论证治之变，不问六经之传变，注重类方的随证加减变化，较钱潢、尤怡等人以法类证之角度，更能灵活运用于临床实践。正如其所言："盖方之治病有定，而病之变迁无定，知其一定之治，随其病之千变万化而应用不爽。"

王子接，字晋三，清初太仓人，后迁徙至长洲（今苏州市），业儒之余而从医，计有门人叶桂、吴蒙等人。著《绛雪园古方选注》3卷。

《绛雪园古方选注·卷上·伤寒科》又名《伤寒古方通》《伤寒方法》。"伤寒科"将《伤寒论》中113方分为"和剂、寒剂、温剂、汗剂、吐剂、下剂"六类，并加以注解。王子接秉柯琴"以法类证"之法从辨证论治角度重新编次《伤寒论》，将桂枝汤、白虎汤、四逆汤、麻黄汤、栀豉汤、承气汤视为"和、寒、温、汗、吐、下"六者之祖方。

戈维城，字存橘，明末清初姑苏（今苏州）人。著有《伤寒补天石》2卷、《续伤寒补天石》2卷，撰于清顺治元年（1644年），共4卷。《伤寒补天石》作为较早从辨证论治角度研究《伤寒论》的著作，以"由证以立法"的方法重新编次注解《伤寒论》，论伤寒外感诸病，对伤寒证治多有发挥。虽脱胎于《伤寒论》，却不拘泥于仲景之方，博采后世各家方论以治伤寒之证，如治表里之寒证用《太平惠民和剂局方》之"五积散"；治戴阳证用陶华之"益元汤"。阐释四时外感之证治，有"时行疫证、寒疫伤寒、温疟、风温、温毒、温疫"等多篇皆为阐释外感热病之证治；对于杂证诸病的发热，则认为"发热虽与伤寒相似，其实不可一概以伤寒证之"，显然继承了脏腑辨证之思想。他还用李东垣之"补中益气汤"治疗暑伤元气之证。

汪琥，字苓友，号青溪子，清康熙年间长洲（今苏州市）人。早年习儒从文，后从医济世，并以医为业。著有《伤寒论辨证广注》《中寒论辨证广注》《痘疹广金镜录》《养生君主论》等。

汪琥秉持错简重订之论，将《伤寒论》条文拆分为两部分，著《伤寒论辨证广注》"辨伤寒非寒病"而论热证；著《中寒论辨证广注》"辨中寒为真寒"而论寒证，逐条引各家之说加以注释。汪琥认为伤寒中邪传六经之"四时伤寒，皆是热病"，当用"或汗、或吐、或下、或和解、或针刺"之法治疗；直中六经者为中寒，为寒证，因"中寒之人，三焦火衰，元气大虚"，故当用温散、温补、温中消导之法。

钱潢，字天来，为清初常熟人。因少年得病，后怀济世救民之心，立志习医。著《重编张仲景伤寒证治发明溯源集》10卷，即《伤寒溯源集》，刊于清康熙四十六年（1707年）。

钱潢研究《伤寒论》持有辨证论治态度，认为王叔和等人的编次"非唯文理背谬，且冠履倒置，棼乱错杂"，认为只有从以法类证角度才能阐发张仲景制方之深意，故从六经病证之证治之法入手讨论《伤寒论》辨证论治的规律。

钱潢以法类证的辨证方法，乃"辨论阴阳，援古证今，分经辨证"之法。据六经病证中"正变之不同"而出现的不同的治法而分类，体现钱氏"以方推之，则方中自有法；以法论之，则法内自有方"的立法之因。同时钱潢发展喻昌之"三纲鼎立"学说，对中风伤寒阐释颇多，认为中风伤寒贯穿于三阴三阳的六经传变。

尤怡，字在泾，号拙吾、北田、饲鹤山人等，清长洲（今苏州市）人。本出生于富裕之家，后家道中落，以"鬻字于佛寺"为生。因自幼喜欢医学而自学，后学医于马元仪，从而以医为业。晚年隐居于花溪，著书以自娱。著《伤寒贯珠集》8卷、《医学读书记》3卷、续集1卷、《金匮要略心典》8卷、《金匮翼》8卷，另有《静香楼医案》《医林玉尺》等。

《伤寒贯珠集》从以法类证角度阐释《伤寒论》辨证论治规律。其分类之"法"不同于钱潢，并摒弃方有执、喻昌二人之三纲鼎立之说，而在六经之下，统以"正治法、权变法、斡旋法、救逆法、类病法，明辨法、杂治法"等七法分类，将《伤寒论》条文及用方归门别类，以"汇诸家之学，悟仲景之意"。尤怡之七法，较之钱潢之分类法，更能将三阴三阳之论治一而贯之，体现《伤寒论》辨证论治规律中的制方之意。

除上述医家及著作外，另有清雍正年间苏州人徐赤在注解《伤寒杂病论》全本基础上，复添温疫的内容作为杂病论治而成的《伤寒论集注》14卷；明长洲人缪存济著有《伤寒撮要》6卷；清吴县人韩籍琬著《伤寒意珠篇》2卷；清太仓人曹家珍所注《伤寒杂病论》16卷；清吴县人李缵文撰《伤寒论释义》；清吴县人黄丕烈所辑录之宋庞安时《伤寒总病论》6卷，附《札记》1卷等。

3）医经学派的校释发挥：

明清时期受小学考据之风影响，吴门医家中对医经的研究不仅人数众多，而且进一步深入，主要医家有徐师曾、沈承之、顾靖远、薛雪、徐大椿、郭大铭、周孝垓、陆懋修、傅松元、郑道煌、许盥孚、陈景岐等多人。在研究方向上，集中在校订注释、分类研究、专题发挥三个方面，其中校订注释以陆懋修对《内经》

之音义研究为代表，分类研究以顾靖远、薛雪为代表，专题发挥以徐大椿为代表。

徐师曾，字伯鲁，明吴江人。其父业医，师曾以儒通医，嘉靖年间进士。沈承之，字子禄，明吴江人。沈承之著《经络分野》，其友徐师曾订正并作序，沈承之卒后，徐师曾删校订正后，增补《经络枢要》，改名为《经络全书》，未曾刊行。至清代，经尤乘增广删订后，以《重辑经络全书》之名于清康熙二十七年（1688年）刊行。《重辑经络全书》2 卷，为研究经络专书，对经络学说进行了较为系统的整理。卷一前篇为《经络分野》，主要针对《内经》中经络内容综述各家之论并进行注释；卷二后篇为《经络枢要》，分 14 个专题，论述经络理论及针灸证治。

顾靖远，字松园，号花洲，清长洲（今苏州市）人，"康熙时曾入太医院。著有《医要》若干卷、《医镜》16 卷"。今存《医镜》16 卷，包括《素灵摘要》2 卷，《内景图解》1 卷、《脉法删繁》1 卷、《本草必用》2 卷、《症方发明》8 卷、《格言汇纂》2 卷。其中《灵素摘要》《内景图解》同为分类研究类医经著作。《灵素摘要》以《类经》为蓝本，对《内经》中部分条文分摄生、阴阳、藏象、气味、治则、病机、运气进行摘要和注释，其释文浅显易懂。《内景图解》则将脏腑形态、解剖位置、十二经脉循行部位及络属脏腑等内容进行绘图，并予以注释，其注文简要通俗。《灵素摘要》《内景图解》皆通俗易懂，对初学者较为合适，但亦不乏论述精要者。

薛雪著《医经原旨》6 卷，为专门研究《内经》的选择性分类研究著作，本于《类经》之旨，更集诸家之说，文理不尽之处，则阐发自己观点。特别是对《内经》运气学说、气化学说的发挥，对后世影响深远。

徐大椿著《难经经释》2 卷，为专题研究医经类著作，本"辨其与《灵枢》《素问》说有异同"之意，按《难经》之八十一难顺序编为两卷，逐条诠释，以《内经》经文注释《难经》经义，并以阐发，立意虽新，后世评价却褒贬不一。《内经诠释》1 卷，又名《内经要略》，为择要注释类医经著作，乃摘引《内经》原文后逐条注释，释文扼要，多发己见。另外，《医学源流论》中有部分医经散论。

郭大铭，字书右，清苏州人，生平事迹未见于方志。著《难经本义摘注》2

卷、《脉诀秘鉴》1 卷。《难经本义摘注》为摘注滑寿《难经本义》之书，成书于清雍正十二年（1734 年）。

周孝垓，字平书，清吴县人，约为清嘉庆年间人，生平事迹未见于方志，仅《吴门表隐》有载，"吴庠生，力行善事，嘉庆二十四年倡建木渎义学"，庠生为府、县学之生员，可知其为儒而精医。著《金匮要略集解》3 卷，《内经病机纂要》2 卷。其中《内经病机纂要》系将《内经拾遗方论》及《增补内经拾遗方论》重编次第加注而成。

陆懋修对《内经》的研究偏于训诂。《内经难字音义》为音韵、训诂之专著，以先《灵枢》、后《素问》之序，逐篇对《内经》难字注音释义。《内经运气病释》，主要对《内经》七篇大论和六节藏象论中的运气学说的内容疏解和注释，并于后附方论治。《内经运气表》改运气图为运气表，将运气学说列为十四表，以阐运气学说之旨。两书皆为运气学说而作，陆懋修对此旨在阐释"天元纪以下七篇不可废"之意。

傅松元（1846—1913 年），字耐寒，一字崧园，清太仓人。其家族世代为医，"至耐寒已第八世"，秉承家学而用方精到，故有"傅大刀""傅一贴"之称号。其子傅然、傅烈、傅焘，孙傅菅之，孙女傅镇之皆承祖业。著《医经玉屑》2 卷，《医案摘奇》4 卷，《舌苔统志》1 卷，合为《太仓傅氏医学三书》，由其子傅然刊于 1930 年。《医经玉屑》为阐发与注释一体的《内经》研究专著，卷一医经提要为《内经》研究之三论，卷二医经集注为《内经》部分条文之集辑注释，其注文多结合临证之己受，多以己见阐发经义。

许盥孚（1881—1938 年），又名观曾，字半农，吴江人。早年从其舅陈仲威学医，后入上海中医专门学校求学，毕业后返乡行医。后应丁甘仁之召，赴沪行医。曾于上海中国医学院任教，并任上海广益中医院外科主任。许氏著作颇多，计有《内经研究之历程考略》《中国外科学大纲》《内科概要》《天功集》《鸟瞰的中医》《中西医之比观》《内经研究之历程考略》等。

陈景岐（1883—1949 年），名文钟，常熟人。早年跟随蔡丽生习医，复从其舅周监兹习医，至上海挂牌行医。1937 年，日军侵华之后，自沪回乡避难，后赴中山大学任校长室秘书。抗战胜利后返乡，任县立图书馆馆长。著有《中医入门医学丛书》16种及《国药字典》《七十二种痧症救治法》《七十二种急慢惊风救治法》《奇病治法三百种》《万病处方例案》，并翻译日本中医学著作《中风预防名灸》《类证鉴别皇汉医学要诀》。《内经入门》作为《中医入门医学丛书》之一种，为摘录注解类医经著作。节选《内经》条文进行注释，分为道生、望色、闻声、问察、切脉、经络、病机、审治、生死、杂论等十大类，仅注解道生、望色、经络、审治、病机类的条文，其余未曾注解。作为入门著作，其注解较为简略易懂。

4）河间学派的理论拓展：

河间学派是以阐发火热病机及辨证治疗为中心内容的学术流派，始于金代刘完素。因刘完素为河北河间县人，故后世称其为刘河间，以其为代表的学术流派则称为河间学派。刘氏发挥《内经》中关于火热病机的论述，大倡火热之说，用药多寒凉。吴门医家中，传承河间学派思想并有所发挥的医家主要有王履、赵良仁、盛寅等人，皆师承自朱震亨一脉。

赵良仁，字以德，号云居，元末明初长洲人。初为官，后弃去官职，"从丹溪、朱彦修学医，治疗多奇效"，曾名动一时，著《医学原旨》《丹溪药要或问》及《金匮方论衍义》等，仅存《金匮方论衍义》3卷，后经周扬俊补注为《金匮玉函经二注》而得以存世。《金匮方论衍义》为首部注疏《金匮要略》之著作，以《内经》《难经》阐明医理及仲景制方之法，博采众家，融刘完素、张从正、朱丹溪等人之说，旨在阐释河间学派之火热病机。他以火热病机认识《金匮要略》病证，以火热病机阐发药论，并阐释"相火"新论，认为相火妄动必挟本脏之气而同起，治疗时必须先审脏气之虚实、阴阳、气血、升降沉浮，然后采用反治或从治之法，使相火"有所归宿而安"。

王履对河间学派传承主要有以下两个方面：一是拓展"亢害承制"理论，将"亢而自制者"阐释为机体自我修复、调节、协调能力，并从病因上认识到机体偏亢而不能自制则发为病，通过汤药、针灸等治疗方法帮助机体制约偏亢的状态；二是将伤寒与温病、热病从概念、病因病机、治法等方面进行区别，从而对河间学派的理论进行拓展。

盛寅（1375—1441 年），字启东，明吴江人。盛氏对"百病不离火"的论述，从生理病理、病因病机到诊治之法形成较为完整的体系。并认为相火禀于命门真水，持右肾为命门，认为先天之水火都藏于右肾之中，寸、关、尺三部中以右手尺部脉象主之。

5）易水学派的传承发扬：

易水学派是以脏腑虚损病机及辨证为研究中心的学术流派，始于金代张元素。学术上以《内经》中脏腑生理为理论基础，以阐发脾肾虚损为要，建立了较为完整的脏腑辨证体系，在脾胃内伤证治及肾命学说上多有建树，用药多温补。吴门医家中对易水学派传承发扬贡献突出的有葛乾孙、薛己、缪希雍、李中梓、蒋示吉、沈颜、尤怡等多人。

葛乾孙著《十药神书》，其论治肺痨多秉易水脾肾虚损之意。从内伤上认识病因，认为肺痨多因耽于酒色，饮食失调，形体劳倦后"肾虚精竭"所引起，并多为阴虚火旺之证。在治疗上从肺、脾、肾三脏入手，血证用十灰散、花蕊石散以治血；血脱用独参汤以回脱；血止而咳嗽用保和汤、保真汤、太平丸、消化丸以滋阴润肺，益气健脾；肺痨后期则以润肺膏、白凤膏、补髓丹以健脾补肾，填补精血。除治血之十灰散、花蕊石散外，其他八方皆含健脾补肾之意，如保和汤、保真汤、太平丸中用地黄以补肾元，白凤膏、补髓丹更用人参、大枣及乌鸡、阿胶等血肉有情之品以填补精血。在预防上，葛氏认为"保养真元，固守根本"是预防肺痨之大法。可见葛氏在治疗肺痨之中，注重脾肾虚损之病机，多用固本培元之法。后世医家治疗肺痨多宗《十药神书》，如绮石和龚居等人，亦注重肺痨证治中的脾肾虚损病机。

薛己针对当时医家秉河间学派之火热病机，而多用降火、攻邪之法的时弊，承张元素的脏腑虚损病机学说，秉李东垣重脾胃与钱乙重肾命之思想，同时重视脾肾先后二天，阐发肾命学说，治疗用药倡导温补之法，从而形成温补学说。

缪希雍虽秉承脾胃学说但遥承朱震亨"阳有余而阴不足"之论，针对滥用甘温升发脾阳之弊，首开脾阴学说之先河，并立证治之法以补脾阴之不足。"胃主纳，脾主消，脾阴亏则不能消，胃气弱则不能纳。"缪氏从脾胃的消纳关系上认识到脾阴的重要性，并以"产后腿疼，不能行立，久之饮食不进，困意之极""若因脾虚，渐成胀满，夜剧昼静"为脾阴不足之证候，以甘寒之品滋养脾阴，慎用苦寒、甘温之品，创立有"甘寒滋阴、甘平和中、酸甘化阴、苦寒坚阴、益肾养阴"等多种滋补脾阴之法，以滋养脾阴之血而降血虚之火。用药则多用生地黄、沙参、白芍、石斛、甘草、扁豆、莲子、梨汁、甘蔗汁、天冬、麦冬等清润之品。缪希雍的脾阴学说补充了易水学派脾胃学说之不足，清代医家中陈修园、曹庭栋、吴澄、叶桂等人在对脾阴的认识上多宗缪希雍，特别是叶桂在缪希雍的脾阴学说基础上发展出胃阴学说。

蒋示吉，字仲芳，号自了汉，明末清初长洲人。在对易水学派思想的继承上，主要体现在对脾胃特别是脾阴的重视。如其在《调理脾胃》篇中言："至哉坤元调脾胃，万物资生无病累；胃阳纳受是所司，脾阴消化精神遂。饮食自倍脾胃伤，洁古枳术丸为最。"蒋氏从生理上认识到脾胃乃为后天生化之源，从胃阳、脾阴角度认识脾胃的关系，进一步认为饮食不节是脾胃损伤的病因，并以张元素之枳术丸为其治疗大法。蒋氏从药物作用于机体的途径上阐发脾胃之要，认为药虽对证而治疗无效的情况是因"药先入于胃，脾胃自伤不能运化药味"，从而阐发无论何种疾病都需先调理脾胃、消导饮食之论。

吴门医派学术传承分类

学派	传承人
医经学派	徐师曾、沈承之、顾靖远、薛雪、徐大椿、周孝垓、陆懋修、许盥孚、陈景岐等
伤寒学派	戈维城、喻昌、张璐、汪琥、王子接、钱潢、周扬俊、尤怡、徐大椿、王丙、陆懋修、张泰等
河间学派	赵良仁、王履、盛寅等
易水学派	葛应雷、葛乾孙、薛己、缪希雍、蒋示吉、沈颋等
温病学派	吴又可、叶桂、薛雪、缪遵义、陈耕道、陆延珍等
外科学派	薛己、王维德、高秉钧等
中西汇通学派	陆彭年、顾福如等

（3）《吴医汇讲》：

《吴医汇讲》是我国最早的一本医学杂志，为苏州名医唐大烈编纂，创刊于清乾隆五十七年（1792 年），至清嘉庆六年（1801）止，历时 10 年，每年 1 卷，逐年出版，共 10 卷。它的发行范围包括苏州城内外及周边的城镇与乡村，有力地促进了吴门地区乃至全国的中医学术交流。

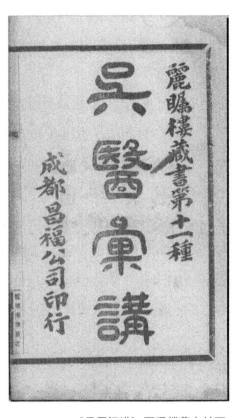

《吴医汇讲》丽瞩楼藏本封面

唐大烈，字三立，号笠山，一号林嶝，长洲人。曾任典狱官，并为狱中犯人诊病，清乾隆年间任苏州府医学正科。

唐大烈作为当时朝廷的官员，一直有仿照康熙年间的吴医过绎之《吴中医案》的体例，通过书刊方式促进中医界学术交流的想法。经过一段时间的酝酿筹备，于清乾隆五十七年（1792年）在其宅门贴出告示，说明自己广泛征稿而后编印书刊的想法，并宣告中国第一本医学期刊的出现。"凡属医门佳话，发前人之所未发，可以益人学问者，不拘内、外、女、幼各科，均可辑入。若是人云亦云者，旧籍已多，则不复赘。凡高论赐光，随到随镌，不分门类，不限卷数，不以年龄序先后，也不以先后受限制，以冀日增月益，可成大观。或尊居远隔，并不妨邮寄寒庐，并登梨枣……"这篇情文并茂的征稿启事，后来经过润笔刊登在《吴医汇讲》第一卷卷首，作为编辑之凡例。

《吴医汇讲》为中医学界连续性的刊物，是采集自吴门医家医学论文之汇编，它的出版受到中医学界的广泛欢迎，同时也反映了清乾嘉年间吴门医派人才辈出、学术争鸣的盛况。

编纂《吴医汇讲》之时，唐大烈已是暮年，学力至深，编辑选择稿件审慎之至，每有稿件送来，必反复阅读斟酌，并与同道一起商讨，审定考据必求精到，润色之后才能交付刊刻发行。

当时的稿件来源主要是苏州地区的名医，也有外埠之名医，收编的内容涉及内、外、妇、儿各科。医家撰文投稿十分踊跃，10年间共刊登了大约有40余位医学名家的论著，其中一人就撰写了19篇，其他医家有：阊门外下塘街的叶天士，包衙前的王云林，虎丘上塘的陈献传，荇溪的孙庆增，荇门外狭河的傅学渊，王天井巷的康作霖，宫巷的顾祖庚，平江路的江朝余，西城桥的唐迎川，饮马桥的蒋星墀，乌鹊桥东的沈受益，吴衙场的周蕴石，长春里的薛鹤山（景福）、薛公望（性天）父子，十全街的王鸣冈，平江路管家园的管象黄，宋仙洲巷的朱应阶，海红坊巷的祖鸿范。亦有外埠的医家如常熟宴清桥的周省吾，淞江南邑的徐叶壎等，还有无锡、太仓等地的医家。

《吴医汇讲》所收内容极为广泛，有叶天士的《温证论治》等著名医学论著，有关于"书方宜，人共识"等医德问题的讨论，有关于"烂喉丹痧"等专病的研究，有六味地黄丸、八味地黄丸等方剂及本草的探讨，有治疗虚劳等疾病验方的交流，也有古方考据、医书的介绍、医学常识及医疗事故的处理经过等。《吴医汇讲》具有极高的医学文献价值，保存了温病学说核心内容的《温证论治》，作为《温热论》另一版本流传于世。《吴医汇讲》不仅促进了苏州地区医学的发展，保存了吴门医派的重要医学文献，更对吴门医家互相交流医学思想，摈弃门户之见，促进医学水平的提高起到了积极的作用。《吴医汇讲》开创了吴门医派编办医学杂志的先例，至民国年间，吴门医派的中医同仁们相继编办有《吴县国医》杂志、《医醒》杂志、《吴县医钟》杂志、《针灸杂志》等。

更值得一提的是，当时唐大烈已经注意到盗版的问题，故请读者留意翻刻之刊本。"凡新书一出，坊间每即翻刻，虽云必究，然而此弊久延矣……购阅者须认本堂原版，乃得卷以日增，若夫翻刻之本，焉能随补随翻，决非全集，愿诸公辨之"。从中更可见《吴医汇讲》在当时的畅销程度。

（4）吴门医派的对外交流：

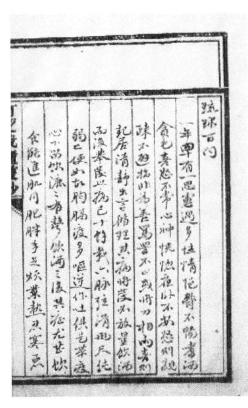

《琉球百问》书影

琉球国，作为一个消失的古国，与之相关的医学文献少之又少。然而在清代中叶，吴门医家曹存心收了一名远渡而来的琉球学生吕凤仪，师徒二人之间的答疑记录编纂成书，付之于梓，名为《琉球百问》。《琉球百问》是目前仅存集中且大量地反映中医传入琉球具体状况的医书。此书记载了中医在琉球古国的交流传播历史，更是琉球古国医学发展的见证。

《琉球百问》不仅具有医学文献价值，更具有社会历史文献价值，它忠实地记录当时古琉球的医学、社会、政治、生活、生产等各个方面的内容，书中不仅还原了琉球贵族的生活，对琉球家畜养殖等历史细节也有记录。《琉球百问》的历史文献价值更在于它是中、日、琉球三国领土纠纷和地缘政治的历史佐证。

2. 孟河医派

"孟河"原为常州武进县（现为新北区）的一条运河，此河为唐朝常州刺史孟简所拓疏，为纪念孟简之功，故取名为孟渎，镇因河而得名。自唐以来，孟河作为内河通向长江的水路咽喉，连接长江与京杭大运河，漕运由此分流至长江。同时孟河为江防要塞，从宋朝至民国年间一直有重兵驻防，故而孟河镇一直人流不息，商贾云集，货物交换频繁，经济繁荣，文化兴盛，医学亦随着经济、文化、军事的发展而兴盛。

孟河医派，是清末民初继吴门医派之后，江苏中医历史上出现的又一地域性医学流派。孟河医派在近 300 年的发展历程中，以常州的孟河镇为起点，以费、马、巢、丁四大医学家族为代表，通过费伯雄、马培之赴京为皇族治病而扩大影响，又因大量医家东行行医而散播医学思想，更因 1916 年起丁甘仁等人创办上海中医专门学校培养中医人才而为近现代中国传统医学的发展做出了卓越的贡献。

（1）孟河医派谱系：

孟河医派起源于明末清初。明天启六年（1626 年），原籍江西的费尚有（1572—1662 年）为躲避宦官魏忠贤之戕害而举家由镇江迁徙至孟河，弃官从医而开孟河医派之源。孟河医派是以家族聚集、师承明显为特征的医学流派。孟河医派以费、马、巢、丁四大家族最为称道，在其早期亦有法氏、沙氏、杨氏、贾氏等医家。

费氏一系，自费尚有行医之后，费氏家族一直以行医为业，从明末延续至今，跨越四个历史时期，至费季翔（1943 年至今），费氏家族中行医者已有十二世。其中以第七代之费伯雄（1800—1879 年）医名最盛。费伯雄 24 岁师从丹徒名医王九峰，秉承家学之外更吸收他家之长，被道光皇帝称为"是活国手"。费伯雄擅治虚劳，临证之外更著书授徒，实为孟河医派的奠基人。费伯雄将费氏家学传于外人，诸如"东瓯三杰"之一的陈虬（1851—1904 年）、谭良、丁松溪、刘连荪、屠厚之等人，而这些人又各有传人。至第九代，费伯雄之孙、马培之婿费承祖（1851—1914 年）于中年东行移居上海，至此费氏走出孟河，开始了新的医学征程。在孟河，尚有一支费氏始于清乾隆、嘉庆年间，为以治疗内科诸疾闻名的费士源（1762—1835 年）及费士廷（1793—1884 年），且后有传人，其中较有名望者如师承于费士源之孙费兰泉（1818—1878 年）的晚清名医余听鸿（1847—1907 年），后者开创余氏一脉。

孟河马氏，始于明末马荣成。马荣成原籍安徽，本为蒋姓，入赘于太医院马院判后改为马姓，他继承并开创孟河马氏世医家族，后代均有行医者，传承至马冀良（1921—2003 年），共有十二世。其中以七世马省三（1780—1850 年）、九世马培之（1820—1903 年）医名最为显赫。马省三以医治疮疡见长，亦精通内科。马培之为马省三之孙，随马省三学医 16 年，精通内、外、喉三科，以外科见长而以内科出名，被誉为江南第一圣手，早年行医于孟河，咸丰十年（1860 年）太平军攻克常州之后，举家北逃行医。1880 年，马培之进京为慈禧太后治疾，后赐其"务存精要"匾额，当时人称京城三大名医之一，进一步扩大了孟河在全国的影响力。返回孟河后，又至苏州、无锡等地行医。马培之的医术不仅传于本姓族人，也传于他姓。如巢氏家族中的巢渭芳为其门人，丁氏家族中的丁甘仁以女婿身份受教于马培之。另有无锡名医邓星伯、丹阳名医贺季衡等，现代江苏名老中医亦有多人为马氏再传弟子，如国医大师朱良春等人。

孟河丁氏，业医始丁甘仁（1865—1926 年）。丁氏祖先原籍丹阳，清道光元年（1821 年）迁入孟河。丁甘仁早年学医于堂兄丁松溪（费伯雄弟子），继而学医受业于圩塘镇的马绍成（孟河马氏外迁），19 岁娶马培之之女从而受业于马培之。丁甘仁兼受费、马二家的学术之精髓，1884 年行医于苏州，1890 年开始悬壶于上海。丁甘仁在上海时与全国名医交往密切，与汪莲石、唐宗海、恽铁樵、余景和等人交往密切。1916 年，丁甘仁与上海名医夏绍庭（1871—1936 年）创办了上海中医专门学校（上海中医药大学之前身），同乡谢观（1880—1950 年）任第一任校长。丁甘仁对中医教育进行改革，为现代中医教育奠定了基础，先后培养出程门雪、秦伯未、张伯臾、章次公、严苍山等一大批中医名家，分布于全国各地，扩大了孟河学术在全国的影响。1918 年丁甘仁开设了沪南、沪北两所广益中医院和一些慈善诊所，1925 年又创办了上海女子中医专门学校。

丁甘仁有三子。长子丁元钧早逝，丁元钧之子丁济万（1903—1963 年）学医于丁甘仁，并于丁甘仁逝世后接管上海中医专门学校。丁济万之幼子丁景源（1930—1995 年）移居美国，推动了中医在海外的传播。丁甘仁次子丁元彦（1886—1978 年）及其子丁济华、丁济民、丁济南均以医为业，其中丁济民之子丁一谔为孟河丁氏第四代在国内的最后一位传人。

孟河巢氏有两支，一支为巢沛山开创，常称为"上海巢氏"，从第二代开始即迁徙至上海行医，约有四代人。其中巢崇山（1843—1909 年）、巢松亭（1869—1916 年）叔侄为孟河中较早东行至上海的医家代表。巢崇山擅长内、外科，并以针刀治疗肠脓疡闻名沪上。另一支源自巢渭芳（1869—1929 年），这支"孟河巢氏"四代人从未离开孟河行医。巢渭芳为马培之的弟子，精于外科，其子孙门人多在常州地区从事医学活动。

费、马、丁、巢四大家族在孟河地区虽各自为系，但作为同乡，经过数百年的发展，通过广泛的通婚、师徒等方式建立了密不可分的关系，其学术思想也相互交流，共同发展。如费氏家族中，费伯雄之孙费承祖为马培之的外甥。巢氏家族中，作为马培之弟子的巢渭芳，自他开端的"孟河巢氏"之学说乃源自马氏。丁氏家族中，丁甘仁早年为费伯雄的再传弟子，后又学医于圩塘马绍成，成为马培之的女婿之后，更深得马氏真传。中年以后受"上海巢氏"的巢崇山之邀，去上海发展，创办上海中医专门学校的过程中，更是得到了同乡谢观、恽铁樵等人的帮助。丁氏家族在上海为中国医学做出的贡献，更是费、马、丁、巢四大家族乃至其他孟河人的集体力量所促成。

（2）孟河医派的东行：

明末清初至乾隆、嘉庆年间为孟河医派的形成期。费尚有定居孟河、马荣成入赘孟河为婿，费氏、马氏家族的医学事业就此开始，善治伤寒的法氏家族、外科为重的沙氏家族开始外迁于他地行医，而巢氏亦在孟河医学繁荣的背景下加入了世医的行业。清道光、咸丰、同治年间为孟河医派的鼎盛时期，当时孟河地区名医云集，学说思想逐渐形成，特别是通过费伯雄、马培之赴京为皇族治病，孟河医派进一步扩大了在全国的影响。除此二人外，费家的费兰泉，马家的马省三、马文植、马日初，巢家的巢沛山等人均为名动江南的名医。孟河医家医名在外，吸引了各地病患前来诊治，正如《光绪武进阳湖县志》所云"小小孟河镇江船如织，求医者络绎不绝""摇橹之声连绵数十里"，可见当时孟河医名之盛。孟河镇上更是药铺林立，仅200余户的孟河小镇，就有益生堂、灵济堂、仁济堂、费德堂、天生堂、同德堂、聚德堂、泰山堂、儒德堂等10家药铺自北向南一字排开，其中费德堂、益生堂为费氏家族所有，聚德堂为马氏所有。小小孟河一时间成为江南医学重镇，吸引本地及外地的青年人拜师学艺，加入中医行业。

清咸丰年间，太平天国运动兴起，作为江防要塞的孟河镇遭受战乱，为躲避战乱之苦，民众、医家举家外逃，孟河地区的医学盛景开始衰退。为了寻求发展，孟河医家开启了他们的东行之路，东行至常州、无锡、常熟、苏州、上海等地，甚至远渡至海外发展。其中，丁氏家族的丁甘仁东行沪上，开启了近代中医教育的改革。

巢氏家族中"上海巢氏"一脉，乃为孟河医家东行之先行者，巢崇山最晚于1859年（约为太平军攻克南京之后）便已在上海开设门诊，其侄巢松亭等人皆开业于上海。通过多年的发展，"上海巢氏"为其他家族东迁沪上奠定了基础。

马氏家族中，九世的马培之为躲避战乱，先是渡江北上，战乱平息后返乡，1883年前往苏州马医科行医，后又迁往无锡、上海等地，最终定居安老于无锡。十世的马书常、马良伯、马钧之、马洛川等人早于马培之之前便已经迁居无锡。马培之的门人无锡邓星伯、丹阳贺季衡、常熟周憩堂、常州金宝之、无锡沈奉江等人后均返回故里行医，并后有传人，将马氏医术发扬至江南各地。

费氏家族中，七世的费伯雄在太平天国战乱后渡江北上至泰兴，在泰兴编撰成《医醇賸义》等著作。费伯雄之孙费绳甫作为费伯雄指定的家族传人，最初行医于孟河。1894年因投资盐务失败，为偿还债务，不得已迁居上海行医。费绳甫的四个儿子中，长子费保雍行医于苏州，二子费保初及后代费守谦看护祖宅，一直行医于孟河，三子费保纯、四子费保铨则随父亲一直悬壶于沪上。费氏的第十世中费子彬（1890—1981年）早年以治疗高血压与肠炎闻名沪上，新中国成立前便已前往香港行医。费绳甫的女婿徐相任，十一世的费益人、费赞臣，十二世的费季翔均悬壶于上海并各有成就。在费氏的门徒中，陈虬将费氏学术思想传播至浙南一带。师从于费伯雄的屠坤，其传人及门人众多，在常州地区开创屠氏世医一脉，屠坤之孙屠揆先更将费氏的学术传至香港、日本等地。学于费兰泉的晚清名医余听鸿，早年是费家天宝堂的学徒，中年后迁至常熟开创了余氏一脉。

丁氏一系中，丁甘仁作为丁氏家族的开创者，早年于孟河行医，1884年迁居苏州悬壶。1894年，经巢崇山推荐，丁甘仁于上海仁济善堂施诊，成名之后在福州路创办了诊所。1916年，丁甘仁与朋友、上海名医夏绍庭一起创办了上海中医专门学校。上海中医专门学校推行中医教学改革，以"昌明医学，保存国粹"为办学思想，将西方教学模式与中国传统教育模式相结合，促进中医的进步，为中医教育的现代化奠定了基础。上海中医专门学校30届，共有毕业生869人，这些毕业生多为新中国成立后中医建设的支柱人才，将孟河的学术传播至全国各地。而丁甘仁的后人更是将孟河医学传至香港及海外。

丁氏的医术可以说是四大家族中传播最广的，而丁氏的医术源自于费、马、巢三家。可以说丁氏的医术传播实为孟河医学的传播，作为孟河医派后期领军人物的丁甘仁，不仅继承和融合了孟河四大家的学术思想，推动了孟河中医学说的进步和传播，并为中医走出近代困境和推动近代中医教育的变革做出了杰出的贡献。

（3）孟河医派对后世的影响：

孟河医派具有世医相传久长，各家名医辈出，相互取长补短，诊疗采各家学说之长，多数名医内、外、妇兼治，擅长著书立说等特点，为后人留下了宝贵的医学经验，也产生了极大的影响。正如丁甘仁在其著作《诊余集》中所言，"吾吴医学之盛甲天下，而吾孟河名医之众，又冠于吴中"。在近代中医的发展历史上具有承前启后作用的孟河医派，人数之多，影响之大，对近代中医教育的贡献之巨，无愧于近代中医第一流派的称号，孟河医派也是清末之后中国中医药事业新发展的核心群体。

有人认为，孟河医派最杰出的成就在于在近代中医遭遇困境的时期，以"昌明医学，保存国粹"为办学思想，创办上海中医专门学校及神州医药总会等，推动中医教育的改革，广泛培养中医人才，为新中国成立后中医临床、中医教育的复兴播下种子。作为近代中国中医药事业薪火相传的群体，孟河学人中大部分人都为新中国成立后江苏、上海乃至全国中医界的中坚力量，上海中医专门学校最后演变成现在的上海中医药大学，同时现代中医教育模式也基本遵循当年所倡导的西方教育与中国传统教育相结合的教育模式，可以说孟河医派开创了中医教育的新模式。当年孟河学人创办的学术团体、《中医》杂志，也在不同程度上促进了近代中医学术的传播和交流。

同时，孟河医家在不同时期培养的门人，返乡之后为当地的中医药事业做出了贡献，并形成诸多中医世家，如镇江的大港沙派、常州的屠氏世医、常熟的余氏世医、丹阳的贺氏，以及当代国医大师朱良春一脉等。可以说近代江苏地区、上海地区的医家大多与这些中医世家有着不同程度的联系。

从学术上看，孟河医家大多遵循费伯雄提出的"醇正和缓"的临证思路，较为推崇李东垣温补脾胃、朱丹溪壮水养阴之法，主张"和治""缓治"，具体表现为"立论以和缓平正为宗，治法以清润平稳为主"。同时继承吴门医派的学术思想，熔伤寒温病于一炉，突破伤寒与温病分立的格局，创立寒温融合的辨证体系。

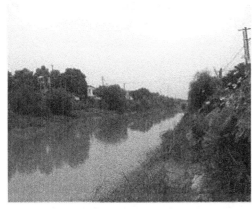 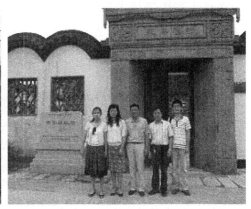

孟河现景　　　　　　　　　　　费伯雄故居

在不同时期，孟河医家留下诸多医学著作，其中费伯雄、费绳甫撰有《医醇賸义》《医方论》《食鉴本草》《本草饮食谱》《食养疗法》《怪疾奇方》等，马培之撰有《马评外科证治全生集》《医略存真》《外科传薪集》《外科集腋》《马培之医案》《伤寒观舌心法》《药性歌诀》《青囊秘传》《纪恩录》等，巢崇山撰有《巢崇山医案》《玉壶仙馆外科医案》《千诊秘方选》，巢渭芳撰有《巢渭芳医话》，丁甘仁撰有《药性辑要》《脉学辑要》《诊方辑要》《喉痧症治概要》《孟河丁甘仁医案》等。这些著作对内、外、喉科的发展都做出了一定的贡献，特别是孟河医家广泛编纂医案医话类著作，倡导的医案教学的培养方法，对现代中医教育方法有着很好的启迪作用。

孟河医派从形成到今天，300年间传承从未间断，今天孟河四大家的许多后人依旧从事中医药行业，为中医药发展贡献力量。孟河医派是一个庞大的医家群体，但却又不同于吴门医派、新安医派等中医流派，孟河医派在地域关系上保持着一致，其学术传承上亦脉络清晰，有源可循。除了孟河之外，没有哪一个地区出现过几大医学世家同时出现且相互交叉并存的现象。历史上的医学世家很多，但随着时间的流逝和空间的更迭，大多数医学世家被历史的尘埃所湮没，而唯有孟河医派这个群体各个分支代有传人而至今不衰。因此，孟河医派的发展历史及其传承经

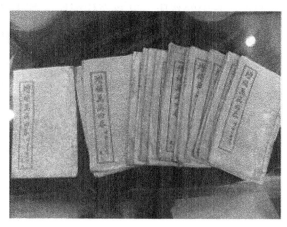

孟河医家部分医书

验，对于现代中医药的继承发扬及传承有着重要的借鉴意义，值得深入研究和挖掘。

3. 金陵医派

"金陵"是南京的古称，山峦环抱，湖川偎依，自然条件优越，物产丰富，是一座历史文化名城，中国七大古都之一。公元3世纪以来，先后有东吴、东晋和南朝的宋、齐、梁、陈（史称六朝），以及南唐、明、太平天国、中华民国等10个朝代和政权在这里建都立国，留下了丰富的民族文化遗产。

金陵历来医家云集，清末民初的"三卿一石"（随仲卿、朱子卿、武俊卿、王筱石）、民国时期的"金陵四大家"（张简斋、张栋梁、杨伯雅、随翰英），擅治各种疑难杂症，被称为"金陵医派"。

（1）金陵医派的代表人物——张简斋：

金陵医派的代表人物张简斋为民国时期颇有影响的中医，也是当时首都南京的"首席名医"。世居南京秦淮鞍辔坊的张氏医术一脉传承，至张简斋一代形成的"国医医术"，在民国时期盛极一时，曾被尊为"当代医宗"，冠盖满京华。

张简斋，字师勤，祖籍安徽桐城，但在1880年张简斋出生时，张氏迁居南京已有数代，前辈皆行医。张简斋16岁时曾参加科举，为前清末代贡生（拔贡）；17岁时在其父张厚之的指点下专攻岐黄术，已有志于用医道济世利民；25岁时，

清廷下令废除科举考试，于是他更加潜心承继家传医道。

张简斋年过不惑时，尚未成名，求诊者寥寥无几，以致举家食粥，家境甚为清贫。1925 年春夏之交，南京瘟疫流行。当时习惯用清凉方药作对治，成效都不显著。张简斋另辟蹊径，用小柴胡汤法以求和治之，又以辛温宣散之法，使不少病人立起沉疴，从此一举成名，短短几年时间内便蜚声医坛了。当时，张简斋和南京的另一位名医张栋梁并称"南京二张"，与北京的一位名医施今墨有"南张北施"之誉。

当时张简斋每天的门诊量达百余人。因病人太多，有时他不得不同时给 3 个病人看病：左、右手分别替两人切脉，口中则报出前一位病人的药方让侍诊门生抄录，最后处方再由他亲自审正。如此手到病知，药到病除，因此被时人称为"医林奇才"。

由于张简斋每天的应诊量多，故门诊收入也颇丰，有时大约可达政府部门 10 个科长月薪之总和。张简斋出诊时，对有交情的显贵一般是不收诊金的，但逢年过节时，这些显贵们馈赠张简斋的礼品也颇为可观。

张简斋既给高官看病，也施诊于平民百姓，还对一些赤贫者长期实行免费看病，他每天送 10 个号在街头向贫病者分发。有时张简斋还在他的处方笺上批明贫病者免费送药，其药费皆由药店每月到他家中结算。张简斋常常训诲弟子与家人："积善之家庆有余。医生济世救人，以德为先。"在南京时，每当岁末年尾，张简斋也总要带上全家子弟，随同他到街口散发米票、零钱，夏天则施药茶水。

1929 年，全国中医界奋起反对西医余云岫提出的"废除中医"提案。平日温和谦让的张简斋也积极参与了中医界的这次义举，他多方奔走，向主张维护中医的政要权贵陈情，寻求支持。最终，这场论争中医获得了胜利。

1931 年 8 月，国民政府核准成立了中央国医馆，并在南京召开了第一次代表大会，张简斋被推选为首届常务理事，当时的张简斋已过知天命之年了。

张简斋与西医有意无意的"较量"其实有很多。例如当年设在重庆歌乐山的中央医院是具有最高权威的西医院，而对中医却是藐视的。有一次，一个住院病人病危，医院准备送其进太平间，后来张简斋被病家请去用中医医术抢救，居然起死回生。这件事当时弄得中央医院十分尴尬。

陈立夫在其回忆录中记述了一段关于张简斋的精彩回忆："有一位同事患腹膜炎症，发高热。医生束手，诊断只有六小时可以维持生命。刚巧名医张简斋来访，我就一把拖他去医院。他说尚有一线希望，开了方，煎了药。我就用热水瓶带给他吃，居然热度降了下来。我去医院，医生很奇怪！我向他报告经过，并向他道歉说：'我不该将中药带进医院，不过救命如救火，死马当作活马医罢了！'你们猜猜这位医生怎么说？他说：'这不是中医的效果，是上帝不要他罢了！'呜呼！世界上竟有如此不重事实的医生，成见之深竟至如此！"

1934 年，54 岁的张简斋偕同南京著名医家随翰英、张栋梁、郭受天、杨伯雅等南京中医界名流捐款筹办成立私立南京国医传习所，以求培养中医后继人才。后经市长石瑛的批准，将南京保泰街北极阁下的三皇庙东西一带的 17 亩地产（地处中央国医馆旁）作为该传习所的产权，并请陈立夫、焦易堂为董事长。当时教职员工已达 20 人，招得学生百余人。所授课程有：国医基础课（由郭受天执教）、儿科（由随翰英执教）、外科（由张栋梁执教）等，还教授一些西医课程，张简斋亦亲自执教。该校特别规定，学生毕业前，须到上述这些名中医的诊所去实习，经考核后方能毕业。同时，中央国医馆的前辈们又积极集资筹建中央国医院。可惜不久日寇大举侵华，抗战爆发，一时壮志难酬也。

张简斋的国医国术在 2007 年入选南京首批市级非物质文化遗产名录。虽然张简斋这个名字现在很多人都觉得陌生，但 20 世纪 30 至 40 年代末，他是妇孺皆知的"张国医"，政要们也以结交他为荣。作为金陵医派的奠基人，他高超的医术更是演绎出了诸多近乎传奇的故事。

张简斋身材瘦矮，右脚微跛，其貌不扬，但记忆力极强，精力充沛。他的生活习惯也与众不同：一般中午起床，然后吃点心与抽烟，接着开始应诊，一直到晚上 10 时。"午餐"时间实际上已在傍晚了，且常在医案上将就吃完，通常就是四碟小菜加二两面条。结束门诊后，张便上楼吃晚饭、抽烟，约 2 小时后，即夜半12 时又开始出诊。关于出诊，他一般预约好，按远近路线依次上门为人看病，一直到快天亮才悄然回家歇息，有时甚至和衣而睡。

在当时，不少民国政要都是张简斋的常客。1933 年，张简斋曾以两剂药治愈了时任国民政府主席林森的隐症，林森亲书"当代医宗"一匾相赠。1941 年夏天，他还为宋美龄治好了久治不愈的胃疾。1943 年，时任抗日远征军司令的陈诚胃病复发，亦曾延请张简斋乘飞机赴昆明诊治，一周内就治好了。1945 年，张简斋又曾以三剂中药治愈过行政院长宋子文的腰痛症，本来藐视中医的宋子文就此也不好意思再瞧不起中医了。

据说，当年蒋经国曾公开说过这么一段话："人只怕没有真才实学，如有了真正的本领，是不怕人家不知道的。譬如张简斋医生，你如果要坐黄包车去看病，只要说一句到张简斋那里，用不着说地点，车夫就会飞快地把你拉到他门口。"这是实话。在 20 世纪 30 年代的南京，问路边穿开裆裤的儿童，都能不约而同地指说张简斋"张国医"的住所——"鞍辔坊"。

抗战胜利后，65 岁的张简斋由儿子张祖森陪同，乘飞机返回南京，结束了 8 年的流亡生涯。此后张简斋依然在城南鞍辔坊旧居悬壶应诊，也继续举办国医传习所，希望中医能绵绵不绝于世。

1947 年中共代表团从南京北撤回延安前夕，周恩来与邓颖超还特地赴城南鞍辔坊的张氏寓所，与张简斋话别辞行。

1948 年，已 68 岁的张简斋乘火车离开了南京，此后再也没有返回故里，再也没有见到故居鞍辔坊一号诊所的那些青砖黑瓦。

张简斋是位儒医，生平也喜欢与当时文人墨客往来。于右任曾于 1948 年集宋人陆游诗句"风云未展康时略，天地能知许国心"书赠张简斋。这年秋，国内著名词曲家卢前又曾集李煜、范仲淹二人名句，写成楹联赠送张简斋："故国不堪回首月明中，芳草无情更在斜阳外。"他们好像都无心地预测了张简斋的人生结局。1950 年 7 月，张简斋这位金陵大医家在香港溘然长逝。

（2）金陵医派的学术特点与传承：

张简斋一生行医 50 余载，他精通《内经》医理，博采各家所长，有着极为丰富的临床经验，兼通临床各科，尤善治疗疑难杂症，诊断正确，用药大胆，敢于创新，先后创立"温病"治疗原则和思想，以及"下虚受风"证和治病固护脾胃的学术见解，经验独到，因此临证治疗每收奇效。

金陵医派在承袭张氏医理宗学的基础上，结合明代王肯堂、吴鞠通"温病学派"、清代叶桂（天士）的学术思想而自成一体，形成独具特色的理、法、方、药，医理精深。张氏在学术思想上，宗"人以胃气为本""胃者，水谷之海"，以及"得谷者昌，失谷者亡"等经旨，崇尚"胃以通和为贵"的主张。同时，张氏医术也是重视养生保健康体的国医医术。

被称为金陵"四大弟子"的侯席儒、汪六皆、濮青宇、傅宗翰为张氏嫡传，同为今南京市中医院的创始人。他们对张氏医术起到了上承下传的作用。今日南京市中医院的多位名老中医均为他们的弟子、传人。他们中有的弟子已成为国家级、省市级名老中医，学术成就硕果累累。

侯席儒（1894—1982年），张简斋为其五姨夫，16岁随张简斋于南京市鞍辔坊习医帮诊，时间长达8年。24岁开始在门西谢公祠、水斋庵自行开业，深得张氏医术精髓，也深受病人爱戴，每日门诊应接不暇。

汪六皆（1899—1975年），为张简斋弟子之一，深得张氏真传，曾在南京同仁街开业悬壶，秉承了张简斋"用药轻灵、兼顾脾胃"的特点。据史料记载，国民党元老戴传贤因失眠宿疾久治不愈，请汪六皆诊治，付药两剂即愈，传为佳话。戴传贤亲题"张简斋大门人汪六皆大夫方脉"，并制匾赠送，以示感恩。

濮青宇（1910—1967年），原名齐秀，出身于中医喉科世家。早年师从南京名医随翰英，后又随名医冯端业习医，又得岳父张简斋授业指导。濮氏熟读经典，善于临床，擅长内科、喉科。临证用药博采诸长，讲求实际。在内科方面，尤精脾胃，制方有治疗胃痛的"连苏饮"。

傅宗翰（1917—1994年），出身于中医世家，天资聪慧，记忆超人，后又师从张简斋，因其勤思善悟，故深得张氏赏识。从医50多年，擅治内、妇疑难杂证，著有《傅宗翰医术集锦》一书，书中记载了他的学术思想与临床经验。

张氏一脉传承至今，其亲授弟子不下百人，他们以南京为中心，分布在四川（以重庆为主）、贵州（以贵阳为主）、上海、安徽、武汉、广州、香港、台湾、东南亚及美国等地。如关门弟子王问儒为江苏省中医院的创始人之一，弟子曹渭渔为老鼓楼医院的创始人之一。他们都继承了张简斋传授下来的独特中医理论，也一直在努力使张简斋的国医医术得到全面的传承和弘扬光大。

4. 山阳医派

山阳医派是产生于今江苏省淮安市楚州区的一个地域性医学流派，学派形成于清代乾隆、道光年间。因楚州区为当时的山阳县，故名"山阳医派"。

（1）山阳的历史文化：

淮安市楚州区位于苏北平原中部，京杭大运河纵贯南北，苏北灌溉总渠横穿东西，东与阜宁、建湖二县相连，西与洪泽县、清浦区相接，北与涟水县、清河区相邻，南与宝应、金湖二县相通。

楚州区拥有 2 200 多年区域中心史，数个朝代的州、府、路、郡、县治所驻于楚州城，现楚州城区仍有保存完好的淮安府署遗址，该遗址为全国现存体量最大的府衙遗址。

春秋时，楚州属吴、越，战国时属楚。秦始皇统一中国后，设置淮阴县，地域包括今楚州部分地区。西汉元狩六年（前 117 年）设置临淮郡，划淮阴县东南建射阳县，此为楚州建县之始。东汉建武十五年（公元 39 年），光武帝刘秀封皇子刘荆为山阳公，楚州前名"山阳"始见。东晋义熙七年（411 年），设置山阳郡及山阳县，治所在山阳县。南北朝齐永明七年（489 年），设置淮安县，"淮安"之名始见。此后，淮安一直是郡、州、军、路、府的治所。隋开皇三年（583 年），始设楚州，淮安成为州治所。唐宋时建置未变，先后领山阳、宝应、盐城、盱眙、涟水等县。到了南宋，以淮河为界，南北对峙，淮安成为南宋边陲重镇，朝廷设立的涟水军镇抚使、淮东安抚制置使、京东河北镇抚大使、建安抚司公事均驻节淮安。元、明、清三代，淮安的政治地位又有上升。元至元十四年（1277 年），淮安设总官府，府治在山阳县，领山阳、淮阴等 7 县。不久又升为淮安府路，领海宁州、泗州、安州 3 州及 8 县，其范围占大半个苏北及安徽省的一部分。元至正二十六年（1366 年），朱元璋收复淮安，改淮安府路为淮安府，治所仍在山阳。这一设置直至清末未变。民国初，废淮安府，改山阳县为淮安县。1988 年 2 月，撤销淮安县,设立淮安市(县级市)。2001年2月,地级淮阴市更名为淮安市,县级淮安市撤市建区,更名为楚州区。

周敬王三十四年(前486年),称雄东南的吴王夫差为北伐中原,开凿了邗沟,连接长江、淮河,以利军事运输。邗沟即京杭大运河的前身,它的开挖成功,在长江和淮河之间架起了桥梁,便利了南北交通,加强了中原地区和江南地区政治、经济和文化的联系。隋唐以来,楚州逐渐成为南北水运的枢纽及漕运、盐运的中心,鼎盛时期与杭州、苏州、扬州并称为"运河四大都市",后来成为苏北的政治中心、江淮的军事重镇。大批理漕官吏、卫漕兵丁、盐务、税务和官员驻扎楚州,商旅往来不息,直接促进了楚州的繁荣。

淮安地形以平原为主,气候温和,四季分明。境内河渠纵横,水网密布。适合农业种植及水产养殖,是重要的产粮区。另外,淮安的手工业在唐代就很兴盛。所产赀布、苎布、孔雀布被征为贡品。明清时,纺织业、酿酒业、铸造业、造船业都很发达。尤其是漕运和盐运的发展,带动了淮安造船业的兴盛,淮安成为全国最大的造船基地之一。

经济的发展必然推动文化的繁荣,楚州是全国历史文化名城,自古至今,名人辈出。军事家有汉初三杰之一的韩信;文学家有汉赋的创始人枚乘、枚皋父子,"建安七子"之一的陈琳,唐代诗人吉中孚、赵嘏,北宋"苏门四学士"之一的张耒,明代著名传记小说集《剪灯夜话》作者瞿佑,《西游记》作者吴承恩等。施耐庵在楚州著书《水浒传》,刘鹗于此完成清四大谴责小说之一《老残游记》。宋代巾帼英雄梁红玉,明朝抗倭名将沈坤,清代民族英雄关天培,历算家卫朴,"扬州八怪"之一的著名画家边寿民,专治温病的医学家吴鞠通等,均为楚州人。楚州还是新中国的缔造者之一、一代伟人周恩来的故乡。

楚州教育发达,在历代科举考试中,出过3名状元、2名榜眼、3名探花、286名进士。北宋著名诗人张耒及3个儿子皆中进士,世称"一家四进士",为世所罕见。历代官至尚书以上者就有11人。

淮安作为文化名城,历史上文人通医者颇多,或先儒后医,或亦儒亦医,如上文提到的文人多精医,枚乘、张耒、杨介、韩达哉、刘鹗、胡焌等。为吴鞠通

《温病条辨》作序的礼部尚书汪廷珍，本人即通医学。汪廷珍（1757—1827年），字瑟庵，江苏山阳人。12岁丧父，由母亲程氏抚养成人。于乾隆五十四年（1789年）中一甲第二名进士。官至礼部尚书，卒谥文端。著有《实事求是斋诗文集》。吴鞠通《温病条辨·自序》中说："吾乡汪瑟庵先生促瑭曰：来岁己未，湿土正化，二气中温厉大行，子盍速成是书，或者有益于民生乎！"可见汪氏对运气学说及温热病理论有很深的认识，他所作的序文一如医家之论。

有"神医"之称的边大浚，为清雍正乾隆年间山阳人，画家边寿民之弟，也是著名书法家，淮安府学名联"马上文，胯下武，枚里韩亭，彪炳经纶事业；石边孝，海底忠，徐庐陆墓，维持名教纲常"就是其手笔。这副对联是淮安特有的，联中表彰了枚皋、韩信、徐积、陆秀夫四个淮安人，因而常常为人称道。还有为漕运总督董讷所撰一联曰："黄河水滚滚而来，文应如是；韩信兵多多益善，学亦宜然。"

清初山阳人任瑗为著名学者。少年时，因祖母痼疾，研读医书，延名医至家，一起辨证诊治，遂精通医术。著有《伤寒辨正》，辑录膈噎、痛痹等治例十二则，名之曰《赤泉元筌》，载于《楚州丛书》。

（2）山阳医派的名家与学术：

楚州政治、经济、文化的发展也促进了医学的兴盛。楚州的中医源远流长，历代名医辈出，上可追溯至汉代，至清代发展至鼎盛状态。据不完全统计，楚州历代名医约有230多人，在学术上各有建树；医学著作有80多部，尤其是清代著名温病学家吴鞠通的《温病条辨》，影响巨大，山阳医家奉之为圭臬。这些使当地医学得到了空前的发展，造就了大批著名医生和医学世家，形成了以吴鞠通为宗师、以楚州为中心的山阳医派。在清末民初鼎盛时期，山阳医派与苏州吴门医派、常州孟河医派齐名，有"南孟河，北山阳"之说。

1）清代之前：

汉代辞赋家枚乘，淮安河下人。他精通医理，著有作品名篇《七发》，是淮安医家的最早记录。该篇中针对楚太子的病情，精辟地阐述了奢侈安逸、食色享乐对身体的危害，富有深刻的养生道理。先后通过音乐、饮食、车马、游乐、狩猎、观涛等方面的精彩描绘，引导楚太子心理产生变化，并最终达到了身体汗出病释的治疗效果。该篇不仅文辞华丽，而且神于医理，让人拍案叫绝。

张耒（1054—1114 年），字文潜，号柯山。原籍亳州谯县（今安徽亳州），后迁居楚州淮阴（今淮安市淮阴区西南）。北宋晚期著名文学家，"苏门四学士"之一，兼精医学。

宋代儒者有通医之风，苏轼本人即通医药，作为苏轼的学生，张耒亦娴医药，尝自编《治风方》一卷，集 32 方。与当时名医庞安常相友善，二人经常一起探讨医理，并为庞安常《伤寒总病论》写序、跋。张耒有《药戒》一文，先论痞证误治、正治之法，颇类明代薛己之论，非老于医者不能言此，并借治痞之得失以讽秦暴政之失，正所谓医人医国、良相又良医也。

张耒对养生颇有研究，提倡"饱生众疾，节食养生"。他在《明道杂志》中写道："世言眉毫不如耳毫，耳毫不如老饕，此言老人饕餮，嗜饮食，最年老之相。此语未必然。某见数老人，皆饮食至少。内侍张茂，则每食不过粗饭一盏许，浓腻之物，绝不向口，老而安宁，年八十而卒。食取补气，不饥即已，饱生众疾，用药物消化，尤伤和也。食少则脏气流通而少疾。谚曰：夜饭少吃口，活至九十九。"在此书中，张耒还详述了河豚的辨别，食河豚之害和中毒救治措施，提示时人不应贪味而枉死。

《淮阴人物传略》载："张耒兼有医名。其子张秬、张秸、张和，皆中进士，以一门四进士而盛传至今。"

在张耒的数千首诗歌中，有不少关于医药的诗，这与他娴于医药不无关系。兹选录几首：

《菝葜》：江乡有奇蔬，本草记菝葜。驱风利顽痹，解疫补体节。春深土膏肥，紫笋进土裂。烹之芼姜橘，尽取无可辍。应同玉井莲，已过猫头苗。异时中州去，买子携根拨。免令食蔬人，区区美薇蕨。

《食蟹》：世言蟹毒甚，过食风乃乘。风淫为末疾，能败股与肱。我读本草书，美恶未有凭。筋绝不可理，蟹续牢如缄。骨萎用蟹补，可使无骞崩。凡风待火出，热甚风乃腾。中炎若遇蟹，其快如霜冰。俗传未必妄，但恐殊爱憎。本草起东汉，要之出贤能。虽失谅不远，尧跖终殊称。书生自信书，俚说徒营营。

《食杞》：江皋春气足，佳杞蕃新苗。老梄饱霜露，余滋发柯条。青青被修冈，若若缘空壕。僮归必盈筐，一杯劝尔劳。神农不吾欺，夸誉何忉忉。坚筋及奔马，莹目察秋毫。余功补阳干，清利胜菫椒。老臞天随翁，空斧无脂膏。饭成资尔荐，长对颜家瓢。

杨介（1060—1130 年），字吉老，北宋泗州（今江苏泗洪东南）人，寓居楚州。杨介出身于世医家庭，自幼聪明，举孝廉不就，立志学医，曾就学于舅父——宋文学家兼医家张耒。杨介治病多奇中，据明代徐春甫《古今医统》记载，宋徽宗赵佶夏热饮冰解暑，寒凉伤脾，御医进以理中丸，多日不效。闻泗州杨介医术精湛，遣使征之入京。杨介仍以理中丸，以冰煎服立愈，遂名动京城。杨介治病奇闻，流传甚广，散见于医话和笔记杂著。

杨立之自广府通判归楚，喉中生痈，红肿溃烂，脓血如注，晓夕不止，寝食俱废，医者束手。适逢杨介来楚，立之二子登门延介往治。介至，并未诊脉，熟视良久，曰："不须看脉已得之矣。此疾甚异，须先啖生姜片一斤，乃可投药，否则无法。"子有难色，曰："喉中溃脓痛楚，岂宜食生姜？"立之曰："吉老医术通神，其言不妄，试取一二片啖我，如不能进，则屏去无害。"遂食之。殊有甘香，稍加益至半斤许，痛处已宽；满一斤，始觉味辛辣，脓血顿尽，粥饮入口，了无滞碍。明日招吉老谢而问之。对曰："君居南方，多食鹧鸪，此禽好啖半夏，久而毒发，故以姜制之。今病源已清，无服他药。"

南宋王璆《是斋百一选方》载：王定国患头风痛，至都梁（今盱眙古称）求名医杨介诊治。连进三丸，病失。恳求其方，则是用香白芷一味，洗晒研末，炼蜜丸如弹子大，每嚼一丸，以荆芥点腊茶送服，因是药出自都梁名人，遂名都梁丸。此药治头风眩晕，女人胎前、产后伤风头痛，血风头痛有效。

清《盱眙县志稿·人物》载："有富家子忽病，视正物皆以为斜，几案书席，以至书写尺牍，莫不为然。父母甚忧之，更历数医，皆不谙其疾，或以吉老告，遂以子往求治。既诊脉后，令其父先归。留其子，设乐开宴，酌劝无算，至醉乃罢。扶病者坐轿中，使人舁之，高下其手，常令颠倒转侧，久之方令坐榻而卧，达旦酒醒，遣之归家，前日斜视之物皆理正之。父母跃然而喜，且询治之之方，吉老云：'令嗣无他病，醉中尝闪倒，肝之小叶搭肺上不能下，故视物斜。今复饮之醉，再辗转，肝复位矣。'"

杨介以医术神奇，医名远播，为时人所重。宋代黄庭坚《山谷别集·杨子建通神论序》称："余有方外之友曰杨介，尝为余言《素问》《本草》之意。"且曰："五运六气，视其岁而为药石，虽仲景犹病之也。至于本草，则仲景深矣。余涉世故多，未能从介学之，衰老窜逐戎，瘴疠侵陵，生意无几，恨不早从杨君学也。"张耒亦赞医术曰："其方受仙圣，其效未易论。"杨介传医术于婿，清代陆心源《宋史翼》载："李子执师礼甚恭，后入赘为婿。介尽以精微授之，李子尽承其传。亦以医术鸣世，后以医科及第至博士。李植元秀即其从子也。"

杨介医学著作有《四时伤寒总病论》《伤寒论脉诀》《存真图》等。其中《存真环中图》影响较大，此书系人体解剖形态图谱。杨介仰慕黄帝时名医俞跗，能割皮解肌，湔浣胃肠，以祛百病。而当时医学对脏腑经络的解剖形态不甚清楚，乃参考诸书，厘正谬误，结合刑场犯人器官之实物所见，绘而成图，对我国古代人体解剖学做出了杰出的贡献。原书已佚，后世的《玄门脉诀内照图》《内外二景图》《针灸聚英》《针灸大成》等书都引用了该书的内容。

杨介家学渊源，通读经史，博览百家之书。所交游者皆当时文坛俊彦，如张耒、贺铸、吴则礼、吕本中等。南宋建炎四年（1130年）回泗州，不幸为盗贼所害，享年70岁。

潘思诚，元代山阳名医，人称古逸先生，父母为宋人，名氏不可考，隐于医。潘思诚承先世医业，益精其能。曾任淮安路医学教授，后退而行医。其后裔在明代从医者很多。潘思诚长子彦直，明初任淮安府医学正科，次子彦方亦业医，后世名医辈出。

元代名医还有吴心如，其编写的《伤寒赋》被朝鲜许浚编入《东宝医鉴》一书中。

明代楚州名医另有卢续祖，于明洪武五年（1372年）应荐至京，被题授御医，乃迄今所知最早的淮安（今楚州）籍御医。李应光，字思泉，性淳厚，精于医。

李氏家族世代业医，久著名于濠泗间，至应光，其术益精。活人无数，淮人重之。万表，曾任漕运参将、淮安总兵。精通医学，著有《济世良方》《万氏家抄方》。蒋彬，明淮安大河卫人，深通医理，在母亲汗闭危急之时，以艾灼其臂，使汗出而脱险。胡滕肤，明末山阳诸生，工诗擅书法，尤精岐黄，有一时之誉。

2）清代：

清代是山阳医学的辉煌时期，在乾隆年间，这里诞生了中国医学发展史上的著名医家、一代温病学宗师——吴鞠通。吴鞠通是淮安楚州河下镇人，自幼聪明好学，因父病不治而弃儒从医，十余年间，潜心医道，博览群书，深研精思，医术大进。乾隆五十八年（1793 年），京都大疫流行，吴鞠通以所学应用于临证，力挽危亡，愈者甚众，遂名噪京城。一生行医 40 年，屡起沉疴怪症，活人无数。尤其在温病学领域，集诸家之大成，著成《温病条辨》，创立了三焦辨证，为温病学的发展做出了卓越的贡献。在他的影响下，清代淮安名医迭出，"淮医"逐渐名闻天下。淮安文士顾竹侯在 1917 年为韩达哉《医学摘瑜》作序中云："吾乡襟淮带海，代产名医，自吴鞠通先生著《温病条辨》一书，发明伤寒、温病之异，与夫三焦受病治法之不同，嗣是医家始不囿于仲景之论，所以生枯起朽者，不知其几千人也。吴书既风行一时，淮医亦遂有声于世，乡后学缵承余绪，精益求精，卢扁名家不可偻指。"于是吴鞠通被后人尊为山阳医派的创始人。

吴鞠通父守让，字逊夫，为郡中庠生，以教书为业，里中弟子从学者甚众。吴鞠通自幼聪明好学，治举子业。在他 19 岁时，父亲生病一年多，不治去世，吴鞠通"愧恨难名，哀痛欲绝，以为父病不知医，尚复何颜立天地间"，于是自己购买了一些医书，伏案苦读。当读到《伤寒论·序》中张仲景"外逐荣势，内忘身命"的语句时，颇有感慨和启发，于是毅然放弃科举之路，一心一意地钻研医学。到了他 23 岁时，他的侄子巧官得了温病，初起表现为喉痹，外科医生以冰硼散吹喉，喉遂闭，然后又遍延诸时医治之，大抵不越双解散、人参败毒散之类外，对于温病的治法，这些医生都茫然未闻，后来侄子发展到发黄而死。吴鞠通因此时初学医，对此温病也未得要领，未敢贸然治之。

又过了三年，26 岁的吴鞠通来到京城，当时朝廷正在编修《四库全书》，需要大量人员参与，吴鞠通参加书籍的抄写、检校工作。在这段时间，吴鞠通有机会博览诸书，开阔了医学上的见识。

吴鞠通看到了明末吴又可的《温疫论》一书，初学之时，觉得该书议论宏阔，实有发前人所未发，遂专心学习。通过仔细研究，发现《温疫论》"亦不免支离驳杂，大抵功过两不相掩，盖用心良苦，而学术未精也"。于是又遍考晋唐以来诸贤议论，发现诸家各有长处，但皆非完书。可见吴鞠通读书用心之深。后来浏览《内经》《灵枢》《难经》等经典，才知医学之本源，对于仲景之《伤寒论》《金匮要略》也大加赞赏，认为学医必先通经典，于是专力研读，并以这些医学经典来衡量后世各家之书，合者存之，不合者弃之，而自己的学问也有了大幅度的提高。

通过10年的不懈努力，吴鞠通"进与病谋，退与心谋"，感觉自己于医学已有所得，然而仍未敢轻治一人，由此可见他认真负责的态度。乾隆五十八年（1793年），京都大疫流行，死于处理不当者不可胜计。吴鞠通感叹："呜呼！生民何辜，不死于病而死于医，是有医不若无医也，学医不精，不若不学医也。"吴鞠通诸友知其钻研医学10余年，见识不凡，强烈建议他一展身手。吴鞠通以其所学应用于临证，对于一些已经很严重的病人，竟然治愈了数十人，遂名噪京城。这一年，吴鞠通36岁，开始正式行医，并从此一发不可收。吴鞠通论医见地超出他医，闻者初存疑虑，然见其所医皆有奇效，乃大为惊服，遂相信他确有真才实学。

吴鞠通一生悬壶济世40年，以擅治温热病而闻名于世。另外，对于内科杂病、妇科、儿科、针灸等也颇有造诣。从《吴鞠通医案》中可以看出，他一生治病无数，活人无数。

吴鞠通强调"医以明理为要"，医理不明，徒诵汤头，只是按图索骥，一遇变化，则束手待毙。《医医病书》序中称："吴君鞠通，论甚豪，上下古今，了如指掌。"这正是他博览群书的写照。吴鞠通强调读书当首先读古书，所谓古书是指汉代以前的医学经典，如《神农本草经》《灵枢》《素问》《难经》《伤寒论》《金匮要略》等，经典虽然古奥难懂，费时费力，但只有读经典，才能明白医学本源，明其源，方能识其流，如此医术才能精纯。他批评当时医生大多"不读古书，安于小就，得少便足，囿于见闻，爱简便，畏繁重，喜浅近，惧深奥"，当时医生所读者不外乎"陶氏六书、《寿世保元》、李士材三书，汪切庵《本草备要》《医方集解》，吴又可《温疫论》。甚至只读《药性赋》《汤头歌诀》，便欲行医"，这样急功近利，只能学到皮毛而无法深入。

对于当时风靡大江南北的叶天士医案，吴鞠通给予了很高的评价，认为"远胜陶、龚、李三氏等书"，但若没有读古书的基础，就不能得其要领。当时很多人只是了解一点皮毛就以"叶派"自居。吴鞠通说："叶氏之书，本不易读，盖其书用古最多，读者不知其来路，不能领会其用意。而其书集于门人之手，往往有前无后，散金碎玉，不能全备，非其真有天分功夫者，不能读也。且不读《内经》《金匮要略》等古书，不知其妙，不能用也。"可见医学临证实践虽然重要，但必须有读书的功底，否则不知其所以然，只能沦为原地踏步的庸医俗手。吴鞠通以一介书生，初试临床便声名鹊起，正是10余年苦读精思的结果。

吴鞠通医术高超，医德更是他首先强调的，尝作"医德论"云："天下万事，莫不成于才，莫不统于德。无才固不足以成德，无德以统才，则才为跋扈之才，实足以败，断无可成。有德者，必有不忍人之心。不忍人之心油然而出，必力学诚求其所谓才者。"吴鞠通发拯救天下苍生的宏誓大愿，并以此为不断向上的动力，终成一代大医。时人朱士彦为之作传曰："君居心忠厚，笃于故旧，与人能尽言，处事悉当。闻天下有水旱盗贼，辄有忧色。论某某贤，某某不肖，无阿徇，岂独精于医哉！"

吴鞠通为人心正口直，性刚气傲，敢于坚持真理，不畏人言，又作"见理见事真切不恤人言论"一篇以表明自己的信念："下愚之人不恤人言，使下愚之人而恤人言，其奸盗不可行矣；上智不恤人言，使上智而恤人言，其天德王道亦不可行矣。未曾学问思辨而骤欲笃行者，孟浪人也。既能学问思辨而恤人言，不能笃行者，乃见义不为，无勇也。"对于那些只把行医当作牟利手段的时医，吴鞠通予以痛斥："或谓之买卖，或谓之开医店，可耻之极，遑论其他。且以市道论，杀人以求利，有愧商贾远甚。"正是因为吴鞠通刚正不阿，勇于担当，对时医之陋习毫不留情地予以指出，"遇俗医处方之谬，辄疵之。所至辄避去，至病家交口訾君。

君据理直言，不徇人意，人皆惮之"，因此毁誉不一。有的医生因自身的狭隘产生嫉妒，有诟病之语，然而能识者皆深为叹服。

吴鞠通行医基本在京城，有时归乡祭祀先人，省亲访友，与淮阴名士丁晏、潘德舆、孔继嵘、名医杨福堂为至交好友。当时之文坛名流顾南雅先生身染燥疫，由吴鞠通治之而愈，赠以楹帖云：具古今识艺斯进，真世俗见功乃神。

吴鞠通的著作有《温病条辨》《医医病书》和《吴鞠通医案》三种，俱存。

《温病条辨》是吴鞠通的成名之作。温病是外感热病中的一大类，发病急、症情重、死亡率高。吴鞠通在临床中发现，当时医生大多错误地执伤寒之法以治疗温病，导致"死于病者十之二三，死于医者十之八九"。吴鞠通认为，伤寒与温病是截然不同的两种疾病，而温病在当时仍无系统的理论和有效的治疗方法。吴鞠通通过仔细研究历代相关著作发现，自仲景《伤寒论》问世以来，历代医家对于伤寒与温病的区别皆未能明了，"细考宋元以来诸名家，皆不知温病伤寒之辨"，以伤寒法治温病，

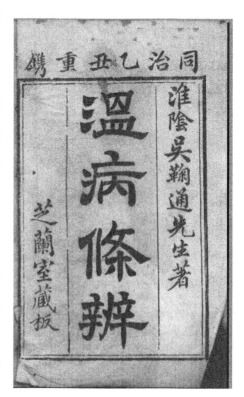

清·同治本《温病条辨》封面

自唐至今，千古一辙。如庞安常之《卒病论》、朱肱之《活人书》、韩祗和之《伤寒微旨论》、王肯堂之《证治准绳》、马宗素之《伤寒医鉴》、刘完素之《伤寒直格》、常德之《伤寒心镜》等书，非以治伤寒之法治温病，即将温暑认作伤寒，而疑麻桂之法不可用，遂别立防风通圣、双解通圣、九味羌活等汤，甚至于辛温药中加苦寒。当时医家宗张景岳、吴又可、喻昌三家为多，此三家于温病论述尚属较详。然而吴鞠通细察之后发现，张、喻立论出方，仍未脱伤寒窠臼；吴又可虽主张寒温区别，但对温病的病因、治法论述很不全面。后来

得见叶天士医案，谓其"持论平和，立法精细"，很可取法，但惜其立论过于简单，相关医案又散见于杂证之中，人多忽之。于是，他"抗志以希古人，虚心而师百氏"，远则"追踪乎仲景"，近则"师承于叶氏"，"历取诸贤精妙，考之《内经》，参以心得"，历时数载，写成了著名的温病名篇——《温病条辨》。

《温病条辨》六卷。该书仿照《伤寒论》体例，分篇列条，以条文和注解相结合的方式进行论述。卷首引《内经》有关温病的原文 19 条，以溯温病理论之源。卷一上焦篇，论述各种温病的上焦证治。卷二中焦篇，论述各种温病的中焦证治及寒湿证治，并在湿温中参论疟、痢、疸、痹等病。卷三下焦篇，论述各种温病的下焦证治，兼述温热之邪所致的便血、咳嗽、疝瘕、疟、痢、痹、疸等杂病。卷四为杂说，集吴氏医文 18 篇，分论和温病有关的病因、病机、诊断、辨证、治疗和善后等问题。卷五、卷六分别为"解产难"和"解儿难"，系结合温病理论讨论产后的调治和小儿惊风、痘证等。

本书结合叶天士"卫、气、营、血"理论，创立了温病三焦辨证学说。全书内容丰富，使温病学更加系统和完整，对温病学的发展做出了巨大贡献。该书流传极广，深得后世医家的重视和推崇，成为学习温病学的必读之书。

书成后，吴鞠通的同乡、礼部尚书汪廷珍为之作序，汪亦颇知医，对此书不吝赞美之辞。张维屏在《温病条辨》书后评价说："瑭在京治温病，全活甚众，于是采辑名贤著述，附以己意，阅十数载，考验而成此书……余观数月，见其苦心孤诣，缕析条分，诚治温病不可无之书也……然则医必先明伤寒，而后能明温病，既识伤寒，又不可不识温病，而是书于治温病，则固详且备矣。"

稍晚于吴鞠通的淮安清代医家李厚坤，把《温病条辨》一书改编成赋文，使该书内容脍炙人口，影响更加深远。

《医医病书》系医论、医话性质的专著，成书于 1831 年。顾名思义为针对医界临床诊治的通弊而作。吴氏在几十年的行医过程中，看到许多病人不是死于疾病，而是损于庸医之手，感到十分痛心。指出"生民何辜，不死于病而死于医，是有医不若无医也；学医不精，不若不学医也"。在书首自题词曰："病人之病，赖医人之医。医人之病层出不穷，将何以恤灾救患、捍卫生民哉？仲尼谓：工欲善其事，必先利其器。子舆氏谓：不以规矩，不能成方圆。医人者，规矩也；病人者，所制之器也。今将修规矩以成器，作《医医病书》。"

原书76条，多为辨析内科病证，议论临床诊治中易于忽略或临证要领之处。其主要内容可分为四个方面：一论医德、医术及医者之弊病；二论多种内科杂证的诊治；三论治疗原则和治疗方法；四论药物的性能与用药之道。讨论深透，言辞中肯，是临床参考必读书之一。

此书在当时未曾刊行，只有手抄本，后曹炳章从何廉臣处录存，并加以整理，于1915年由绍兴育新书局石印，收载于《曹氏医学丛书》之中。手抄本所论计有76篇，而曹氏所整理的石印本则有81篇。该书1985年由江苏科学技术出版社点校出版。

《吴鞠通医案》四卷，系吴氏晚年汇集其一生治验编成。该书按疾病分类，卷一为温病、伤寒医案，列病7种、医案72例；卷二、三为杂病医案，列病32种、医案197例；卷四为妇、儿科医案，列病16种、医案84例，是学习和研究吴氏学术思想的重要资料。

该书中医案记录完整详细，分析深刻精练，方药服法、疗效、加减变化均有详细的记载，堪称医案中上乘之佳作，体现了吴氏一丝不苟的治学态度。对临床医家有很高的参考价值。该书现存主要版本由浙江裘吉生于1916年刊出，1960年由人民出版社重印出版。

吴氏的学术思想和成就，集中反映在对温热病的认识和总结上。《温病条辨》一书不仅风靡一时，而且百余年来一直盛行不衰，有效地指导着温热病的临床实践和理论研究。

吴氏从病因、发病机制、传变方式、证候特点、治疗大法等方面，对伤寒和温病做了全面细致的区分，使后人不再寒温混淆。

吴氏首先从寒、温、风三邪的性质加以分析，指出温邪首犯太阴而寒邪先伤太阳。他认为，伤寒由毛窍而入，自上而下，始足太阳。足太阳膀胱属水，寒即水之气，同类相从，故病始于此。古来但言膀胱主表，殆未尽其义。肺者，皮毛之合也，独不主表乎？治法必以仲景六经次传为祖法。温病由口鼻而入，自上而下，鼻通于肺，始手太阴，太阴金也。温者，火之气；风者，火之母，火未有不克金者，故病始于此，必从河间三焦定论。吴氏还从《内经》八风理论受到了启发，认为风无定体，有冷冽之风和温暖之风的不同。

由于寒邪首犯太阳之表，阴盛则伤阳，故其传变必然是先表后里，先三阳后三阴，由太阳而后阳明、少阳、太阴、少阴、厥阴，诊治也必须遵循仲景六经辨证纲领。温热之邪从口鼻入而犯肺卫，是火来克金，先上焦而后中焦、下焦，诊治不当以六经分证法，而当用刘完素的三焦分证法。三焦和六经，一个横看，一个纵看，一横一纵，使温病的辨证完全脱离了伤寒的辨证体系，成为一个新的独立的辨证体系。他说："若真能识得伤寒，断不致疑麻桂之法不可用；若能真识得温病，断不致以辛温治伤寒之法治温病。伤寒自以仲景为祖，参考诸家注疏可也；温病当于是书中之辨似处究心焉。"

由于寒邪易伤人之阳气，温热之邪易伤人之阴液，因此在治法上也是截然不同。吴氏的寒热水火阴阳辨，为温病的治法提供了理论依据。吴氏认为："伤寒伤人身之阳，故喜辛温、甘温、苦热，以救其阳；温病伤人身之阴，故喜辛凉、甘寒、甘咸，以救其阴。"吴氏的这一认识，和叶桂的学术思想是完全一致的。

在辨明了伤寒与温病的区别之后，吴氏重点论述了温病三焦辨治的规律。他指出："温病自口鼻而入，鼻气通于肺，口气通于胃。肺病逆传，则为心包；上焦病不治，则传中焦，胃与脾也；中焦病不治，则传下焦，肝与肾也。始上焦，终下焦。"《温病条辨》中共讨论了 11 种外感病：风温、温热、温疫、温毒、冬温、暑温、伏暑、湿温、寒湿、温疟、秋燥。吴氏从四时气候不同的角度对这些温热病进行病因上的区别。三焦辨证就是围绕这些疾病进行具体论述的。但在临床上常常会出现不依次传变的情况，必须依照临床表现来分析和判断，不能墨守成规，按图索骥。

在温热病的治疗方面，吴氏较为全面地总结了前人的学术经验，强调"温热，阳邪也，阳盛伤人之阴也"，故温病始终以救阴精为主，而清热养阴为治疗外感热病的基本大法。并力避用药辛温之误及苦寒之误，提出上焦主以辛凉，中焦主以甘寒，下焦主以咸寒，从而制定出清表热三法、清里热三法、养阴三法。同时，他还提出了依据三焦不同部位的组方用药原则和注意事项，"治上焦如羽，非轻不举；治中焦如衡，非平不安；治下焦如权，非重不沉"。并告诫医者不可"治上犯中，治中犯下"。

另外，吴氏善于借鉴前贤的经验，结合临床实践而创制新方。如桑菊饮、银翘散、化斑汤、清营汤等，都是叶氏治温的经验方，后经吴氏临床采用，并为之确定方名。又如承气及复脉诸变方，悉宗仲景，又依据自己的经验而加减化裁。至于甘寒诸方，则更是源于《千金方》、朱丹溪、缪希雍等的治疗经验。正如吴氏所说："用古法而不拘用古方，医者之化裁也。"总之，吴氏在温病辨治中取得了很大的成就，但这些都是在前人经验的基础上发展起来的，他说："诸贤如木工钻眼，已至九分，瑭特透此一分，作圆满会耳，非敢谓高过前贤也。"这种虚心谦逊和实事求是的治学态度，值得我们认真学习。

继吴鞠通之后，清代山阳医派较为著名的医家还有李厚坤、刘金方、何金扬、韩达哉、刘鹗等。

李厚坤，字小亭，清代咸丰同治年间淮安县（今楚州区）河北镇人。少有大志，博览群书，尤精岐黄之术，痼疾沉疴，悉应手而愈，是以就诊者踵相接，户常满焉。尝言"医者，救民一道也"，无问寒暑昏夜，延之者无不应。遇有危难之症，诸医束手，李厚坤于疑似之间，辨之详审，投以方剂，药到春回，所全活者甚众。其于贫病者，哀矜备至。

李氏推崇乡贤吴鞠通之《温病条辨》，为了方便诵读记忆，将《温病条辨》编成《温病赋》一书，为后人学习吴鞠通《温病条辨》发挥了很大推动作用。民国文士杨彦和在《〈温病赋〉考》一文中称李氏"就《条辨》原文，由博返约，提要钩玄，演成《温病赋》，以便后学之诵读，其书虽不若《条辨》之风行一时，然江淮涟泗，北迄冀鲁，南泊镇扬，医界传抄，早已脍炙人口"。

李氏授徒，必择品行端正、聪俊勤谨者，始收录之，既授业则严加督课，不少宽假，时诲弟子曰："医以仁慈为怀，常存恻隐，临症审谛覃思，勿容粗忽。视人之病，如己之病，治人之亲，如己之亲。"李氏及门生弟子多知名之士，一时称盛。如学生韩达哉，曾为清代光绪年间太医院御医；学生蔡景阳、子李春台，均有"两淮名医"之誉。

刘金方（1825—1888 年），字子成，山阳（今淮安市楚州区）人，号淮山儒士。出身中医世家，其祖父刘振元、父亲刘相弼皆业医。父亲早年病逝，随祖父学医。擅治温热病及内伤杂症、妇儿疾病等，闻名遐迩，时称"淮扬九仙"之一。

刘金方医学功底深厚，博览诸家之书，又能择善而从，见识超群。他幼时即读《内经》《景岳全书》《医宗金鉴》，又仔细比较叶天士、薛雪、缪希雍三家医案，以及吴鞠通之《温病条辨》，觉得这些著述医道精深，值得取法，而对汉代张仲景和金元时代著名医家刘完素、李东垣、朱震亨等前哲的医学著述，虽是"千古卓识，讲究理法则丝丝入扣，读之则悦口悦心"，但"临证立案则不合"。对古方的应用，他认为"用古方，必增必减，不增减者，皆随证施治，是用古方疗今病，譬若拆旧料盖新房，不再经匠氏手，其可用乎?"可见刘金方能师古不泥，善于变通。

刘金方在临证时，察证仔细，思考严密，慎之又慎，"医家不啻掌握兵权，须臾命系"。只有心中有了把握之后，才处方用药，且医德高尚，为人谦逊，蒙乡里士大夫交口称许。《续纂山阳县志》称："刘金方，居河北，工医术，母好施，金方助之。施友爱从弟，婆人就医，辄赠良药或转袖金以遗之。"

刘金方著有《临证经应录》，现存抄本。这本书是他数十年临证经验的记录，全书分《六气杂感门》《七情内伤门》《妇女杂病门》及《幼童痘疹门》四卷，收载了 137 个病例，虽未刻印刊行，但淮安山阳医家传抄广泛，很有影响。

刘金方不仅有高超的医术，还有一定的文学素养，他诊治宝应五子堂刘某疟疾时，其医案可反映一斑："夏秋暑湿，宿滞深藏，发疟日远，正应邪当，阳维为病，寒热难当，来时形状，寒热悠长，或歌或唱，或剧或康，食不甘味，二便失常，脾阴欠运，肺肾俱伤，服我煎剂，幸获功良，渐来渐淡，大小毋惶，此名子母，书载昭彰，欣转当午，从阴返阳，再加调养，四体寝昌，前君惠赐，胜饮霞觞，后寄书札，嘱叙丸方……"

刘金方其子承先、少方、哲仁及孙再方，皆业医刘氏家族，为苏北著名的中医世家。刘少方著有《三世良箴》医案一册。刘金方弟子门人众多，且多有儒学基础，如戴仲山、丁月楼、范星儒、李春台、刘少金、叶石仙、高映清等，均有名望。

何金扬，谱名承宣，以号行世。生于道光初年，卒于光绪年间。山阳何氏原籍浙江余姚。清康熙年间迁淮安府山阳县，后渐繁衍为当地望族。何金扬幼年专攻儒学，习举子业，工诗善文，与同时代的文人吴昆田、高子上等均为好友，常相往来。后拜河下名家刘振元学医，与刘金方是师兄弟。学成后在淮安城内及河下悬壶，以治疗中医内科、疑难杂症为长，特别对胃病的治疗经验丰富。曾治愈江苏巡抚丁日昌急症，还曾奉诏进京诊病。

何氏门中随何金扬学医的有其堂弟何庆书（字振扬），何庆书之子何嘉祺（字绍琴）、长孙何桢（字干臣）等。何桢之子何炳昌（字少臣），何嘉祺之子何祖荫（字樾岑）、何祖荃（字石岑）及侄何祖同（字万春）等皆业医。其中以何嘉祺、何祖荫父子医名最盛。

韩达哉，字达卿，号永璋，又号淮阴道人。生于淮安（今楚州）城内范巷，晚清光绪年间任太医院医士。韩达哉幼读经书，攻举子业，通儒能文。韩父为淮安名医，家中藏医籍数十种，韩达哉常读至深夜不倦。继又拜当时淮安名医李厚坤等人为师，学识大进。光绪十九年（1893年），应太医局选，名列榜首，被授予太医院医士职位。光绪二十八年（1902年）夏，京畿流行霍乱，贫苦无力医治者转瞬毙命。为此，韩氏特创治霍乱灵验方，病人每用此方一二剂，立刻见效，有起死回生之妙。求医者门庭若市，他对贫苦者分文不取，以济贫寒，并"广为刊布，聊救当时之急"。韩氏居京20余年，名噪京师，活人甚重。并于光绪三十二年（1906年），将10余年临床医案、治疗验方及师授家传之秘方著成《医学摘瑜》一书，刊刻行世。顾竹侯在《医学摘瑜·序》中评介说："吴书（《温病条辨》）既风行一时，淮医亦遂有声于世，乡后学缵承余绪，精益求精，卢扁名家不可偻指，数达卿先生其尤著矣。"

晚清名士刘鹗（1857—1909年），字铁云，别号老残，又署洪都百炼生。祖籍丹徒，寄籍淮安。其父刘成忠，字子恕，博学多才，家中藏书甚富。曾任翰林院庶吉士、编修。以御使和知府衔官居河南，因治黄有功，旋以剿捻升河南省南汝光道。刘鹗的母亲朱氏也是一位才女，精于音律、医学。

刘鹗学术渊博，精通数学、水利、音乐、金石等，对甲骨文有研究，又是著名的小说家。刘鹗对医学也很有研究，常与淮医何金扬互相研习，受益很多。光绪十年（1884年），刘鹗在淮安河下开了一间中药铺，因经营不善而歇业。光绪十一年（1885年），刘鹗悬壶于扬州木香巷，光绪十三年（1887年）"以岐黄术游上海"，光绪十四年（1888年）至二十一年（1895年），先后入河南巡抚吴大澂、山东巡抚张曜幕府，帮办治黄工程，成绩显著。此时他仍继续钻研医药知识和行医。著有《温病条辨歌括》《要药分剂补正》《人寿安和集》等。宣统元年（1909年），病死于新疆迪化，次年遗体运回淮安，葬于今天的淮安市楚州区上河镇大后村祖茔。

阮应宫（1659—1718年），字长青，号默庵，郡庠生，以医著名。批辑岐黄家言凡数十种，与袁浦（清江浦）袁体庵齐名，治疾多奇效，远游京畿，名重都城。其子阮学渊、侄阮学渭、孙阮光斗和阮光岳都精于医道。

高映清（1850—1910年），世居河下，师承刘金方，善治温病、伤寒及妇儿科，常有千里以外的病人闻名而至。创制"鳖苋膏"，外贴治疗疫痞（黑热病）。慈禧太后曾赞其"医术不在御医之下"。

边大浚，清代山阳人，画家边寿民之弟，著名书法家。史称其"幼攻杏林术，视脉投剂，百无一失"，青年时即有"神医"之誉。

胡烺，字秉钦，号山石，光绪庚寅年（1890年）中淮安府山阳县秀才，后游京师，考入太医院。对"遇伤寒则以张仲景为祖，治温病则以吴鞠通为宗"不以为然，力主"伤寒为外感之总名，而一切治法无不于《伤寒论》中求之"，学术上推崇王庄、陆九芝，曾为《世补斋医书》写跋。胡烺为山阳医派中"伤寒派"的代表人物。其弟胡慎庵著《医门八十一疑问缘起》，其徒朱秉全执业浦江，皆传薪而享誉者。

3）清末至民国：

清末至民国年间，山阳医派进一步发展，淮安城乡形成许多中医世家，淮安城内就有刘、应、杨、王等名医数家，他们各有专长，治病和著述并行。尤其是河下镇，诊所、药店林立，被称为"丛医镇"。

张治平（1855—1930 年），世居河下盐河北大街，擅长治疗温病，一时病人云集，医名大震，地方显耀人物均登门谈医问方。经济宽裕后，建造了诊室、药房及其他用房，包括住房在内，形成"张氏医院"。由于诊治疾病声望日增，在清末民初，与兴化赵海仙、阜宁余奉仙齐名，并称"苏北三大名医"。其子锡周、可生继父业。

汪筱川（1868—1947 年），名九成，字仪廷，一字筱川。天资聪颖，自幼习儒，16 岁弃儒从医，秉承家学，研读医典。擅长中医外科兼精内、儿科。始为清江浦西坝盐务施药局医士，后淮北盐务局撤销，施药局停办，遂归故里挂牌行医，求医者门庭若市。从 1912 年起，创办山阳中医学校、山阳医学研究会、河下公济施药局等。任山阳医校教授、山阳医学研究会会长、淮安中医公会会长和县中医师公会名誉理事长等，为当时淮安医界领袖人物。编辑出版了《康健新声月刊》，宣传弘扬国医国药，为民国时期中医药在不利的大环境下谋求生存发展做出了积极的贡献。汪氏门墙桃李遍布大江南北，故有名士赠门联称："百世家风传橘井，千年世家重桃潭。"著有《汪氏外科秘方》《三世临证奇导录》《汪氏医案》等。

谭济安（1890—1961 年），淮安河下人，幼读私塾，17 岁拜苏北名医汪筱川门下学医，21 岁挂牌行医，新中国成立前曾被聘在河下公济施药局施诊，新中国成立后任城北民办医院院长，淮安县中医院医师。精通中医理论，擅长中医内、妇科，医声传遍苏北及南京、上海、安徽等地，终身忙于诊疾治病，授徒数人，惜无著述。

民国时期的山阳医家还有：应金台（1873—1930 年），施医以大方脉著称。尤精治湿温病。民国初期，知名度极高，常被美国教会医院请去会诊，还常去扬州、海州等地出诊。缪景垣（1878—1941 年），出身于中医世家，人称"活痘神"。著有《痘科秘集》《活动心法》。高行素（1886—1960 年），长于内、妇各科，尤精于温病学，著有《温病杂谈》等。邱慕韩（1902—1974 年），师承当地名医汪筱川，1926 年来苏行医，在民众中享誉极高，对脾胃病颇有研究。

4）新中国成立后：

新中国成立后的山阳医家（淮医），较有名的有：谭健民（1920—1985 年），原名国勋，今淮安市楚州区马甸镇十五里桥金王村谭庄人。父谭耀为是一位乡村塾师，母亲陈氏在家务农。健民兄弟 5 人，他排行最长，7 岁即能熟读《四书》《五经》。14 岁从族叔谭济安门下学医。新中国成立后，先后任淮安县（今楚州）人民医院中医科主任、淮安县中医院副院长等职。

刘树农（1895—1985 年），生于中医世家，17 岁随堂伯父刘小泉学医，后又从师淮安名医应金台。1920 年开始独立行医，先后担任淮安江北慈幼院、淮安育婴堂和治淮工程处的义务医师。1939 年迁沪上开业行医。1956 年后，先后任上海中医学院金匮教研室、内科教研室、中医文献室主任。1978 年被聘为中医学院教授、硕士研究生导师。著有《刘树农医论选》等。

章湘侯（1901—1986 年），字臣沅，出生于中医世家，青年学药，为河下仁德堂药店老板，又自学医学，并师从汪筱川，在药店侍诊。抗日战争期间，章氏去上海，得刘树农帮忙，开设诊室。日本投降后回淮安，继续开药店，坐堂行医。新中国成立后，弃药业而从医，先后在席桥联合诊所、淮安县人民医院中医科、淮安县中医院当门诊医生。1959 年被聘为淮阴地区医学科研所兼职研究员，1963 年被授予"江苏省名老中医"称号，兼任南京中医学院"名老中医继承班"特邀教师。1980 年当选为淮阴市中医学会常务理事等，多次被评为县、地、省先进卫生工作者。一生诊务繁忙，经常日诊一二百人，其医名盛传省内外，民众称其诊脉说病如神，晚年得到医徒的协助，整理总结了许多临证经验，在国内医学刊物中发表多篇论文，另有《章湘侯常用经验方选》《竭丹手录——章湘侯医案集》书稿传世。

程莘农（1921—2015 年），当代著名针灸学专家，教授、博士研究生导师，享受国务院政府特殊津贴。其父程序生为清朝末期科举秀才。程莘农 6 岁读四书五经，并练习书法。10 岁起，随父学习《医学三字经》《药性赋》《汤头歌诀》《内经》《难经》等。1936 年师从著名中医陆慕韩学习内科和妇科，1939 年独立悬壶，

1948 年获民国考试院中医师证书。1956 年毕业于江苏省中医进修学校，1957 年调至北京中医学院，任针灸教研组组长兼附属医院针灸科组长、副主任、主任医师。1975 年，调至中医研究院（现中医科学院）工作。1990 年获世界文化理事会"阿尔伯特·爱因斯坦世界科学奖"。1994 年当选首批中国工程院院士。2000 年为中国中医研究院名誉院长，2009 年被评为全国首届国医大师。程莘农培养了大量的国内、国际针灸人才，为新中国针灸事业的发展做出了杰出的贡献。

（3）山阳医派临证各科：

山阳医派临证各科门类较为齐全，历史上出现了不少著名的专科医家，如宋代有"小儿医"王鉴；明代有"妇女科"卢续祖、"大河外科"王拳；清代有儿科医家叶志道，温病学家吴鞠通、李厚坤、张治平等；到民国年间，临证分科有内科、外科、妇科、儿科、喉科、眼科、痘痧科等。山阳医派重视医学的传承，清代以来，通过家传师授而培养的传人弟子众多，遍布全国各地。如汪筱川自言："予生徒有百余人，行医各处。"应金台施医以大方脉著称，授徒 60 余人。

（4）山阳医派的研究现状：

对山阳医派的研究已有百年的历史，民国初年楚州中医界就成立了山阳医学研究会。1956 年还成立了淮安县（今楚州区）中医中药学术研究会。

1986 年淮安市（今楚州区）人民政府在吴鞠通逝世 150 周年之际，将淮安市中医院更名为吴鞠通医院以示纪念，并成立了吴鞠通学术研究会，对吴鞠通故里、逝世地和山阳医学流派的形成进行了考证，点校出版了《温病赋》《温病赋汤头歌括》《医学摘瑜》等山阳医著。

近年来，淮安市多次召开吴鞠通学术研讨会，市中医学会也先后多次编印《吴鞠通学说思想研究》专辑。杨飞等主编《医学家吴瑭现代研究》一书，精选了 1977 年至 1996 年间国内 120 种报刊、医学专著及大型专题学术研讨会学术研究论文 520 篇，分 8 个专题对清代名医吴鞠通进行系统的研究。该书是目前国内第一部全方位研究吴鞠通的专题文集。另外，近几十年来，淮安医界专家学者撰写、发表了大量的学术研究论文及科普文章，对山阳医派、医家的学术思想进行了深入的挖掘、整理、研究，大力宣传介绍山阳医派的历史文化。

2008 年 1 月，"吴鞠通与山阳医派"被淮安市人民政府确定为首批市级非物质文化遗产。2008 年，为纪念吴鞠通诞辰 250 周年，保护和传承"山阳医学"流派非物质文化遗产，楚州区政府对吴鞠通故宅进行全面修复和布展，建成了吴鞠通中医馆，于 2008 年 12 月正式揭牌开馆。2009 年 8 月，淮安市人民政府还举办了首届"中国·淮医"文化节，在国内外产生了积极的影响。2010 年 6 月，"吴鞠通温病疗法"又被确定为第三批市级非物质文化遗产。

5. 龙砂医派

江苏省江阴市华士镇位于江阴市东部，东接新桥镇、张家港市，南邻祝塘镇，西至周庄镇、祝塘镇，北靠张家港市。面积 74.6 平方千米，人口 9.07 万人（2011 年止）。华士古称花市，逐步演变为华市、华墅。华士坐拥白龙山、砂山，故又称"龙砂"。经考证，距今约 5 000 年前的新石器时代，先民已在境内繁衍生息，从事渔猎和农耕。有佐证的历史至今已有 3 200 多年。三国东吴赤乌年间（238—251 年），相传孙权之母吴国太在砂山南麓建太清观，造就了如今的千年古刹——太清寺。南宋抗金名将韩世忠在砂山留下了藏军洞。

华士历史悠久，钟灵毓秀，人杰地灵，文化底蕴深厚，出现过许多著作的文人、医家，"龙砂医派"就发源在这里。

元代晚期，华士镇一带出了一位名医吕逸人，因治愈元代著名诗人王逢门人张叙的病，王逢作诗相赠而留名青史，明代中后期吕氏数代均以医名闻世。祖吕夔，字大章，本姓承，依舅姓改姓吕。史载吴中大疫，其"裹药囊行，日治百家，活人无数，嘉靖年间，隶籍太医院"，"人以'吕仙'呼之"。吕氏著有《运气发挥》《经络详据》《脉理明辨》《治法捷要》等。其子吕讲、吕读"医名俱如其父"。孙吕应钟、吕应阳继承家学，"曾任太医院吏目，善传禁方而变通，能望气色决生死"。吕应钟著有《葆元行览》《治效单方》等书，其子吕梦征亦有医名。

清代初期，龙砂地区的医家有姜、叶两家世医，姜氏最为著名。

姜氏家传医学九世，历盛 200 余年。二世姜礼，字天叙，生于清顺治十一年（1654 年），卒于雍正三年（1725 年），著作有《风劳臌膈四大证治》《仁寿镜》《本草搜根》《春晖堂医案》等。文献记载其"岐黄之外，旁及玄功""名噪大江南北"，能预知死期。从其孙姜健临床善用《三因司天方》推测，姜氏之学为精于五运六气者。晚清同里名医瞿简庄曾评论说："天叙先生之医学弘博，有非时下所能望其项背者。"所著《风劳臌膈四大证治》，曹颖甫评其曰"旁征博引，参以己意，至为详审"；承淡安评其"阐扬经旨……抉奥发微，分疏清晰"，"理精辞约，非数十年之学力，曷克臻此哉！"从二世姜礼、三世姜宗岳、四世姜健到五世姜大镛，"名噪大江南北，数百里间求治者踵相接"。

姜健，字体乾，临床重视运气学说的应用，善用陈无择《三因司天方》。据同时期名医缪问记载："吾邑姜体乾先生治病神效，读其方必多至二十余品，心窃非之。然人所不能措手者，投剂辄效，殊难窥其底蕴也。后登堂造请，乃出宋版陈无择《三因司天方》以示，余始知先生之用药，无问内外气血，每于《三因司天方》中或采取数味，或竟用全方，然后杂以六经补泻之品。故其方似庞杂而治病实有奇功。"文献记载姜健游苏，恰与叶天士比邻而居，凡有叶弃诊者，辄为之治。一日见坠泪咨嗟者曰："势将奈何？"急询其故，知叶天士断其木叶落时定难飞渡。姜健即为之诊曰："病固急矣，勉为处方。"不特璧其诊资，并助以药资，嘱服十剂，果验。叶天士闻而骇曰："是谁能挽回斡旋欤？"因而知华士有姜公之医术。后叶天士特到华士谒姜公，并谦曰："昔日有眼不识泰山，今特来请出山。"姜健答曰："余处穷乡，贫病者多，不能出。"

乾隆、嘉庆时期的龙砂地区已是医家荟萃，形成了名医群体，影响也远远超越了江阴及其周边地区。嘉庆元年（1796年），学者孔广居先生在《天叙姜公传》中说："华墅在邑东五十里，龙、砂两山屏障于后，泰清一水襟带于前，其山川之秀，代产良医。迄今大江南北延医者，都于华墅。"

清光绪年间，苏州医家姜成之收集到龙砂地区清代早中期的戚云门、王钟岳、贡一凡、孙御千、戚金泉、叶德培、姜学山、姜恒斋（姜健）八位医家的医案汇编出版，书名题为《龙砂八家医案》（书中并附姜宇瞻医案二则，实为九家），自此"龙砂医派"基本形成，得到了当时的医学中心苏州医家的关注和重视，也为后世江阴各医家名流名家的产生奠定了良好的基础。其后的晚清一代宗师柳宝诒、吴达，以及稍后的张淘佳、曹颖甫、朱少鸿、承淡安等江阴医学大家无不受到龙砂医派的影响。

柳宝诒（1842—1901 年），字谷孙，号冠群，人称"冠先生"，龙砂地区周庄镇人。清同治四年（1865 年）考中秀才（第一名）。光绪十一年（1885 年）以优贡入京，任正红旗官学教习，兼行医于京。士大夫以病求治，辄着手成春，声名渐显。后弃官归里，精研医道，数年间名声大震，江浙学子来归者甚众。柳氏著作存世者有《温热逢源》《柳选四家医案》《素问说意》《惜余医案》《柳致和堂丸散膏丹释义》等。另据光绪三十年刻本《江阴柳氏惜余小舍医学丛书目录》所列，

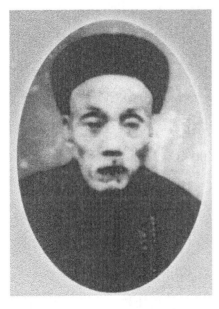

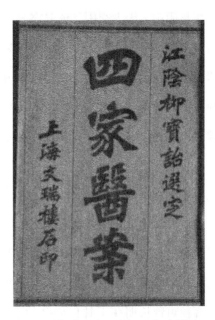

柳宝诒 　　　　　《柳选四家医案》石印本封面

柳氏著作尚有《疟痢逢源》《评医琴川医家三种》《梓贤医案十六家》《清芬医案》《鸿雪医案》等，均佚。1965 年，上海张耀卿据《临证治验录》《惜余医话》《仁术志》三个抄本整理成《柳宝诒医案》，由人民卫生出版社出版。

稍晚于柳宝诒的张洵佳，字少泉，华士镇人，晚清优贡，博学精医，曾为徐世昌塾师，后以医名称著京师。晚年退归故里，慈禧骤病，由徐世昌举荐，被急召赴京城为慈禧治病。1907 年张洵佳病逝，徐世昌赠以"江藩宗师"匾额。子张宗曜承父业，亦有医名。

曹颖甫（1866—1938 年），名家达，与柳宝诒同为龙砂地区周庄镇人。其父曹

秉生"深通中医，家人患疾，从不延医，自家处方服药，无不霍然病瘥"。曹氏从小受家庭熏陶，所著《经方实验录·原序》云："自髫年即喜读张隐庵《伤寒论注》，先君子见而慰之，以为读书之暇，倘得略通医理，是亦济世之一术也。"又云："年十六，会先君子病洞泄寒中，医者用芩连十余剂，病益不支，汗凝若膏，肤冷若石，魂恍恍而欲飞，体摇摇而若堕，一夕数惊，去死者盖无几矣。最后赵云泉先生来，授以大剂附子理中加吴萸丁香之属，甫进一剂，汗敛体温，泄止神定；累进之，病乃告瘥。云泉之言曰：'今年太岁在辰，为湿土司天，又当长夏之令，累日阴雨，天人交困，证多寒湿，时医不读《伤寒·太阴篇》，何足与论活人方治哉！'"可见曹氏自幼对当地龙砂医家的学术和临床故事耳濡目染，留下了深刻印象。后曹颖甫攻举子业，1902年中举人，举孝廉。曹颖甫攻举子业时，曾从房师秦芍舲和南菁书院院长黄以周治经学兼习医经。1904年，清政府罢科举后，曹颖甫常与里中钱性方、朱翔云、冯筬若等讨论医学经旨，并进一步研读《伤寒论》《金匮要略》等医著。1919年，曹颖甫正式改行到上海悬壶应诊，与同乡薛文元、朱少鸿等颇有交往。

曹氏在学术上专宗仲景之学，善用经方，所著《伤寒发微》《金匮发微》，推崇张志聪、黄元御之说，而张、黄二氏皆以重《内经》、重运气而讲气化著名。从曹氏与龙砂医学的种种渊源，不难理解曹氏这一学术特色形成的来由。

曹颖甫曾长期在丁甘仁创办的上海中医专门学校任教，并曾担任过教务长，教过的学生有秦伯未、章次公、陈存仁、严苍山、许半龙、程门雪、王一仁、张赞臣、王慎轩、丁济华、黄文东等，后均成为中医名家。

薛文元（1867—1937年），名蕃，柳宝诒嫡传弟子，医名重于上海，是上海市国医公会和全国医药团体总联合会的发起创办人之一，沪埠名医丁甘仁、夏应堂等无不以兄礼尊之。1931年冬，上海中国医学院创办未久，濒临倒闭，薛文元受上海国医公会委派出任院长，挽狂澜于既倒，励精图治，使中国医学院出现空前的安定和兴旺，办学规模和社会地位、师资力量等都超过当时国内其他中医学校，因而被誉为"国医最高学府"。1936年9月薛文元辞职后，由也是江阴籍名医、时任副院长的郭柏良继任院长至1940年1月。郭柏良曾长期担任薛文元的副手，受薛文元影响颇深。薛文元的入室弟子盛心如也长期在中国医学院任教，并担任过事务主任、训育主任等职。在薛文元、郭柏良任院长期间，中国医学院培养的学生成为著名医家的有朱良春、颜德馨、梁乃津、何志雄、陆芷青、董漱六、江育仁、程士德、蔡小荪、谷振声、庞泮池等。那时学校规模较小，每届不过十几人到几十人，老师大多兼实习带教，故师生间关系密切。

柳宝诒的再传弟子章巨膺（章为江阴澄江镇人，早年受业于夏子谦），1929年与徐衡之、陆渊雷等共同筹建上海国医学院，主讲《伤寒论》及《温病学》。1933年，襄助恽铁樵举办中医函授事务所，主持教务，并主编《铁樵医学月刊》，恽去世后，乃独任其事。1936年任教于上海中国医学院、上海新中国医学院，并受聘新中国医学院教务长。新中国成立后任上海第一届中医进修班副主任，1956年与程门雪等受命筹建上海中医学院，任教务长。一生从事中医教育事业，桃李满天下。主要弟子有何任、王玉润、钱伯文、凌耀星等。章氏认为《伤寒论》是对《内经》理论的运用和发展，强调要在学好《内经》理论的基础上学习《伤寒论》。在伤寒与温病的关系方面，章氏曾说："在三十年前，我也片面地崇奉仲景，不同意叶、吴。""崇奉仲景，不同意叶、吴"，恰是柳宝诒的观点，反映了章氏早期对柳宝诒学术思想的传承。尽管章氏后来对叶、吴的看法有所改变，但章氏仍强调温病属于伤寒的一部分，故章氏多据《内经》阐释《伤寒论》，从《伤寒论》而论温病；又曾发表《宋以来医学流派和五运六气之关系》一文，从五运六气的角度分析了中医各家学说形成的原因。章氏重视《内经》《伤寒论》和五运六气，不离龙砂医学本色。

6. 江苏外科学派

外科，古代称为疮疡科。中医外科源远流长，金元之前虽有大量的医家和著作，但未形成流派或学派。自金元时期学术争鸣之后，中医外科在学术上形成了五大学派：以内治为主，用温补而发疮痈的"薛己派"；以陈实功为首，主张用消、托、补（消散、托毒、补益）三法的"正宗派"；以王维德为首，倡导阴阳两类论治的"全生派"；以高秉钧为首，受温病学说影响而分上、中、下三部辨证论治的"心得派"；以吴谦为首，以《医宗金鉴·外科心法要诀》为理论依据，反对滥用刀圭，强调内治的"金鉴派"。

中医外科的五大学派中，除"金鉴派"之外，其他四学派均发源于江苏地区，"正宗派"发源于江苏南通地区，"心得派"发源于江苏无锡地区，特别是发源于苏州地区的"薛己派"和"全生派"，这两者在苏州地区形成了具有学术特色的"苏派外科"。

（1）薛己派：

中医外科的"薛己学派"以薛己为代表。薛己继承了陈自明《外科精要》中的外科思想精髓，发展了《内经》中"治病求本"的学术思想，在临证治病时重视以治本为原则。这种基本治疗思想既是刘完素"治疡三要"的发展，又是临床经验的总结，对中医外科学术的发展产生了深远的影响。同时以薛己外科思想为主导，在苏州地区，吴门医派中形成了具有特色的"苏派外科"。

薛己先精于疡科，后以内科得名，学术上旁通诸家，在本草、内、外、妇、儿等学科皆有建树。薛己在外科方面的著作有《外科发挥》《外科枢要》《外科心法》《疬疡机要》等。薛己的外科内治，实为将温补学说用于疮疡的内治，针对疮疡初起、成脓、溃后三个不同发展阶段，发挥内治消、托、补三法。"薛己学派"在外科疾病的论治之中有如下学术特点。

1）重视整体观念与辨证基础：

薛己不仅讲求辨证，而且对治病求本、扶正祛邪、相因制宜等原则领会深刻，并用以指导治疗。其《外科枢要》中言"疮疡之作……当审其经络受证标本缓急以治之，若病急而元气实者，先治其标；病缓而元气虚者，先治其本；或病急而元气又虚者，必先于治本而兼治标"，指出正气为本，病气为标，提出"急则治其标，缓则治其本"的原则。

如治瘰疬之症，前世医家多用火针加追蚀药或托之使溃破，薛己认为这些方法乃舍本逐末。在薛己看来，瘰疬多属肝胆二经怒火、风热血燥者，也有系肝肾阴血亏损、虚火内动者，还有因情志不遂所起，治疗时当审证求因，治其本源，故治法上有散表、清肝火、疏通行气、补气养血、滋补肾阴与切开排脓等多种。薛己同时指出：劳瘵证之瘰疬，若不审证虚实，妄用追蚀或败毒猛剂，不唯无效，反成败证。

薛己内治法更以调理脾胃与培护元阴元阳为扶正祛邪的原则，擅用补中益气汤益脾胃，多用六味丸、八味丸等方养肾阴肾阳，正气复则邪自退，病后调理同样贯穿着这个原则。

2）诊断注重四诊合参：

薛己在外科临证上注意四诊合参，尤注意望诊和切诊。其《外科枢要》有云："脉者，人身之造化，病机之外见，医家之准绳，不可不精究而熟察。"薛己在外科诊断上最大的功绩在于：将中医的辨证落实到外科疮疡的每个病症，如痈疽、麻风、疥癣、疣子；外治法均讲究辨证论治。他将多种辨证方法灵活运用于各种外科疾患。例如，将经络辨证和八纲辨证用于背疽，认为背疽有"经络、阴阳、虚实、表里、肿溃"等证候。再如，对天疱疮以八纲辨证，有阴阳虚实，虚证又有阴虚、阳虚；从气血津液辨证，有气虚、血虚；从脏腑辨证，则有胃、脾、肺、肾之气虚，膀胱经、肝经之阴虚；另有阴虚挟湿热之证候，更属病因辨证。再如单纯的疮疖，也可辨为脾经湿热、脾虚风热、脾气郁结、风热、热毒、肾经虚热、肝经血虚风热等多种证候。薛氏辨证的运用达到了炉火纯青的地步，如麻风一病，辨证就有 21 种，而每一种症状在不同的人身上其病机均有差异。薛己倡导外科疾病之辨证法则，一改之前疡医以症就方的时弊，对外科辨证论治起到了积极的指导作用。

3）发挥内治消、托、补三法：

薛己在刘完素"治疮三要"的基础上，结合临床实践经验做了进一步的发挥。对外科疾病的治疗倾向以内治为主，主张托里以内消；在表宜汗，在里宜下；在荣卫宜和解；溃后止痛、生肌，从调理脾胃、助气血着手，反对滥用乳香、没药；并认为"疮不肿，不作脓者，虽未溃，仍须温补；若疮已溃而肿不退、痛不止者，仍宜清凉之剂治之"。薛己发挥了内治消、托、补三法，将内科临床八法中除吐法之外的其他方法运用到外科治疗上，而在实际临床运用上，每一法又可演化成多种治法，如清法有清热解毒、清利湿热、清泻肝火等多种。其他如活血化瘀、行气养胃、导湿化痰等治法也常为薛己所运用。

以薛己《外科枢要》中对疮疡的论治为例，其《论疮疡当明本末虚实》篇中中对疮疡的病因、治则治法、所用方药等做了基本阐述。"肿高疼痛，脓水稠黏者，元气未损也，治之则易；漫肿微痛，脓水清稀者，元气弱也，治之则难；不肿不痛，或漫肿暗黑不溃者，元气虚甚，治之尤难者也。主治之法，若肿高疼痛者，先用仙方活命饮解之，后用托里消毒散；漫肿微痛者，用托里散，如不应，加姜、桂；若脓出而反痛，气血虚也，八珍汤；不作脓，不腐溃，阳气虚也，四君加归、芪、肉桂；不生肌、不收敛，脾气虚也，四君加芍药、木香；恶寒憎寒，阳气虚也，十全大补加姜、桂；晡热内热，阴血虚也，四物加参、术；欲呕作呕，胃气虚也，六君加炮姜"。

4）发挥疮疡"五善七恶"之说：

"五善七恶"是指外科疾病发展过程中出现的一系列证候的概括，可用来预测病情轻重。薛己对外科疾病中所表现的五善、七恶之证做了较细致的辨析，并就五善与七恶在疾病过程的预后及主治等结合临床实际做了阐述。

薛己所著《外科枢要》中专有《论疮疡五善七恶主治》一篇，曰："疮疡之主下，有五善、有七恶。五善见三瘥，七恶见四则危。夫善者，动息自宁，饮食知味，便利调匀，脓溃肿消，水鲜不臭，神采精明，语声清朗，体气和平是也。此属腑证，病微邪浅，更能慎起居，节饮食，勿药自愈。恶者，乃五脏亏损之证，多因元气虚弱，或因脓出水多，气血亏损；或因汗下失宜，荣卫消烁；或因寒凉克伐，气血不足；或因峻厉之剂，胃气受伤，以致真气虚而邪气实，外似有余而内实不足，法当纯补胃气，多有可生，不可因其恶，遂弃不治。"

薛己论外科疾病的五善七恶的学术思想，体现了他在理论上既重脾胃，又重肾命，在治则上强调求本滋源，因此处方用药重视温补，不尚苦寒。六味、八味、六君子汤都是其习用之剂，尤其是补中益气汤与地黄丸合用，更为常见。

5）外科内治，擅长温补：

薛己的"温补学说"于外科疾病的治疗中，具有以补托法为多，善于调补的特点。如疮疡的论治，薛己认为"疮疡之作，皆由膏粱厚味，醇酒炙煿，房劳过度，七情郁火，阴虚阳辏，精虚气节，命门火衰不能生土，营卫虚邪，外邪所袭，气血受伤而为患"，治疗时当审经络受证，分标本缓急以治之。

针对虚弱之人所患外科疾患，他更言："大凡虚弱之人，不必分其肿溃，惟当先补胃气，或疑参芪满中，间有用者又加发散攻毒，所致有误。殊不知疮疡之作，缘阴阳亏虚，其脓既泄，气血愈虚，岂有不宜补者哉？"

薛己外科学术思想源自"温补学说"，深受《内经》"阳气者，若天与日，失其所则折寿而不彰"影响，充分肯定阳气在人体的重要性，故强调治病求本，本于脾肾，这是该派论治的基本指导思想。后世许多外科医家都不同程度地继承和发展了这一治病求本的学术思想。

薛己治疗外科疾病，重视整体与四诊合参辨证，发挥了内治消、托、补三法，将内科临床八法中除吐法之外的其他方法运用到外科治疗上。这些论治特点和经验对后世外科学的发展影响明显。薛己外科学派也成为中医外科学上一个很有深远影响的流派之一。

（2）正宗派：

正宗派发源于江苏南通地区，源自明代陈实功，以其外科著作《外科正宗》为名，学术上主张外科疾病当以内外结合，强调内治法以消、托、补三法为主，同时注重外治和手术的治疗。

正宗派的学术主张较为全面，强调内外不同的治疗方法，对整个中医外科学的发展影响也较大。祁坤的《外科大成》，以及吴谦所撰的《医宗金鉴》都吸收了陈实功诸多的学术思想。

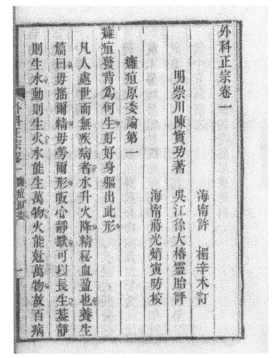

《外科正宗》书影

陈实功自幼精研外科医术，"心习方，目习症，或常或异，辄应手而愈"。陈实功有着丰富的实践经验和理论知识，于1617年编著《外科正宗》一书，是中国外科史上较为重要的一本著作，以"列症最详，论治最精"而著称，是对明代之前中医外科学的一次学术总结。

陈实功一生致力于中医外科学的研究，在中医外科疾病的病因病机、辨证、诊断及内外治上都有创新，尤其在外治方面做出了卓越贡献，对中医外科学术的发展产生了积极深远的影响。

1）推崇用外治及手术治疗：

陈实功鉴于过去外科多偏重于内治，而忽视外治及手术的重要性，因此在外科外治方面进行了深入的研究，在临床上常用腐蚀药品或刀针等手术器械清除坏死组织，放通脓管，强调扩创引流使毒邪外出为外科治疗的第一要务。在《素问·病能论》"夫痈气之息者，宜以针开除去之"的思想指导下，提出对"疮根深固，毒气无从出"的疮肿，应用钺针当头点破，以开窍发泄毒气，避免毒邪内攻；对痈疽已化脓而滞留不畅者，应用剪刀于顶部剪开，扩创畅通脓管，使脓液流出，以免闭塞于内。

为了排出深部脓肿的脓液，他还研制了"煮拔筒方"：先用药物煎煮竹筒，然后用竹筒拔吸脓液。在治疗鼻痔时，陈实功主张除服药治疗外，还应当用手术摘除。同时发明了摘除鼻痔的手术器械：用细铜箸两根，箸端各钻一小孔，以丝线穿入，二箸相离五分许。使用时以箸头直插鼻痔根部，将箸线绞紧，向下猛力一拉，其痔自落。这一方法与现代使用的鼻息肉绞断器摘除法原理基本一致。

陈实功虽强调外治，并不是无原则地滥用刀针，也不是完全反对内治，而是有其一定的法度。如指出"气瘿、血瘿、顽毒、结核四证，俱不可轻用刀针掘破，若妄用之，定然出血不止而立危"。陈氏重视外治法及手术治疗的学术思想与临床经验，对中国外科学的发展产生了深远的影响。

2）主张内治用消、托、补三法：

陈实功在《外科正宗》中常用消、托、补三法治疗肿疡，并根据肿疡病变的不同阶段分期使用之。肿疡早期，以消法（包括汗、下、温、清、行气、和营等）

为主；肿疡后期及溃疡早期，以托法（包括扶正托毒、透脓托毒、排脓托毒等）为主；溃疡后期，以补法（包括补气血、调脾胃、益肝肾等）为主。陈实功使用消、托、补三法内治的学术主张是比较全面的，主张补托之法的同时强调脾胃和饮食营养的作用，认为病人气血盛衰与疮疡的预后有着密切的关系，脾胃是人体气血生化之源，脾胃强盛则饮食量多，营养丰富，气血充沛，抗病力强，疮肿红活易溃，溃后疮口敛，预后良好；脾胃虚弱则饮食量少，营养较差，气血不足，抗病力降低，疮肿平塌难溃，溃后不易收口，预后不良。为了不影响饮食和营养，他还提出"饮食何须戒口""但所喜者便可与之"的意见，指出只要不是"生冷伤脾，硬物难化，肥腻滑物"，均可据病人所愿而随意饮食。

同时强调外科内治补托之法的意义，陈氏反对无条件地使用寒凉攻伐药品以图内消的做法，认为这样做只会使"气血冰凝，脾胃伤败，疮毒不得外发，必致内攻之候"。强调用药注意保护脾胃，内治需要托补的原则。

陈实功在应用消、托、补三法时，始终贯穿重视脾胃的学术思想。他提出"诸疮全赖脾土，调理必须端详"。因为脾胃为人体气血资生之源，病人气血的盛衰与疮疡的预后有着紧密的关系。

陈实功对外科病证创立"圣愈汤"治恶疮亡血之证，以"黄芪肉桂柴胡酒煎汤"治阴疽坚硬漫肿。而在用药上主张"切不可纯用凉药，冰凝肌肉，多致难腐难敛，必当温暖散滞行瘀，拔毒活血药用之方为妥当也"，用药寒温相配得宜，"使脏腑得宣通，俾气血自流利"。如消法中汗法的代表方"保安万灵丹"，清法代表方"神授卫生汤"，下法代表方"内疏黄连汤"，托法的代表方"托里消毒散""透脓散"等，均按寒温相配的原则组方；即便是外敷之药如著名的"如意金黄散"，亦为如此。同时主张用药不损气血，"药难执方，全在活法，大抵关节首尾，俱不可损伤元气脾胃为要"，更主张用药壮实气血，"盖托里则气血壮而脾胃盛，使脓秽自排，毒气自解，死肉自溃，新肉自生，饮食自进，疮口自敛"。

陈实功在重视外科疾病内外治疗之外，亦注重平时的起居护理。对于饮食，反对一概戒口。"脓毒一出，胃气便回，方欲思食，彼时但所喜食者，便可与之，以接补脾胃"。他所创制的八仙糕，为疮后或病后脾胃虚弱的食治佳品，至今江苏南通、泰州、高邮一带仍流传食用。他于情志上提出"要安定心神，相忘诸念，毋使怆慌，乃保神不得变乱"；于起居上，提出"冬要温床暖室，夏宜净几明窗"，室内"先要洒扫患房洁净，冬必温帏，夏宜凉帐，庶防苍蝇、蜈蚣之属侵之"。陈实功注重护理，针对个体环境积极采取防治措施，使疮口迅速愈合，防止外科疾患的继发感染。

3）辨证中重视局部与整体的关系：

陈实功在外科疾病辨证中，既重视局部，又参以整体，把疮疡的局部表现与全身阴阳气血的盛衰综合起来进行辨证。陈实功认为"凡看人病，兼视看形色，后与脉病相参，诚识于始，以决其终"。而在疮疡疾患辨证方面，他根据局部的变化将其分为"初生""将溃""溃后"三个不同阶段，并结合全身进行辨证。例如，对疮疡初起的局部辨证指出，"凡病初发，自然高起者，此疮原属阳证，而内脏无深毒；疮初起，不高不赤，平塌漫者，此乃元气本虚"，并须结合全身表现来诊察，如"肿疡时，内热口干，脉实烦躁，便秘喜冷者，此为邪毒在里"。这样就把疮疡的局部与整体表现综合起来进行辨证，为疮疡的预后判断及治疗提供了依据。这些原则实际上是现代医学消毒无菌观念和防止感染、交叉感染等先进技术的萌芽。

4）提出"五戒""十要"之医德规范：

陈实功在治学之外更注重医德的培养，他于《外科正宗》中提出"五戒""十要"作为医家的医德规范劝诫行医者。同时主张医生要具备一定的文化素养，人要"先知儒理"才能做好医生。在服务态度上，则提倡对待同道应该谦虚谨慎，年老的要尊敬，有学问的要拜为老师，有骄傲情绪的要谦让，暂时不如自己的要推荐提拔；待病家，要一视同仁等。

陈实功对明代之前的中国外科学进行了大的总结，后世《外科大成》《医宗金鉴·外科心法要诀》等外科名著，也都主张祛腐生肌应内治与外治并重，内治的方药应遵循"消、托、补"三大法则，不但继承发展了正宗派的学术衣钵，而且即便在现代的外科临床中仍然不失其准绳的价值，可以说陈实功的正宗派影响了清代中医外科学的发展。

（3）全生派：

全生派发源于江苏苏州地区，以清代的王维德为代表，以其外科著作《外科证治全生集》为名，学术上把外科疾病归纳为阴阳两类论治，对阴证的治疗尤为重视。主张"以消为贵、以托为畏"，尤其反对滥用刀、针等手术治疗。

全生派继承了中医外科学之精华，以王若谷为源头，王维德为中坚人物，私淑者有许克吕、毕法、邹五峰等。倡导"以清为贵，以托为畏"的学术主张，提出了新的见解，促进和推动了外科学的进步。

王维德，字洪绪，别号林屋山人，又号定定子，江苏吴县人。生于清康熙八年（1669 年），卒于乾隆十四年（1749 年）。王维德生于医学世家，其曾祖父王若谷精通疡医。王维德自幼承家教，兼通内、外、妇、儿等科，尤以外科闻名，行医 40 余年。乾隆五年（1740 年），王维德已 71 岁高龄，他将祖传秘术和自己 40 余年的临床经验写成《外科证治全生集》一书。

王维德继承了四代家传外科经验，加之自己 40 余年的临床经验，对中医外科学的发展颇有建树。其学术理论标新立异，独树一帜，在外科临床和"瘀腐—祛腐生肌"理论研究上都有较突出的创新与突破。

在理论上，全生派创立阴阳辨证论治的法则，指出对疮疡瘀腐病证，要首分阴（疽）与阳（痈），认为"毒即是寒"，对阴性瘀腐病证的治疗，要"解寒化毒"，要"阳和通腠、温补气血"。强调重申了"湿"毒在瘀腐病证病机病理和转归中的重要地位和作用，认为"毒之化要由脓，脓之来必由气血，气血之化必由湿也，岂可凉乎？"王维德把外科病证分为阴阳两类，主张要善辨外科病证之阴阳虚实，强调辨证论治，一反过去有些医书所述的那种只注重根据疮肿所生部位去诊治或只是简单地循经投药的说法，而重视全身症状有鉴别诊断的意义。

全生派最突出的成就之一当推创立了温化祛腐生肌的法则，而且据此学术思想创制了"阳和汤""犀黄丸""小金丹"等诸多名方，这些方剂卓著的临床疗效为后世所公认，沿用至现代仍被作为治疗阴疽、石疽等的主方。

全生派还力倡"消贵托畏"的学术观点。在后世看来，这种观点虽未免偏颇，但其重视瘀腐病变的逆转消散的主张，也不失为"全生派"独特诊治思想原则的又一重要特色，对临床有一定指导和参考意义。

在外科内治之中，"以消为贵，以托为畏"的学术思想是王维德的施治方针，具体方法多种多样。

一是辛散开腠消散法。"红痈乃阳实之证，气血热而毒滞；白疽乃阴虚之证，气血寒而毒凝，二者俱以开腠理为要，腠理开，红痈解毒即消，白疽解寒立愈。"感受邪毒，气血凝滞，腠里一开，邪毒表散，气血得和，而痈疽消散。此法多用于外疡早期，尚未成形，或表证显著者。王维德用辛散开腠之品，多为辛温类，而麻黄最为常用。阳和汤、阳和丸、五通丸等方中，均以麻黄为主药。此外，诸如夺命汤、赤荆汤、银药汤，则用羌活、独活、荆芥、防风等辛温剂。王维德不但用辛温之品治疗阴疽，且在治疗阳痈用药中也不乏辛温之品。组方时，每将适量辛温散邪药与清热解毒药相伍，如治疗疔毒之夺命汤，以羌活、独活、防风与银花、重楼、黄连、赤芍、甘草等相伍，便是例证。

二是温化寒凝消散法。王维德重视温散，其《外科证治全生集·痈疽总论》言："既患寒疽，酷暑仍宜温暖。"外受阴寒之邪，或阳气内虚，寒凝气滞，血瘀成块。温热之品，散血中之寒，则气血调和，结块可消。此法多用于外疡阴证尚未酿脓者。阳和汤、桂姜汤等均为典型温化寒凝之剂。其中阳和汤为王维德温化寒凝之首推方。方中肉桂、炭姜温经祛寒，麻黄辛散达邪，白芥子祛凝聚之痰，熟地和鹿角胶助阳益阴、扶正祛邪。此方配伍精当，后世医家多习用。

三是清热解毒消散法。针对热毒痈肿，王维德着意于清解。《外科证治全生集·痈疽总论》中云，"未出脓前，腠理之间，痈有火毒之滞"，"热毒之邪，郁于腠里，气壅血滞，发为外疡"。热毒清解，气行血畅，而外疡消散。败毒散即用此法，为王维德"治红肿成痈"的重要方剂。方由天花粉、黄芩、连翘、赤芍、银花、当归身、生甘草组成，清热解毒，凉血活血。

四是祛瘀化结消散法。外疡多有明显的局部病灶。无论是阴寒之邪还是热毒，均可造成局部气血瘀阻，结块肿胀，甚则成酿脓化腐之变。活血祛瘀、消散肿胀是治疗外疡的积极手段。如醒消丸，由乳香、没药、麝香、雄黄等组成，是王维德祛瘀消结的重要方剂。王维德祛瘀消结的另一个重要方剂是犀黄丸，由犀黄、麝香、乳香、没药等组成，与醒消丸比较，减去雄黄加犀黄，又伍以大量乳香、没药理气化瘀，消肿定痛。王维德在应用阳和汤等方时，每配用这两则方剂，以共奏辛散温通、祛瘀消结之效。《外科证治全生集》中的三黄丸，更将醒消、犀黄两方于一炉，并加入大量制大黄，使清解泄毒、化瘀消痈之力尤强。

五是逐水蠲痰消散法。外疡邪毒郁于肌腠，非但可致气血瘀阻，尚可产生寒痰凝滞。痰瘀相因、痰瘀互结的情况也不少见。因此，逐水蠲痰也是消除外疡的重要环节。如二陈汤，以橘红、半夏、白芥子、茯苓、生甘草五味组成，偏于利气燥湿化痰，用于流注初起；子龙丸，由甘遂、大戟、白芥子组成，逐水湿痰浊，由二便排泄，治瘰疬初起，并治横痃、贴骨疽。一般疾病都有一定的症状表现，外科疾病则更以局部病灶和有形结块的存在为特点，因此，在辨证的前提下消除这些局部病灶和有形结块就成为外科治疗学上的重要内容，而它们的消失与否，也是检验我们治疗效果的重要依据。

（4）心得派：

心得派发源于江苏无锡地区，源自清代的高秉钧，以其外科著作《疡科心得集》为名，学术上把温病理论引申到中医外科之中，观察到发病部位与发病原因有关系。在治疗上除倡用辨证论治外，长于大剂量清热解毒及养阴清热之法，从而提高外科重症、急症的治疗效果，对后世有较大影响。后世医家中无锡的王旭高、镇江的沙石安私淑于高秉钧，基本继承心得派学术思想而又有所发挥。沙氏后人清末前往常州孟河行医，在一定程度上又促进了孟河医派的形成。

高秉钧（1755—1827年），字锦庭，晚号心得，江苏无锡人。清代的太学生，幼时视医药为奇物，成年后，弃举子业，以范圣学、杜云门为师，由儒而医，习内、外二科，深研《内经》，对仲景、东垣、河间、丹溪、景岳、立斋诸前辈医著，靡不参究，谦躬勤学，精通内外，济世慎责，医德称道，其效如鼓应桴。业疡科30余年，而又精通脉理，强调外疡与内证异流同源，循内科之理以治疮疡，不眩于秘方自录，名重当时，尤以外科驰名江浙间。著有《谦益斋外科医案》《疡科心得集》。

高秉钧对中医外科病证的病因、病机、辨证及处方用药等都明显地受到温病学家的影响，他阐发外科学新思想，颇具特色，成为心得学派之创始人物。

1）阐发"外科必本之于内"的学术思想：

高秉钧对外科病证阐发汪机"外科必本于内"之意，设以专论，指出外疡之发，与内证异流而同源，从而论述了外科病内治之理，列举诸种内治原则，针砭世俗忽视整体观念，只知以外治外的时弊，指出外科病证"不外乎阴阳、寒热、表里、虚实、气血、标本，与内证异流而同源者也"。

高氏在外疡诊断时注重局部与整体结合。四诊运用在外科，不仅要辨证，而且要辨病，如其《疡科心得集》中言"凡治痈肿，先辨虚实阴阳……又当辨其是疖、是痈、是疽、是疮、是疔等证。然后施治，庶不至于差谬"。

2）将温病理论引入外科：

高秉钧将温病病因学说引入外科证治，认为六淫侵袭是自然气候太过引起的不正之气，毒邪感染则为具有传染力强的疫疠之气，两者均属外感淫邪，而致病之源及症状表现有所区别。中医外科疾病中属于毒邪感染的，大多见于体表，是由天行时气、大风苛毒、疫死畜毒等感染所致。或从口鼻而入，或自皮肤接触而发，毒气暴烈，致使机体御卫之力不支，轻则害及皮腠，重则引起营卫脏腑的失调而致病。

同时高秉钧认为，痈疽病发部位之不同决定其病机特点各异，指出临证时机体应分三部分辨证论治、分三部分审视病因。发于头面、颈项等躯体上部的多属风温、风热，治疗应以辛凉散风清热为主；发于少腹以下及下肢的多属湿热、湿火，治疗应以清热燥湿泻火为主；发于躯干中部的多属气郁、火郁，治疗当以理气化滞、清热泻火为主。这就是对后世临床和理论研究都有重要影响的"三部辨证施治论"。高秉钧还将脑疽、发背的毒气内陷，分为"火陷、干陷、虚陷"的"三陷变局"。

3）将温病治法融会于疮疡的治疗：

高秉钧在掌握消、托、补三大法则为纲的基础上，依据辨证论治的原则，灵活地运用温病治法，将温病学说融会于疮疡的治疗之中。

例如，风湿风热客于上部者，用牛蒡解肌汤以辛凉轻散；湿火湿热之侵于下部者，用萆薢化毒汤以清化湿热；暑湿入络而成流注者，用清暑化湿、和营通络法。高秉钧的治法，针对前人概用温药托补之误，尤其是疔毒走黄之症，"外内烦热不解，发斑、发黄、瘴毒、疫毒、热毒及小作惊痫，外疡疔毒走黄、神识昏迷"，用安宫牛黄丸、紫雪丹、至宝丹及犀角地黄汤等芳香开窍、凉血解毒。

高秉钧善于用大剂量清热解毒及养阴清热之药，特别是将紫雪丹、至宝丹和安宫牛黄丸等"温病三宝"引入外科临床，从而提高了疡科重症、急症的治疗效果。

王旭高（1798—1862 年），名泰林，别号退思居士，清代江苏无锡人，为高秉钧之外甥。王旭高的父亲王启贤是位儒生，但未求得功名。旭高在兄弟中年龄最小，幼年从父读经书，颖悟，深得父亲喜爱，稍长，跟舅父高秉钧学医。旭高受舅父言传身教，舅父谢世后，他便继承了舅父的事业，先治外科病患，由于疗效显著，求治者众，诊务渐及内科诸病。为了进一步提高自己的医疗水平，王旭高常手不释卷，上自《内经》，下迄明清著作，逐一泛览。凡古书则研求经训，做到灵活变通，对后世诸说则分辨疑似，适当化裁，然后验之临床实践。十数年间精益求精，辨证施治疗效卓著，遂名扬四方，专以内科为业。学医的人纷纷慕名而来，身边总有十几个徒弟，王旭高均不厌其烦地给予指导和传授。王氏在外科病证之论治亦有贡献，著有《外科证治秘要》。

沙石安（1802—1887 年），江苏丹徒大港镇人。以医为业，擅长外科，名重当时。沙氏著有《医原记略》《疡科补苴》二书，为镇江大港沙氏外科的创始人。

沙石安在继承前人学术理论的基础上，结合自己毕生治疡科疾病的经验，阐发了外科之属实属热、属阴属阳、痛与不痛、坚硬与脓腐腥秽等病之机制及治疗方法，颇有独特见解。

沙石安力排当时医家治疡初期偏重辛温发散、后期多偏于温补托毒之法，主张外疡以燥火湿热居多，用湿热学说来解释疡科病证。主张外疡初起，宜辛凉清热，清营泄热；热甚宜清营解毒与护阴托毒，后期宜救液存阴。

沙石安对外疡治疗主张药物与刀针手术并重，根据具体的病情而选用。这种主张是符合外科病证实际的，亦符合外科学发展的规律。

沙石安主张外疡初起时用熏洗敷贴以外消，服辛凉清解以内消；当邪盛之时，则用大剂泄热、清营、解毒；后期阴液耗伤，则以填补真阴、护阴托毒为务。并以在整个治疗过程中贯穿"顾阴"二字为特点。在外治方法上，沙石安认为"痈疽初起，古法用艾灸、神灯照等法，实则当王朝将溃之际，莫妙于用辛凉败毒之药，煎汤熏洗，藉药性以通营液"。

沙石安对"内溃者，放脓宜早；外溃者，脱腐为先"，提出了刀针手术排脓在治疗外疡证中的重要作用。

以《疡科心得集》为代表作的心得派，引用借鉴了温病学派的实践经验，把病因学和发病部位有机结合在一起，探讨疮疡等外科、皮外科疮疡病症的机制和临床治疗，从而形成了第三大学派，并开创了边缘学科互相渗透、共同发展的新局面，为后世新学派的建立起到了重要启迪作用。

从中国外科学发展历史上看，明清时期的江苏外科引领了中国外科学术的发展，从"薛己派"到"正宗派"再到"心得派"和"全生派"，每一个外科学派的出现，实际上就是中国外科学的一次进步。而"全生派"的传人沙石安迁居常州孟河之后，更促进了以外科起家的"孟河医派"的形成和发展。江苏外科的一脉相承，极大地推动了中国外科的学术发展。

7. 大港沙派

清代末年，江苏镇江大港镇有一个姓沙的名医世家，家中有好几代都在行医，在医界被称为"大港沙派"。

"大港沙派"最出名的医生是沙石安先生。他原名书王，字石安，当地群众很尊敬他，都称他的字，所以他的原名反而很少有人知道了。

沙家祖籍原在江苏武进县的孟河镇，有好几代都是孟河的名医。沙石安先生的祖父沙晓峰也是孟河名医。后来由于沙家的子孙繁衍，除了有一部分仍旧留在孟河继续行医以外，其余的分成两支：一支迁到镇江的大港，一支迁到苏北的淮阴。直到如今，在这三处还有沙家的后裔在执行着中医的业务。沙石安先生的祖父沙晓峰和父亲沙景韶及儿子沙桐君，都是大港这一派中的名医。

沙安石先生生于清嘉庆七年（1802年），卒于光绪十三年（1887年），享年85

岁。他在 75 岁时写成《医原记略》一书，77 岁时写成《疡科补苴》一书（皆由培远堂刻版）。

大港沙派精擅内、外、喉科，尤其是早期的大港沙派在外科方面有其独到之处。大港沙派外科的第一个特点就是在外疡初起时强调用内服药消散。由于大港沙派在内科方面擅长治疗温病，因此对外疡初起强调要用治疗温病的辛凉清解剂来"内消"。

大港沙派的外科还有一个特点，就是在排脓引流方面，除了一般用刀切开以外，还擅长使用"火针"。这一个方法，大多用于肌肉肥厚之深部脓疡，更适宜妇女乳房之脓疡，因为在乳房处开刀不慎，易伤乳瓣，愈后还可能遗留瘢痕，牵引局部变形，使用火针透脓，可以避免这些问题。同时由于火针头端尖圆，触及血管时，可以灵活避开，不致引起大出血。因此，大港沙派特别喜欢用这个方法来排脓引流。这个手法的具体操作是：先在患处按触，测知化脓部位及其深浅度，用墨笔点记，预备好纸燃，再将火针尖端置于香油灯上烧热（以手持针柄外之铁箍烫手为度），最后由左手固定患处，右手执火针迅速刺入墨笔点处。针刺入后急速拔出，插入一支纸捻（这样针口易于愈合）。稍停，抽出纸捻，即有脓液排出。待脓液大量排出后，再取另一纸捻（外有药末），插入，覆盖。每日更换。如此可以减轻疼痛感（较西医于切开后用纱布填塞之痛楚为轻），唯收口之时间略为延长。

大港沙派外科还有一个特点是用药简单，药价低廉。沙石安著有《外科金不换方》一书，在弟子中抄写流传，外人很难看到，其中收载有许多简便验方，举例如下。

（1）清露散：治阳性肿疡，可清火消肿。

霜桑叶四两，芙蓉叶四两，梅片五分（不用亦可）。共研细末，瓷瓶收贮。同时根据肿疡面积大小，以青菜汁或蜂蜜（鸡蛋清亦可）调匀，敷于患处。一候干燥，即稍蘸冷水潮湿，宜始终保持湿润，不使干燥为要。否则干燥后，即失药效，且可使皮肤紧皱而不舒适。

（2）生遇仙丹：功能消散，且可清火败毒。

生石膏八两，青黛四钱，梅片五分。共研细末，瓷瓶收贮，听用。如皮肤破溃、毒水淋漓者，可用麻油调搽。倘为阳性肿疡，红肿高大者，可加入清露散敷之。

（3）青云散：功能清火、败毒，亦可排脓、生肌、定痛。

寒水石四两，生石膏一两，青黛二钱，梅片五分。共研细末，瓷瓶收贮，听用。如为阳性肿疡，可按前述方法敷之。若已破溃，可以纸捻蘸药，插入疮内，膏盖之。每日更换。可以提脓、生肌、止痛。牙疮及口内溃烂者，亦可用风鼓吹喷。

（4）至宝丹：功能提脓、定痛。用之脱腐最妙。

露蜂房炭五钱，旱螺（即蜗牛）炭三钱，明雄黄二药，炙乳香、炙没药各一钱，西牛黄三分，梅片五分（后二药，不用亦可）。共研细末，瓷瓶收贮，听用。发背久不脱腐者，用此药撒布，膏贴。每日换一二次，即可脱腐生肌。

（5）九宝丹：功能提脓、去腐。脓多者勿用。

露蜂房炭三钱，旱螺炭三钱，明雄黄一钱。炙乳香、炙没药各一钱，朱砂一钱，生大黄末二钱，血竭四钱（另研），龙衣炭一钱，梅片五分。凡一切痈疽、发背，腐肉多者，用此撒布，膏贴，可以化腐、定痛。

（6）去腐散：功能去腐、生肌。

西月石三钱，生石膏一两（甘草水飞），朱砂三钱，梅片五分。共研细末，瓷瓶收贮，听用。凡溃疡腐肉不去者，可用之去腐。

（7）石蛤散：功能定痛、生肌。

熟石膏一两，蛐蜒虫20条，青黛三钱，梅片五分（后入）。先将石膏研极细末，合蛐蜒虫打烂，晒干，再研成细末，合入青黛，再研，最后入冰片，研极细，瓷瓶收贮，听用。

（8）熟遇仙丹：功能治疗湿毒臁疮及一切破烂的溃疡。

熟石膏四两，青黛五钱，梅片五分（不用亦可）。共研细末，瓷瓶收好。用时以净麻油调敷。

（9）黄连丹：治湿毒臁疮，尚未破溃者。

黄连一钱，黄柏三钱，熟石膏二两，梅片五分。共研细末，瓷瓶收贮，听用。用时以麻油、菜油或青菜汁调搽。痒甚者，搽之可杀痒。唯已破溃者，不可用，否则将引起刺痛。

（10）清火败毒膏：功能清火、败毒。敷贴阳性肿疡效良。

金银花二两，蒲公英二两，小生地二两，生甘草一两五钱，黄连二钱，地骨皮一两，净粟壳一两，川黄柏五钱，玄明粉五钱（后入）。上药，先用水煎熬，滤去渣滓，再熬稠，加元胶四两，白蜜八钱；再加入玄明粉，收膏。如已破烂者，可去玄明粉。

8. 澄江针灸学派

"澄江针灸学派"是以近现代针灸大师、中国工程院首批学部委员承淡安先生为创始人，以首批国医大师程莘农院士及邱茂良、杨甲三、邵经明、高镇五、谢永光、留章杰、苏天佑等众多承门弟子为支撑的针灸学术流派，为近现代针灸理论体系的构建、新中国针灸教育模式的确立及针灸临床与实验研究做出了开拓性的贡献。其诸多门人更将中国的针灸远播海外，推动了针灸在世界范围的影响。因承淡安祖籍江苏江阴古称为"澄江"，故而其弟子门生自诩为"澄江针灸学派"，以承门之后为荣。

承淡安先生毕生以弘扬针灸学术为己任，其办学的足迹横跨半个中国，一生桃李遍天下，代代相传的承门针灸薪火，追随先师的承门弟子远布海内外。南京有邱茂良、杨长森、杨兆民、肖少卿等，北京有赵尔康、杨甲三、程莘农等，福建有陈应龙、留章杰等，广东有曾天治等，广西有罗兆琚等，山西有谢锡亮等，湖南有詹永康等，河南有邵经明等，浙江有高镇五等，安徽有陆善仲、孔昭遐等。更有诸多承门传人辗转海内外，如新加坡有何敬慈、邓颂如、刘致中等，香港有卢觉愚、谢永光、邓昆明等，菲律宾有高达三、关飞雄，更有被誉为"美国针灸之父"的苏天佑等。他们追寻承淡安先生传播针灸学术的遗训，将针灸广泛传播至东南亚及欧美各国。

（1）学派创始人——承淡安：

1899年，承淡安出生于江苏江阴华墅镇的一个中医世家。6岁开始国学启蒙，后进入镇公立澄华小学，深得老师器重。于 1914 年毕业，因家庭经济不济，留校当助教，后又到当地振华小学任教。1917 年，承淡安遵从父亲安排弃教从医，开始跟随当地名医瞿简庄先生学习中医内科和外科，三年时间，潜心研习了《灵素类纂》《伤寒论》《金匮要略》《温热经纬》等经典医著，后以内科、儿科行医。

在当时西学东渐的新思潮及民主和科学的五四精神影响下，结束了中医入门学习的承淡安对医学的兴趣转向于西方现代医学，并参加了一系列的西医学习班。1919 年秋，承淡安先后参加了上海"大精神医学研究会函授精神治疗法"学习班、汪泽举办的中西医学习班、西药和注射方法学习班、朝鲜人举办的"灵子术"学习班。近两年的各类西医班学习，使承淡安初窥西医门径。行医之初，承淡安对自己父亲的针灸、刮痧、推拿等传统中医疗法不以为然，甚至表示怀疑。1923 年秋天的一次亲身经历改变了承淡安，也改变了中国近现代针灸史。当时的承淡安患有腰痛和失眠之疾，中西药连续服用了几个月仍未见好转。后来承淡安接受了父亲的针灸治疗，病痛很快治愈，承淡安从此改变了对针灸的偏见，深深感悟到"律令合时方贴妥，功夫深处却平夷"，转而潜心研习针灸学术，并逐步把研究针灸、复兴针灸确立为自己毕生的奋斗目标。在父亲的指导下，承淡安从学习《针灸大成》开始了自己的针灸之旅。他白天跟随父亲出诊，或自己行医，晚上则如饥似渴地挑灯夜读。除《针灸大成》外，承淡安还研习《针灸甲乙经》《针灸逢源》等其他针灸著作，互相参证，融会贯通，逐渐掌握了较为完备的针灸理论知识。

1925 年春，承淡安迁移至距家 9 公里的北涠镇独立悬壶济世。1927 年又远迁至苏州城内的皮市街。在苏州行医的同时参加了吴县中医公会，与吴县中医公会的同仁开办了苏州中医专科学校，并承担生理与针灸两门课程的教学。因生源不足和经费困难等原因，学校开办不到一年就停办了，承淡安利用这个机会编写了他的第一本针灸学讲义，为以后开展针灸函授教育奠定了基础。1929 年，承淡安的妻子吴玉瑛不幸罹患肺病而亡，同年秋天承淡安迁居苏州望亭镇。

迁居苏州望亭镇后，承淡安开设门诊，以针灸结合中西药物治疗疾病，很快就得到当地病人的认可，渐有医名。有感于针灸的医学价值和国内针灸人才渐少的现状，承淡安决定公开针灸秘法，广纳贤徒，推进针灸学的再度复兴。承淡安于 1930 年在苏州望亭镇创办了中国医学教育史上最早的针灸函授教育机构——中国针灸学研究社，并于次年反复修改他在苏州中医学校任教期间编撰的针灸学讲义，取名为《中国针灸治疗学》，于 1931 年 6 月公开出版发行。他免费为读者解答阅读时的疑问，获得了读者的极大好评，受到了社会各界的欢迎，前往望亭学习针灸的人络绎不绝。

1931 年秋后，承淡安将中国针灸学研究社迁移至无锡南门后，又先后出版了《经穴图解》《经穴大挂图》《百症赋笺注》《经穴歌诀》等著作。1933 年 10 月 10 日，在原先只限于社内交流的《承门针灸实验录》基础上，独立创办了我国最早的针灸学专业刊物——《针灸》杂志。

1934 年秋，承淡安为适应研究社快速发展的需要，前往日本学习考察针灸发展现状。承淡安参加了东京高等针灸学院甲种研究科学习，并携带了中国针灸学研究社出版的图书和教学挂图拜访院长坂本贡教授。1935 年 5 月，获东京高等针灸学校"针灸专攻士"学衔。在日本期间，承淡安辗转日本各地，对日本针灸器具、针灸门诊等实地考察，并收罗国内散佚的部分针灸古籍。1935 年 6 月中旬，承淡安身携从日本购得的人体神经图、铜人经穴图、针灸器具，以及包括在中国已经失传的全本《十四经发挥》在内的一批医学专著，满怀复兴中国针灸事业的梦想，重新回到了祖国，开始复兴针灸事业的新征程。

回国后，承淡安倾其所有在中国针灸学研究社附设中国针灸讲习所，将原先的函授教育升格为正规的学校教育。1936 年春，中国针灸讲习所更名为中国针灸医学专门学校，增办两年毕业之本科，并添设图书馆，在原针灸门诊基础上首办针灸医院。此时的研究社也从最初承淡安一人开办，逐步发展为由承淡安、张锡君、罗兆琚、谢建明、邱茂良、沈君庭、赵安生等七人共同举办的股份制机构，附设针灸学讲习所、无锡针灸疗养院（医院）、《针灸》杂志编辑部等部门，国内外有 17 个分社，针灸教学由单一的函授形式扩展至函授、3 个月的速成班、6 个月的普通学习班、两年制的本科班等不同教学层次。至 1937 年 6 月，疗养院每月接待初诊病人已近 200 人，复诊病人约 500 人；研究社每月新收会员 100 余人，与会员通信函件近 5 000 件。此时的中国针灸学研究社已经成为国内规模最大、影响最广，融教学、医疗、临床研究于一体的针灸专门机构。

1937 年 7 月，抗日战争全面爆发，至 8 月淞沪会战爆发，在此期间针灸研究社的校舍遭受日军飞机轰炸，毁于战火。1937 年冬，上海沦陷，承淡安不愿成为亡国奴，不得不遣散师生，携妻姜怀琳西迁避难。承淡安乘小船至常州，走长江水路转道安徽芜湖，逆江而上至江西九江，转奔江西南昌，溯江而上赴抵湖南长沙，再奔常德，转至桃源，开诊行医。应桃源医家之请，开设了为期三个月的针灸讲习班。1938 年 6 月底，承淡安夫妇经由长沙奔赴陪都重庆。在重庆举办了一期针灸学习班后，承淡安旋即辞去重庆后方救济中医院的诊务，转赴四川成都。在成都西玉街设立了针灸诊所，并开设了四期学习班。1939 年秋，成都市区遭受日军飞机轰炸。为了避难，承淡安迁居至距离市区 10 公里的大面铺，继续举办讲习班及行医。1940 年初夏，承淡安前往广安，讲授针灸课，课毕返回大面铺继续办学兼行医。同年冬，又开设了一期三个月的针灸讲习班。1941 年春，中医界在四川德阳筹设国医讲习所，聘请承淡安前往任教，讲授针灸、内经两课。后承淡安又接任伤寒课教学，并在讲稿基础上，编成了《伤寒针方浅解》一书。1943 年夏，承淡安夫妇转返成都，行医并兼任国医学院针灸学教授。1944 年秋后，承淡安又举家迁往简阳县养马河镇。1945 年抗战胜利，直到 1947 年冬承淡安启程回归故里，返回已阔别 10 年的故乡无锡，为维持日常生计，后遂迁居苏州。1938—1947 年，承淡安通过开办针灸培训班、担任国医学院针灸学教授，在四川培养了数百名针灸人才。

承淡安回到家乡后，历经多地辗转的中国针灸学研究社终于在苏州重建，社址先设于司前街 83 号，后迁大石头巷 44 号。

1950 年底，百废待兴，承淡安决定在苏州重构中国针灸学研究社的组织机构及《针灸》杂志。1951 年 1 月 15 日，《针灸》杂志也正式复刊出版。1954 年 9 月，应江苏省政府邀请，承淡安赴南京参加筹建江苏中医进修学校（现南京中医药大学前身）和江苏省中医院，并停止研究社及《针灸》杂志诸项业务。10 月 30 日，承淡安被正式任命为江苏省中医进修学校校长，在出任校长期间，他和叶橘泉、邹云翔、周攸斋等同事一起，为新中国中医高等教育体系的确立构筑了基础，并实现了中医针灸学的高等教育。

1957 年 7 月 10 日，承淡安终因积劳成疾，驾鹤西游。时任国家副主席的李济深题赠挽联："康济斯民良相同功垂永誉，阐扬绝学名医传世有针经。"

（2）澄江针灸学派的学术特点：

澄江针灸学派是以融通中西医学为特色的现代针灸学术研究群体，自 1930 年中国针灸学研究社创办开始就集聚了一批有识之士，如广西针灸名师罗兆琚、江苏南通针灸名家孙晏如，以及出生中医世家、又是西医科班优秀毕业生的张锡君，亦有邱茂良、赵尔康、留章杰、曾天治、陈应龙等承淡安的门生，他们经过半个世纪的共同研究、共同努力，在东西方医学冲突和交融的社会背景下，使近现代针灸学得到了复兴和飞跃发展。

1）强调针灸的科学性与临床价值：

针对五四运动之后全盘否定中国传统文化的社会思潮，承淡安基于自己临床实践中的观察和体验，并在比较中、西方医学理论体系后，提出："西洋科学，不是学术唯一之途径；东方学术，自有其江河不可废之故。何也？凡能持之有故、言之成理者，即成一种学术。西洋科学，能持之有故、言之成理，东方学术亦能之。而针灸学术之神奥，却有不能言之尽成理者，此由古书晦涩，后人不能通之，非其本身不通也……即须将古书晦涩之理，细加考证……自己明白，使人皆明白，此即谓之科学。"

在针灸研究、教学实践中，承淡安强调首先要弄清中医理论，并从临床上去认识阴阳、五行、营卫、气血，以及现代解剖学上难以理解与认识的经络穴位，从而揭示针灸的治病机制。其次于学习研究之上，积极吸收日本对针灸的研究方法和成果，并运用巴甫洛夫神经反射理论等现代西方医学理论阐述针灸治病机制。针灸的临床运用特点，承淡安以"便利、速效、经济"概括，认为针灸治病，简便易行，效果明显，花费较少，不受药物产量限制，是民众治病之首选。特别是在缺医少药的抗战大后方，他一直在追寻"针灸也能救国"的人生理想。

2）以现代解剖学知识阐明腧穴内涵：

穴位作为针灸施术的刺激点，行针者必须明晰腧穴的定位、结构和功效。1931年，承淡安在《中国针灸治疗学》中，参照现代解剖学，详细探究每个腧穴的定位和解剖结构，开创了现代腧穴研究的新方向。他引入人体骨骼图、人体肌肉图、人体血管分布图、人体神经分布图，并按照解剖部位标记各腧穴所处位置。同时在《经穴图解》一书中，承淡安按头、躯干、手、肘、膝、足等部位，绘制了17幅经穴骨骼图，阐明了腧穴与骨骼的关系，有助于行针时把握方向与深度。同时注重经外奇穴的特定功效，通过临床实践对经外奇穴进行了归纳。1954年出版的《中国针灸学讲义》，共收录他收集整理的经外奇穴132个，且分别记述了各穴的名称、位置、针灸方法和主治病症，由此十四经穴和经外奇穴两大部分构成了腧穴学的基本理论体系。

3）论证经络的客观存在，阐明经络理论：

承淡安受西方循证医学及日本新派针灸理论的影响，曾对解剖学上无法寻找的经络理论不以为然。但经过长期反复的临床实践和教学，他认识到了经络理论的重要性，从而有了"针灸界应该首先学习研究经络学说"的感叹，并从当时科学的局限性和针灸临床现象与疗效等方面，论证了经络的客观存在。在经络实质的探索中，他认为十四经络理论的形成有时代的局限性。他肯定经络的临床诊断与治疗价值，认为在针灸治疗中必须仔细辨别病变经脉之所在。

4）强调针刺手法的重要性，改进针刺操作方法：

行针手法为针灸疗效之基础，之前的针灸学界重视针灸理论的学习而忽略行针手法的训练。承淡安重视针刺手法的练习，认为手法是否熟练及指力之强弱是决定临床效果的重要因素，他发明了针灸界沿用至今的指力练习方法，并发明了无痛的押手进针法。传统针灸学对"针刺补泻"语焉不详，他提出针刺无补泻之别，只有刺激强弱之不同，从而主张刺激强弱与疾病虚实之间的关系，应由医者在治疗过程中，根据病人的体质情况、耐受程度、病之新久、得气难易和气感强弱而随机应变，并认为单纯依据病之虚实来决定针刺补泻或针刺轻重之说，只是纯粹的理论说教。

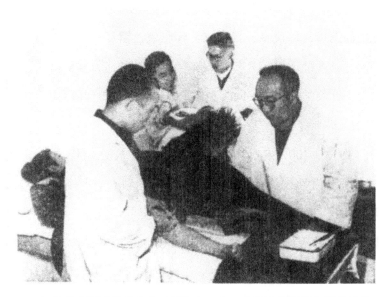

江苏省中医进修学校校长承淡安（右）在医院指导针灸操作手法

5）改进和研制针灸器具，规范针灸器具规格：

民国之前，中国中医界没有专门生产针灸针具的个人和机构，针具制作缺少规范和统一的标准。20 世纪 30 年代，承淡安在《中国针灸治疗学》中，对毫针的制式标准和质量要求做了严格的规定。承淡安定居苏州后与华二房（苏州医疗用品厂前身）合作，以不锈钢为材质试制毫针，并从规格、工艺、质量等方面确定了统一标准，从而奠定了现代毫针的制作标准。受日本赤羽幸兵卫皮内针疗法的启发，承淡安不仅仿制了皮内针，更在此基础上创制和发明了使用更加方便的揿针。目前，皮内针和揿针都已经成为针灸临床的常用针具。此外，他还对温灸器、皮肤针、针灸经穴模型等进行了改进和创新。

6）阐明艾灸治疗的现代机制，量化艾灸操作：

承淡安重视灸法的运用，综合中西医学之理论，认为灸法具有活跃脏腑机能、促进新陈代谢、调整人体各系统之功能的作用，不仅可以治病，亦可防病保健，延年益寿。为了准确把握灸治量，承淡安晚年所著《灸法草稿》中制定了强、中、弱刺激的临床灸治操作标准，并对施灸部位的选择和灸治现象进行了总结分析，推动了灸治操作的规范化。

（3）澄江针灸学派门人子弟：

中西医会通思想和基于临床实践的科学研究是澄江针灸学派的学术思想精髓。自承淡安先生仙逝后，邱茂良、杨甲三、程莘农、留章杰、陈应龙、曾天治、高镇五、谢锡亮等一大批承门传人传其衣钵，孜孜不倦地教学研究，探究现代针灸学的发展，引领针灸学的发展发向，实现了医学思维转变和研究方法多样化。

1）邱茂良：

邱茂良（1913—2002年），浙江衢县人，承淡安之嫡传弟子。1928年求学于浙江兰溪中医专门学校，并师从张山雷学习内科、妇科等。1932年毕业后，回到家乡开业行医。翌年，为继续深造，远游至江苏无锡，就学于承淡安。毕业后，执教于中国针灸研究社，协助承淡安创办中国针灸学校。1937年，抗日战争爆发，中国针灸研究社被迫停办，邱茂良应浙江台州中医学校之请，前往从事中医内科、妇科、针灸科的教学。1940年后，因抗战的持续，台州中医学校被迫停办，他又开业行医。1948年，承淡安在苏州恢复中国针灸研究社后，邱茂良应邀前往协助承淡安工作。1954年，应江苏省政府之邀，随承淡安到南京，筹办江苏省中医院和江苏省中医进修学校。历任主治医师、针灸科主任、主任医师、教授、针灸系主任。任第六、第七届全国政协委员，国家科学技术委员会（简称国家科委）中医组成员，卫生部医学科学委员会委员，全国针灸学会副会长，全国高等医药院校中医教材编审委员会副主任委员，世界针灸学会联合会顾问等职。著有《针灸纂要》《针灸与科学》《内科针灸治疗学》《针灸学》《中国针灸治疗学》等。

邱茂良首开针灸治疗传染病、急性病、疑难病临床科学研究之先河，将针灸治疗的病种由一般疼痛性疾病逐步发展到内科、妇科、儿科的一些常见病及多发病，同时用于治疗急性病、传染病，如肺结核、大叶性肺炎、急性细菌性痢疾、病毒性肝炎等，扩大针灸治疗的病种，并取得了很好的临床疗效。特别是他主持的"针刺治疗急性细菌性痢疾"的课题，获得了1978年全国卫生科技大会成果奖。邱茂良主张中西医结合，由他主编的《中国针灸治疗学》最早以现代医学的病名来分类编排，同时重视现代医学的检查结果，更提倡将病症结合的辨证方法用于临床的针灸治疗。

2）杨甲三：

杨甲三（1919—2001 年），江苏武进人。1932—1935 年，师从江苏武进名医吴秉森，三年后出师。1935—1936 年，师从于承淡安先生，在中国针灸学研究社专修针灸。1936—1950 年，在江苏悬壶济世。1950—1957 年，担任江苏省中医进修学校针灸教学工作。1957 年调入北京，参加北京中医学院的筹建，担任针灸学院基础及临床教学工作。1982 年北京中医学院针灸推拿系成立时，担任第一任主任。

杨甲三 17 岁行医，一生致力于发展针灸学术，将现代医学知识与传统针灸相结合，在针灸取穴方法、针刺技术、穴理研究、临床用穴等方面，形成了独特的学术思想体系，以深厚的理论素养和精湛的技术，取得了卓越的疗效。担纲北京中医药大学的针灸科研、教学、临床工作，培养了大批针灸人才，为针灸学术发展做出了重要贡献。著有《腧穴挂图》《经络挂图》《针灸临床取穴图解》《杨甲三取穴经验》《腧穴学》等。

杨甲三创"三边""三间"取穴法，以筋、骨、肉作为人体解剖的基础和人体明显的标志，多以三边（骨边、筋边、肉边）、三间（骨间、筋间、肉间）为标志，结合纵向骨度分寸，进行准确的定位取穴。杨甲三更总结形成了独特的毫针进针方法，此进针法将右手五指进行了巧妙的分工，以拇指、食指捏持针柄（使用长针时捏持针身），无名指、小指夹持针身，这种方法将左手完全解放出来，可以持针多枚备用。其进针方式分为：悬空下压式、角度转变下压式、捻转下压式、连续压式四种。这种灵巧运用手指分工、指力、腕力、距离、角度等多要素有机融合的进针方式，适用于人体各部穴位，也适用于任何长度的毫针。

3）程莘农：

程莘农（1921—2015 年），原籍安徽绩溪，生于江苏淮安。1936 年师从当地名医陆慕韩。先后在淮阴、镇江开业行医。1947 年 11 月，程莘农获得中华民国考试院颁发的医师证书。1956 年毕业于江苏省中医进修学校本科班，师从承淡安先生学习针灸。后留校任教，任江苏省中医进修学校针灸教研组组长。1957 年，调任北京中医药大学，任针灸教研组组长，负责针灸教学和科研工作。1976 年，调到中国中医研究院（中国中医科学院前身），任针灸研究所经络临床研究室主任、针灸教学研究室主任、针灸研究所专家委员会副主任委员、国际针灸培训中心副主任等。1980年2月，程莘农当选为国家科学技术委员会中医专业组成员。1994年当选首批中国工程院院士。2009年被评选为首届国医大师。长期从事针灸临床、教学工作，著有《中国针灸学》《简明针灸学》等。

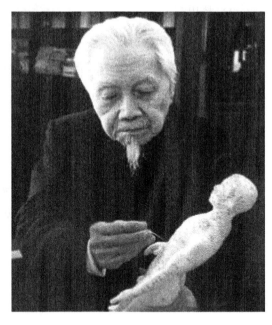

程莘农演示针刺法

程莘农自20世纪60年代后，以经络为科研重点，为中国经络研究做了开创性工作，20世纪60年代与解放军第262医院协作，完成了"体表循行81例研究"，主持研究"循经感传和可见经络现象的研究"，获国家中医药管理局科技进步一等奖。1993年国家科委聘请他为国家攀登计划之"经络的研究"项目首席科学家，重点研究探讨经络的实质性。程莘农于针灸临床之中倡导在辨证论治的基础上贯彻理、法、方、穴、术的统一，即缘理辨证、据证立法、依法定方、明性配穴、循章施术，五者统一，注重经络辨证的应用，特别是对奇经八脉的内涵、特性及辨证规律的认识有深入的研究。程莘农对针灸手法也有突破，创立了"程氏三才进针法"。"三才"即天、地、人三才，是针对浅、中、深不同程度进针时分皮肤、浅部和深部三个层次操作的手法。在行针手法上创立有"震颤催气法""飞旋补泻法"等。

4）留章杰：

留章杰（1911—1990年），福建泉州人。1911年10月29日出生于中医世家。自幼随父留文固学医。幼蒙庭训，弱冠之年随父行医，后因父年迈而代父行医。1935年到承淡安主办的中国针灸学研究社函授学习，1936年至无锡承淡安主办的中国针灸学讲习所第二期学习。毕业回乡后，推广针灸治疗，在泉州流行霍乱时，应用灸刺，多显疗效，奠定了"以针为主，针药并施"的从医基础。1953 年参加泉州市中医联合诊所，主持针灸科工作。1956 年任泉州市联合中医院针灸科主任，1958 年任泉州市人民医院中医针灸科主任。1957 年至 1958 年，为中医针灸班编写《针灸学讲义》《针灸学讲话十讲》，不但主讲，而且临床带教。1959 年被泉州市卫生局聘为市中医药研究所研究员，1960 年起任市人民医院副院长。1979 年参加福建省针灸进修班教学工作，撰写 10 多篇讲义和古医案选注，传授学术经验，培养针灸骨干。1984 年，创办全国第一张针灸小报《针灸界》，向全国 3 000 多个单位和个人发行。晚年时著有《伤寒方临床阐述》《内经选读辅导资料》《伤寒杂病论下法的综合分析》等。

留章杰继承承淡安先生的针灸学术精髓，于临床实践中精研针灸手法，形成了自己的特色，推动了近现代针灸在闽南地区的发展。在针灸手法方面主张先言指力，后言手法；先言气感，后言补泻。首先强调指力核心说，指出练好充实指力的目的在于捻针有数、进针有度，最终目标是激发经气，从而得气。其次强调持针，要求持针"中正平直"，指出在练好指力、正确持针的前提下，才能掌握"三度进针法"（天、人、地三度进针）。再次要求以平补平泻为基础，熟练掌握针刺基本手法。留章杰擅长灸法，运用灸法以补充单纯针刺之不足，临床实践中常以艾炷瘢痕灸法获得奇效，有"灸法神功"之名。

5）陈应龙：

陈应龙（1902—1993 年），厦门市中医院创建人，主任中医师、教授。福建漳州龙海白水镇人，越南归侨。陈应龙 1926 年毕业于集美师范学校，1931 年至印度尼西亚谋生，1936 年春到上海中国精神研究会学习"灵子术"气功。同年至无锡中国针灸学研究社随承淡安学习针灸，学成之后赴越南行医，思想倾向于革命，开设越华书店，专售进步书刊。1948 年 8 月被当时西贡政府驱逐出境，后至香港继续行医。1949 年 8 月参加中国人民解放军福建文化服务团，任随团医生，离开香港前往厦门。先任厦门华侨服务社经理，后调任厦门市第一医院针灸科主任。1952 年加入中国国民党革命委员会（简称民革），并任民革省委会常委、顾问，民革中央团结委员。1956 年 11 月厦门市中医院成立，陈应龙任院长。1958 年起，陈应龙任教于厦门大学华侨函授部中医专科。1984—1987年，先后应邀到香港、新加坡、菲律宾、日本等地访问讲学。主编《中国针灸学概要》《陈应龙针灸医案》《陈应龙医疗气功选》等。

陈应龙行医近60年，在国内外享有盛名，被病人誉为"陈半仙"。他在学术上继承承门针灸精华的同时，把气功的治神养心功能同针灸的补泻手法熔为一炉，独创带气行针的"子午补泻手法"（以气功和指力手法为基础的运气行针法），尤其擅治癫狂、瘫痪、聋哑、小儿麻痹症等疑难杂症，并将针灸、气功、拔罐和中药综合运用于急救。主张"治病先治心"，认为解除病人的思想顾虑是战胜病魔的重要基础，并认为"经络是针灸的物质基础，穴位是防治疾病和保健延年的要枢。一个穴位可治不同的疾病，同一疾病又可用不同的穴位治疗"。

陈应龙由于归国华侨的特殊身份，多次赴日本、菲律宾、新加坡及香港、台湾等地诊病及讲学，推动了中国针灸在海外的传播。

6）谢锡亮：

谢锡亮（1926—），河南省原阳县人。早年毕业于河南日文专科学校，1950年投考苏州中国针灸学研究社，拜承淡安先生为师，尽得其传。后至山西襄汾县人民医院工作，并于1987年参与创建襄汾县中医医院，历任副主任医师、主任医师、中医院院长。

谢锡亮先生长期工作于基层，善于摸索总结经验，同时又博采众长，汲取新知，擅长古典针术子午流注、深刺风府和直接灸法。在灸法方面尤得承淡安学术思想之精要，十分强调针灸基本功训练，主张选穴在准而不在繁，用药贵精不在多，灸治取穴要准确，方法要轻巧。通过艾灸治疗疑难病症，使其成为继承和发扬传统医学的典范。

7）苏天佑：

苏天佑（1911—2001年），广东阳江人，师从承淡安的学生曾天治，为承淡安先生的二传弟子。1939年开业行医，1940年于香港创办香港针灸医学院，后改为香港针灸专科学院。抗日战争爆发、香港沦陷后，逃难至广西、广东等地，抗战胜利后返回香港，这期间一直坚持针灸教学，共办有21期学习班。1962年起他开始到日本、韩国、菲律宾、新加坡、马来西亚、文莱、泰国、越南、缅甸、印度尼西亚、美国、加拿大及台湾地区施诊、讲学，推动了澄江针灸学派学术的传播。1973 年在美国政府批准的第一家针灸治疗所出任针灸治疗主持人，同时举办学习班，传播澄江针灸学术。1975 年 3 月，和友人在波士顿创办首个针灸专科学校——纽英伦针灸学校，任首席教授。1986 年 2 月获麻省针灸学会颁布的"美国针灸之父"荣誉称号。

苏天佑继承了承淡安之衣钵，默默耕耘于中国针灸的海外教育事业，培育了一大批针灸骨干，东南亚、美国等地的针灸医生大多出自其门下，扩大了中国针灸在世界的影响力。

（4）澄江针灸学术之海外传播：

承淡安先生及其门人是澄江针灸学术的传播主体，香港、东南亚地区、欧美各国针灸学的兴起受澄江针灸学派的影响极深。中国针灸在海外的兴起，澄江针灸学派起到了至关重要的作用。

流传于海外各国的针灸学，早期多传自于香港，而香港的针灸学则是传自于承淡安先生。中国针灸学研究社香港分社是中国针灸海外传播的起点，起到了至关重要的作用。

香港分社成立于 1935 年，香港东华医院的卢觉愚任社长。卢觉愚（1899—1982 年），广东东莞人，生于中医世家，本为伤寒大家，后于香港行医。1925 年创办医学月刊。1932 年前往无锡加入中国针灸学研究社，师从承淡安学习针灸。1934 年他根据承淡安编著的《中国针灸治疗学》和美国格雷戈里博士所著的《手术整脊治疗法》一书所刊脊椎神经起止、交通、循行、形状的插图，制成《关于针灸学术之经穴神经表解》，并在医刊上发表，对针灸经穴与神经系统做出比较精细的对照工作。另著有《实用针灸学讲义》《临床针灸要诀》《针灸问答》等专业书籍。卢觉愚后在香港创办实用针灸学社，并设办针灸、伤寒讲座，培育了不少针灸专业人才。

之后广东五华的曾天治又创办了科学针灸学院。曾天治早年师从承淡安学习，是中国针灸学研究社广州分社的社员，原为小学教员，迁居香港后创办了科学针灸学院。曾天治早年于广州光汉中医学校、汉兴中医学校任教，广东针灸名家如庞中彦、伍天民及香港针灸名家苏天佑、邓昆明等人，均出自其门下。庞中彦、伍天民、苏天佑、邓昆明等人又分别在广州、香港两地开班授徒传业，桃李满天下。曾天治在民国后期为岭南地区培育了大量的针灸人才。著有《针灸医学大纲》《科学针灸治疗学》等。

曾天治的门人邓昆明在香港九龙创设邓昆明针灸学院，办过多届针灸班，门下弟子包括许密甫、梁觉玄、董式武等人。梁觉玄曾在陈存仁主办的中国针灸学院及其他中医学院任教。20 世纪 60 年代末期，他移居北美后又在当地开班授徒，在针灸教育方面做过不少工作。许密甫从香港移居美国后，20 世纪 70 年代初期曾出任俄勒冈州针灸考试委员会委员。当年华盛顿大学出人意料地开设介绍古老中国针灸医术的课程时就是由许密甫主讲。曾天治的另一弟子梁铁生，20 世纪 50 年代初期到欧洲旅行时，曾在德、法等国举办过针灸演讲会。曾天治的另一弟子关飞雄为菲律宾著名中医，后移居美国从事中医事业。

20 世纪 70 年代香港重组中国针灸学研究社后，东南亚及欧美各国多人至香港学习针灸。

中国针灸在 20 世纪 30 年代传入东南亚。1936 年，方展纶与陈志群联合创立新加坡第一所针灸学院兼针灸治疗院——耀华针灸医社。中国针灸学研究社新加坡分社于 1937 年成立，分为大坡分社及小坡分社，大坡分社社长是何敬慈，小坡分社社长为邓颂如，同年何敬慈创立针灸治疗院。1938 年 3 月，承淡安的门人刘致中出版了新加坡第一本针灸专业书《最新经穴图考》。

当时东南亚的华裔中医不少是在厦门大学海外函授学院主办的针灸专修科或中医专修科学习，多受教于中国针灸学研究社的早期社员陈应龙教授，更有无锡中国针灸学讲习所第二期毕业学员高达三。高达三后行医于菲律宾，任菲律宾中医公会会长。澳门中医学会会长谭伯铭曾师从无锡中国针灸学研究社的早期社员王形光。

作为美国针灸拓荒者的方复兴，首先将针灸学术传入美国。方复兴在 1936 年前参加无锡中国针灸学研究社，后从香港移民美国。真正让中国的针灸学在美国得到认可的当数承淡安先生的二传弟子苏天佑。由于历史和政治原因，1972年美国掀起了"针灸热"，美国政府批准的第一所针灸诊疗所于1973年7月在华盛顿特区正式成立，由格里戈里奥·柯斯医生当主任，苏天佑被聘为这家诊所的针灸治疗的主持人，同时还开办有学习班，训练美国医生使用针灸。1975年3月，苏天佑和两位美国弟子在波士顿创办纽英伦针灸学校，当时学生有32人，教授3人，除一位华人之外，其他学生都为美国人，使用英语教学。之后苏天佑第一本英文针灸书《经穴学》出版，此后美国各个针灸学校多用苏天佑的讲义作为教材。1986年2月，麻省针灸学会举行第六届会员大会，大会主持人宣布因苏天佑在美从事针灸10多年，创办针灸学校，培养了大量的针灸专业人才，特颁发镌有"美国针灸之父"的奖状，以感谢苏天佑对美国针灸医学做出的卓越贡献。

承淡安先生及其开创的澄江针灸学派，从20世纪30年代，以小小的苏州望亭镇为起点，以无锡为转折点，历经百年沧桑，辗转传播，在近现代复兴了中国的针灸学，更奠定了中国近现代针灸教育的基础，其门人传至今日已有五六代，他们的足迹已遍布全世界，为中国针灸乃至世界针灸事业的繁荣做出了历史性的贡献。

二、世医之家

《礼记》曰："医不三世，不服其药。"对于"三世"有不同解释，或是指家有三代做医生，才能请他治病；或指熟读了《黄帝内经》《神农本草经》及《素女脉诀》之三世之作，才能成为医生。不管如何，这里有一个传承的意思，而在古代医术，无论是方脉还是针灸，的确以家世传承为多，因此，中医历史上世医甚多，江苏更是如此。江苏世医之家，著名而传承时间较长的有丹阳徐氏、江南何氏、丁氏痔科、郑氏妇科等。这些世医之家，对于中医药的传承与发展起到了重要的作用。

1. 丹阳徐氏

丹阳（今江苏句容）徐氏家族，子孙遍及大江南北，代代相传，历经八代，先后诞生了徐熙、徐道度、徐文伯、徐嗣伯、徐之才等八世十三位医家，在祖国医学发展史上占有一席之地。

其世系为：熙→秋夫→道度、叔响→文伯、謇、嗣伯→雄、践→之才、之范→敏齐→珍惠。

丹阳徐氏世医的创始人徐熙，颇有传奇色彩。据史料记载，徐熙原籍东莞（今山东莒县），南朝刘宋时，徙居东海（今江苏省连云港），为濮阳（山东濮县，今属河南濮阳市）太守。徐熙素好黄、老之学，隐于秦望山（今绍兴城南会稽山最高峰）。一天，有位道士经过，口渴求饮，徐熙热情相待，道士临别时，留给他一个葫芦，并说："君子孙宜以道术救世，当得二千石。"徐熙打开一看，乃是《扁鹊镜经》一卷。从此精心研读，遂精于医术，且"名震海内"。

徐熙之子徐秋夫，官至射阳（今江苏淮安）县令。他深得其父真传，医术高超，尤精于针灸，竟达到了"通鬼神"的地步。

徐秋夫生二子，即徐道度和徐叔响，均为不凡之人。长子徐道度居杭州，擅长内、外科，因为有脚疾不能走路，宋文帝刘义隆便常常令人抬轿请他入宫，给诸皇子疗疾，而且"无不绝验"，最后封他做兰陵太守，并称赞他"疗疾"为天下"五绝"。徐道度著《疗脚弱杂方》8卷，是目前世界上最早的治疗脚气病的专著。次子徐叔响，官至太（泰）山（今山东泰安）太守及大将军参军，对针灸、小儿科、本草学等都有研究，且著述丰富，撰有《针灸要钞》1卷、《本草病源合药要钞》5卷、《杂疗方》6卷、《疗少小百病杂方》37卷、《杂疗方》22卷、《杂病方》6卷、《体疗杂病本草要钞》10卷、《解寒食散方》6卷、《解散消息节度》8卷、《谈道术》等书，可惜多佚。

徐家第四代有三人，徐道度生徐文伯、徐謇（成伯），徐叔响生徐嗣伯，皆精通医术，且声名显赫，颇多成就，可谓徐氏家族杏林生涯中的一个顶峰阶段。徐文伯，字德秀，事南齐。史料载其"倜傥不屈于公卿，耻以医为业"，故虽终生随侍于帝王之侧而人不以"太医"称之。456年前后，宋孝武帝的母亲路太后有病，腹部剧痛，众医束手，文伯诊后说"此石博小肠耳"，即小肠结石病（应为今之胆结石、泌尿系结石之类疾病），用水剂消石汤治疗，很快痊愈，于是被擢升为鄱阳王常侍。宋明帝年间，一宫女患腰痛连心，发则不省人事，在众医都诊为"肉症"

的情况下，文伯却认为是"发瘕"，并令给宫女灌了香油，服后吐出丝缕头发而愈。更为叫绝的是，宋后废帝时期，一次后废帝与文伯同游，恰好碰上一孕妇，略知脉学的皇帝诊后说怀的是女孩，文伯诊之说："腹有两子，一男一女。"性急的皇帝便泯灭人性地要剖腹验证，文伯阻止说，让我针灸，便可分娩。后果然如他所说。宋亡后，文伯入齐，先后被封东莞、泰山、兰陵三郡太守。撰有《药方》3卷、《疗妇人瘕》1卷、《辨伤寒论》1卷、《伤寒总要》2卷、《辨脚弱方》1卷等书，均佚。

徐謇，字成伯，传家学为业。初事南齐，后因犯事逃到青州，被北魏慕容白曜所获，送京师平城（今山西大同）。当时，献文帝拓跋弘久闻其名，为验证他的本领，便把一病人安置帐幕中，让他隔幕切脉，谁知他竟"深得病形，兼知色候"，献文帝叹服，自此甚宠爱之，相继封他任侍御师、右军将军等职。徐謇诊疗之验，极为精妙，但其性情极傲，不愿奉承，即便贵为王公，若不得其意，也不为治疗，因而遭人嫉恨，幸有皇帝做靠山，无人能加害。后来，孝文帝迁都洛阳，体有不适便召謇诊治，他在诊治皇上和冯昭仪等人的重病时屡建功勋，因而倍受宠优。徐謇善养生，常服药饵，以至于年垂八十而鬓发不白，气力未衰。宣武帝正始元年，被授光禄大夫衔，加平北将军，死后赠安东将军，齐州刺史。

徐嗣伯，字叔绍，善谈老庄之道，喜直言，曾任正员郎、诸府佐等职，尤以医术精湛、善辨证论治而著名。有一次，南齐直阁将军房伯玉因时常怕冷，便自服五石散（由紫石英、赤石脂、钟乳石等5种石药炮制而成）10余剂以求温补，不想服后更怕冷，夏天也要穿厚衣。嗣伯诊后说是"伏热"，遂采用了奇绝的治法：冬季11月，冰天雪地，让病人裸坐在石头上，两人捉牢，取冷水一桶桶从头浇下，直浇得房伯玉口噤气绝，家属啼哭请止，但嗣伯铁面不允。待浇了百余桶冷水后，病人开始能动，背上开始冒气，接着猛然坐起，想喝冷水，至此病完全好了。徐嗣伯还巧思慧眼，治愈了不计其数的疑难症，如以同样的"死人枕席"作药，治愈了3例分别患有"滞冷""石蛔"和"眼病见鬼"的病人。著有《徐嗣伯落年方》3卷、《药方》5卷、《杂病论》1卷等书。唐代孙思邈的《备急千金要方》尚存徐嗣伯关于风眩的论述3则，方10首，灸禁法2则，他对风眩病的诊治，颇有心得体会，疗效较好，对后世有相当的影响。

徐家到第五代，出了两位名医：一为徐雄，乃徐文伯之子，与父同事南齐，精于诊断，当时医术名贯江南，官至兰陵太守。一为徐践，乃徐成伯之子，字景升，事北魏，医术也很了得，但名气不如其父和堂兄徐雄。对这兄弟二人的治病绝技，史料记载不多，但对徐雄的为人和品德却有笔墨。据说徐雄性善厚道，通情达理，深受官场、百姓和病人拥戴。尤其是他非常孝敬父母和兄长，母亲死后，他悲痛至极，几欲自毁。可没多久，其兄又辞世，他再也无法自制，扶杖奔丧途中，俯身恸哭，竟哀哀而终。

徐之才、徐之范是徐家第六代中的出色代表，这对亲兄弟乃徐雄之子，从小都聪慧可人，最终不负所望，皆成栋梁之材，尤以徐之才著名。徐之才，字士茂，据史料载，他5岁诵《孝经》，8岁略通意旨，13岁被招为太学生，粗通《礼》《易》（《礼记》和《易经》），被誉为"神童"。稍长，博涉经史，兼通天文，尤精医药，是当时难得的奇才。他初事南齐，后为北魏俘，遂事北魏、北齐，曾任大将军、尚书左仆射、尚书令等官职，封西阳郡王。他的好口才留下了不少佳话。未封西阳王时，有一次，他和尚书王元景戏耍。王嘲笑他的名说："叫什么'之才'，我看少一笔，该叫'乏才'才对。"徐之才不恼不怒，马上嘲笑王元景的姓说："王字，加上言为'诳'，靠近犬成'狂'，加上颈、足是'马'，长出角尾是'羊'。"王元景听了张口结舌，尴尬万分。

徐之才医术高超，有人患脚跟肿痛，诸医不识，他诊后说是"蛤精疾"，并说这是乘船入海，垂脚水中所致，于是下刀为病人剖出蛤精子（可能是海中一种叫游波虫的小动物）两枚，大如榆荚。北齐武成帝患精神恍惚，幻觉迭出，时常看到空中五色云气下降变成美妇，之才诊为"色欲过度，大虚所致"，予汤药数剂治愈。此外，徐之才对药剂学、妇产科学造诣很深，曾撰修《雷公药对》和《药对》，把药分为宣、通、补、泻、涩、滑、燥、湿、轻、重等十剂；其所创导的逐月养胎法，注重饮食调摄，注意劳逸适度，讲究居住衣着，重视调理心神、陶冶性情、施行胎教等，这些都有特色，而且是开创性的贡献。《药对》是在《雷公药对》的基础上增修而成的，部分内容尚存于南北朝陶弘景的《本草经集注》、唐代

《新修本草》及宋代唐慎微的《证类本草》之中。徐之才还发明了"十月养胎方"理论，专门论述了不同妊娠期的护理要点、饮食宜忌、针灸禁忌、多发病症、适服汤药及胎教等内容。他还著有《家传秘方》10 卷、《小儿方》3 卷、《徐王八世家传效验方》10 卷、《徐氏家传秘方》10 卷、《明冤家录》等书，均佚。徐之才年八十而卒，赠司徒，谥号文明。可惜的是，他的两个儿子徐之林、徐同卿虽分别有太尉司马、太子庶子的封号，但却疏学无术，成了他最大的心病。与之相比，其弟徐之范虽声名略微，但也以医术出名，曾任北齐尚药典御，官至太常卿，并袭之才西阳王之爵，后入周，隋开皇初病逝。

徐之范之子徐敏斋，和父辈一样，也博学多才，在医学上颇有成就，死于开皇中，赠朝散大夫。徐珍惠，为敏斋之侄，以治"黄疸"闻名于世。

2. 江南何氏

江南何氏从南宋初年到现在，已历 870 余年，共产生了 300 多位医生，他们世医相承，绵延不断。

何氏发源于汴梁（今河南开封），始祖为晋时何无忌。据《晋书》八十五卷记载，何无忌在 4 世纪末，曾与刘裕等在镇江同起义兵，讨灭篡逆桓玄，官江东五郡都督，封安成郡公。后来因为金兵占领中国北部，何氏就跟着宋高宗赵构一同南渡，移籍在润州的京口（今江苏镇江）和秀州的青龙镇（今上海市青浦区，原属江苏省），遂成为江南人了。

何氏的第一代医生是何构和何彦猷兄弟。南宋绍兴年间（1131—1162 年），何构官吏部侍郎，何彦猷为大理寺承。秦桧诬陷岳飞下狱，他们据理力争，因而被万俟卨所劾，去而为医。于 1141 年开始，在镇江城东的十字街居住，以后就累世不绝，成为江南有名的医学世家。何氏家族在江苏镇江住了约 300 年后，有一部分迁到奉贤县（今上海市奉贤区）庄行镇，百余年后又由奉贤迁到青浦县，分居在斛山和重固镇二处，当时住在青浦镇的那支没有行医者。他们住在青浦镇前后约 400 年，和镇江何氏一样，至今仍是聚族而居，也仍旧有从事医务工作的，到何时希大夫已经是二十八世了。

何氏世代相传，在治病上累积了 800 余年经验，相继涌现出的医家有 300 多位，大多具有相当的医学成就。他们的著作已经刊印的有《何澹庵医案》《虚劳心传》《重固三何医案》《伤寒辨类》《医学妙谛》《救迷良方》等。何时希大夫收藏祖上抄本的医稿还有《何氏四言脉》《何氏药性赋》《温热暑疫节要》《瘟疫编诀》《杂症总括》《女科指要》《女科粹言》《医案》《医论》等数十种。

清末林则徐禁止鸦片进口，同时推行药物戒烟，当时著名有效的"林十八戒烟方"，正是江南何氏第二十三世名医何书田（1774—1837年）所拟处方。林则徐送他联语曰：读史有怀经世略，捡方常著活人书。

从何氏的家谱上看，江南何氏有一部分读书应举，一部分继承医学，可谓儒医相半。何氏家族历宋、元、明、清四代，他们在太医院工作的不少，著名的如宋朝的何公务、何朝柱，明何洵、何傭、何仪、何严、何全等，都曾任太医院院使；其他担任御医、良医正、医士、吏目、医学正科、医学管勾、医学教谕等公医的也很多。

在800多年的历史过程中，江南何氏支派分迁到江苏松江（今属上海）、丹徒、扬州、盐城、南京、孟河、吴江、嘉善（今属浙江）、苏州、奉贤（今属上海）、青浦（今属上海）各县，还有寓医到溧阳、浦南、江淮间、上海、句容、西湖、浙右等地，以及任职太医院而长期留在北京的，其服务面比较广泛。

何氏家族除了从事医疗以外，大都有书画诗词等艺术爱好，如清代的何王模、何其伟、何其超都有诗集印行。何鸿舫的书法更为出名，时人获其药方，珍若拱璧。在民国初年，日本人对何鸿舫的书法特喜爱，每到上海古玩市场大量收购，每纸有售至数元的。

何氏世医表

世代	医学人物
第一世	何易宇、柟、彦猷
第二世	（失考）
第三世	何飞
第四世	何侃、水
第五世	何处恭、禄元

续表

世代	医学人物
第六世	何贵实、仁山、深基、渊
第七世	何子英、子华、天祥、天锡、偶仪
第八世	何养浩、士贤、士方、昇、昱、景、旻
第九世	何澂、洵、广、永鍚、钟
第十世	何震、谦、严、穆、汝亨、溥、潜、庠
第十一世	何鼎祥、全、员、纯祺、纯禧、宗武、棐、植、谦（同名）
第十二世	何凤春、凤池、鼎、文荣、文龙、然、罴、廉、烈、燔、燧、文显、文默、文煜、其益
第十三世	何琏、九传、九经、銮、应绶、应珩、应瑞、应祯、应祥、应祉、应奇、应佐、应时、应璧、应载、应周、应壮、应圻、应参、应举、应珮、应豫、一才
第十四世	何十奇、十翼、十哲、十儒、十信、十洲、十世、士敬、金铤、金瓒、镇、锵、金砺、金奏、金璜、金鼎、金组、金鋐、金玟、金珙、金项、金瑄、金堡、金玏、金琦、金琇、金璋、金简、金汤、金根、金朋、金鼎
第十五世	何从政、从教、从效、从台、纶、缜、衍、涝、仁沾、浩、浣、澐、涞、澓丞、如涧、涵、瀍、如澶、洵（同名）、濩、茹洀、雷、茹洀、游、滗、荥、澹、淀、渐、龙池、溍、在汶、洪、渌、焣
第十六世	何应宰、克绍、克缙、克绳、如曾、国柱、桢、懋赏、懋德、杨、楷、廷楠、廷杰、廷枢、楠、如楹、棠、开荣、如桂、如兰、茂枝、茂椿、茂桂、茂桢、茂谷、嘉栋、茂榛、修业、琳、鹏腾、鹏霄、树功、伟业、立业、磐业、秩、梅
第十七世	何汝間、汝闻、汝闰、汝阈、汝阑、汝间、家彦、汝暹、汝景、汝旭、汝晁、家章、庭藥、懋忠、承元、玉、为仁、天赐、之炎、其焕、之勋、之炤、之炘、之炰、之炖、梦釜、梦熊、梦鹤、烜、步蟾、梦麟、贵麟、凤翮、凤瑞、廷熙、为龙、煦、炜然、灿然
第十八世	何枚、槎、栋、友晏、佳琪、均、家坤、家埙、兴基、依基、增祜、瑗、兆奎、聚奎、兆坤、培、疆、仁埼、义曾、坚永、坚德、坚墉、绍文、产、掌文、成基、德坚、元培
第十九世	何炫、燧、灿、炽、麟、灿（同名）、春生、钟琪、天衢、鉴章、锦、秉锟、以銮、以锦、金泽、士鏌、秉锋、锡申、锡龄、锡庆、锡龄（同名）、钟岳
第二十世	何鸿堂、王模、玉陛、金铿、澍、元宏、若冲、鸿铨、鸿恩
第二十一世	何荣、实、如森、云翔、云鹏、云鹤、鸿、鹤、廷铨、榛、德昭
第二十二世	何世仁、世英、世义、二膺、焜生、二典、二闻

续表

世代	医学人物
第二十三世	何其伟、其章、其瑞、其超、其俊、三阶、三珠、三湘、其顺
第二十四世	何昌福、长治、昌焕、昌霖、昌畴、昌期、昌龄、昌墀、昌梓、昌鉁、昌圻、昌燧
第二十五世	何光藻、运亨、履亨、振宇、振实、振基、元康、元廛、诚豫、诚履、诚复、五徵、五煌
第二十六世	何绅书、绩书、红书、锡勋、乃赓
第二十七世	何承泮、承耀、承志
第二十八世	何维杰（时希）
第二十九世	何新寿、王薇（妻）、新慧

何氏历代职医表

姓名	世代	朝代及生卒年月	支脉	官职	亲缘网络	因何途仕进
何公务	一世以上	宋代绍兴中	镇江支	德寿宫太医院使	不详	不详
何朝柱	一世以上	宋代孝宗朝	镇江支	太医院使	不详	袭官
何光启	一世以上	宋代宁宗朝	镇江支	御医	不详	不详
何仁山	第六世	元大德间	松江支	医学管勾	朝柱九世孙	进士
何深基	第六世	元代	松江支	医学管勾	仁山族弟	进士
何天祥	第七世	元代	松江支	医学教谕	仁山长子	不详
何渊	第六世	元末明初	镇江支	太常寺正卿俸	禄元长子	征隶太医院
何俦	第七世	明代（1392—1440年）	镇江支	太医院院使	渊长子	荫袭太医院院使，例授奉政大夫
何仪	第七世	明代（1394—1489年）	镇江支	太医院院使	渊次子	荫袭太医院院使，例授奉政大夫
何景	第八世	明代	镇江支	太医院院士	仪长子，渊之孙	不详
何澂	第九世	明代	松江支	良医正	天祥之孙	召治东宫疾，得瘥，官东宫良医正

续表

姓名	世代	朝代及生卒年月	支脉	官职	亲缘网络	因何途仕进
何洵	第九世	明代（1366—1440年）	松江支	太医院院使	天祥之孙，澄之兄弟	永乐初，征入太医院医士选举
何广	第九世	明代	松江支	太医院医士	天祥之孙，澄从兄弟	不详
何震	第十世	明代	松江支	泾阳教谕	何澄、何洵之侄	由岁贡选训导，迁泾阳教谕
何谦	第十世	明代	松江支	太医院医士	何洵长子，何震从兄弟	不详
何严	第十世	明代（1390—1434年）	松江支	太医院医士	天祥曾孙	宣德甲寅诏入太医院
何汝亨	第十世	明代（1491—1566年）	镇江支	太医院吏目	儁曾孙	不详
何溥	第十世	明代（1492—1556年）	镇江支	医学正科	儁曾孙	不详
何濬	第十世	明代（1503—1594年）	镇江支	医学正科	何溥之弟	不详
何庠	第十世	明代（1503—1556年）	镇江支	太医院医士	何仪曾孙	不详
何全	第十一世	明代（1409—1474年）	松江支	太医院院使	何严长子	领正统丁卯（1447年）乡荐，特授御医，累擢院使
何员	第十一世	明代	松江支	太医院医士	何严次子，何全之弟	不详
何植	第十二世	明代（1554—1628年）	镇江支	医学正科	何睿次子，何溥之侄	不详
何凤春	第十二世	明代	松江支	太医院御医	何全之子	不详
何文龙	第十二世	明代（1561—?）	镇江支	医学正科	不详	不详
何然	第十二世	明代（1548—1612年）	镇江支	医学正科	何溥之孙	不详

续表

姓名	世代	朝代及生卒年月	支脉	官职	亲缘网络	因何途仕进
何罴	第十二世	明代（1565—1617年）	镇江支	南京太医院吏目	何溥之孙，何然从兄弟	不详
何文默	第十二世	明代（1549—1627年）	镇江支	医学正科	偶五世孙	不详
何文煜	第十二世	明代（1575—?）	镇江支	医学正科	不详	不详
何班	第十三世	明代	松江支	太医院医士	不详	不详
何九传	第十三世	明代	松江支	太医院医士	何凤春长子	袭职太医院医士
何九经	第十三世	明代	松江支	伊府良医正，升御医，封迪功郎	何凤春第四子，何九传之弟	不详
何应奇	第十三世	明代（1584—1654年）	镇江支	礼部医官	何罴之子	不详
何应载	第十三世	明代（1592—1670年）	镇江支	太医院院判	不详	以名医荐，授太医院院判
何应周	第十三世	明代（1590—1636年）	镇江支	医学正科	不详	不详
何应圻	第十三世	明代（1607—1661年）	镇江支	医学正科	何应周之弟	不详
何十奇	第十四世	明代	松江支	太医院医士	何九经长子	
何十翼	第十四世	明代（1517—1599年）	松江支	景、楚二府良医正	何九经次子，何十奇之弟	赴京选授景府良医正
何十儒	第十四世	明代（1517—1599年）	松江支	太医院医士	何全曾孙	不详
何十敬	第十四世	明代	松江支	潞府良医士	不详	袭职太医院医士，升任潞府良医正
何金瓒	第十四世	明代（1606—1690年）	镇江支	医学正科	何应奇长子	不详

姓名	世代	朝代及生卒年月	支脉	官职	亲缘网络	因何途仕进
何金鼎	第十四世	明代（1613—1659年）	镇江支	医学正科	何应载长子	不详
何金鼎	第十四世	明代（1622—?）	镇江支	丹阳县医学	不详	不详
何从政	第十五世	明代（1568—1642年）	松江支	太医院医士	何九经之孙，何十翼次子	不详
何缜	第十五世	明代（1518—1554年）	松江支	太医院医士	不详	不详
何懋忠	第十七世	明代	松江支	潞府良医正	不详	不详
何承元	第十七世	明代	松江支	太医院御医，授潞府良医正	不详	不详
何金珙	第十四世	清代	镇江支	儒林郎、候选州同	何应周、何应奇之侄	精于医，康熙甲戌奉召入京，奉旨于南书房校雠诸医书
何为仁	第十七世	清代（1729—1789年）	松江支	医学正科	不详	不详

3. 郑氏女科（昆山）

苏州昆山的郑氏女科世医，祖籍河南开封，先祖郑亿年于南宋建炎三年（1129年）率全家随高宗皇帝南渡，遂占籍昆山。亿年五世裔孙公显得其妻氏外祖薛辛之医，精于妇科，传之绍先，盖二十八世，无有间歇，遍及吴中，迄今已有700多年的历史。

历史上，郑氏后代出过不少有名望的世医，如七世医郑壬（1382—1448年），明永乐、宣德年间任太医院医士，医名籍甚。其长子郑文康为明正统十三年（1448年）进士，不喜仕进，返乡讲学行医，是昆山著名的儒医，后入祀苏州沧浪亭五百名贤祠。九世医郑育，明弘治年间任职昆山县医学训科（相当于现在的卫生局）。十一世医郑宗儒、郑云，明正德、嘉靖年间分别任太医院院判（相当于副院长）与医士。十二世医郑若皋，明嘉靖年间任太医院吏目，医术高明，不幸被奸相严嵩迫害致死。十五世医郑之郊，为明末太医院御医，疗疾应手奏效，医名满天下。十九世医郑祥徵，医德高尚，求治者常常盈门溢户。

郑氏二十七代传人郑伯钧，字贻则（1890—1934年），16岁时入赘玉山镇乐输桥郑家。伯钧天资颖悟，入赘后便由祖父芝香亲自传授，悉心研习中医学，深得祖传医术及秘方之要旨。20岁设诊于乐输桥本宅，遣方用药轻灵清透，严谨斟酌，对求治者无不应手奏效，遂声名鹊起。1922年，在名人宋汉章、李平书、王一亭等人的敦劝下，于上海半桥路设分诊所，就诊者麇至。自此，长年累月往返昆沪两地，忙于业务，以致积劳成疾，淹缠不起，卒时仅44岁。遗著有《存方验案集》四册，未刊。第二十八代传人郑绍先，承祖业，有医名。其门人有吴纪祖、郑天如、许柏泉等近10人。由高足总结整理的学术论文有20余篇，在《新中医》《江苏中医药》《中医文献杂志》《辽宁中医杂志》《天津中医》《南京中医学院学报》等公开发表。

起初受交通条件限制，再加上信息不畅通，郑氏妇科的影响力还局限于昆山及江南一带。但在20世纪90年代末至21世纪初，郑氏妇科开始名扬全国，这得益于国家及各级政府对传统中医的重视，更重要的是郑氏妇科二十八世医郑绍先对祖传医术的继承和发扬。

郑绍先，生于1920年，玉山镇人，11岁时就边读私塾边受庭训，师从父亲学医，深得其要义。郑绍先的父亲郑伯钧深得祖传医术与秘方之要旨，在江南一带很有名气。

郑绍先系家中长子，肩负着继承光大郑氏妇科祖业的重任。父亲去世的第二年，在长辈们的支持下，他插班入苏州国医专科学校二年级深造。郑绍先原有家传医学基础，入校后又接受了系统规范的中西医学基础课与专业课教育，学业突飞猛进，打下了深厚的医学根底。1937年7月，学习期满，郑绍先顺利毕业。他先去上海岳父陆志远的中医诊所襄诊，1940年回到昆山，在乐输桥寓所设诊看病，初露锋芒，声誉渐起。郑绍先开始行医时正值国民政府歧视、排斥传统中医，我国中医药事业的发展遇到了严重困难。但他与中医界的前辈、同道一起矢志不渝地坚守阵地，竭尽全力保护中医，为昆山市中医药事业发展做出了重要贡献，同时也迎来了郑氏妇科发扬光大的曙光。

作为郑氏妇科的第二十八代传人，郑绍先克承祖业，孜孜不倦，潜心探索，积累了非常丰富与宝贵的医疗经验，取得了精深的学术造诣。他对月经不调的治疗，注重清泄法，调其所不调；对大出血的治疗，调理冲、任、督，通补奇经，从不见血止血；在治疗子宫肌瘤、卵巢囊肿方面，常以祖传方"苓连四物汤"与活血化瘀、软坚散结的鳖甲配伍，攻补兼施，理法切合实用。数十年来，不知有多少妇科病人吃了郑绍先开的药而痊愈，不知有多少不孕妇女经其治疗而喜得贵子，故他被人们颂为"女科圣手"。郑绍先还是江苏省昆山中医院的创始人。

郑氏妇科善用经方、古方，神奇莫测，其秘方一向被后代视若传家之宝，从不向外人透露，也没有刻本，代代手抄相传。由于郑氏家族庞大，流传时间漫长，各地抄本同书异名、内容交错，十分繁杂。据《全国中医图书联合目录》所载，分藏于全国各地图书馆的薛（郑）氏妇科医著有《女科万金方》《产宝百问》《女科济阴要语万金方》《薛医产女科真传要旨》等 15 种。昆山马一平先生辗转全国各地考证，通过查找各级图书馆和走访民间，见识了薛（郑）氏医著抄本 20 余种。这些医著名称和编著者虽各异，但其内容都比较接近，大体分为两大部分，一部分是用问答和歌诀形式论述妇女经、带、胎、产的正常生理、病因病机和诊治方法，另一部分则分门别类地记载了历验有效的家传女科良方 200 多张。这些医著是郑氏世医们丰富临床实践经验的结晶，至今仍具有较高学术价值和使用价值。像《女科万金方》《薛医产女科真传要旨》等医学著作，现在仍是诊治各种妇产科疾病极为重要的医学典范，被现今的妇科医生奉为圣典。

4. 闵氏伤科（昆山）

江苏昆山的闵氏伤科有五代的传承历史。始祖闵籍，字坚亭，生活于清嘉庆、同治年间（1801—1874 年），为新阳白塔巷村（今昆山玉山镇白塔村 6 组）人。闵坚亭从小喜爱习武，悉心研究治伤医术，对人体骨节部位熟识详明，先得家传治伤秘方，又受高僧指点，传授治伤绝技，吸取各自的精髓，形成了疗效卓著的治伤方药和独特的手法，于是开始专业伤科，遂名震苏沪间。

闵坚亭生有一儿一女，女儿闵姊，儿子思启，均继承父业，擅长伤科兼精武艺，尤接骨秘技，医效显著，病者盈门，名播江浙。

第二代传人闵思启，字迪甫，为发扬光大父业，于光绪二十五年（1899 年），举家迁居苏州仓街 89 号（今 128 号），并将闵氏伤科初步推向沪、宁各埠。在上海、昆山设立分诊所。

第三代传人闵万青，名钟杰，自幼从父学医，随父迁居苏州娄门设诊行医，盛年而逝，年仅 36 岁，以长侄廉伯为嗣子。采臣，继父业，随父迁居苏州仓街，由父授医术，先于苏州应诊，民国初返回昆山，于 1939 年也离世。蕴石，随父举家迁居苏州仓街行医，自幼从父学医。蕴石与父在苏州仓街诊所，临证运用祖传医技和秘方伤药，疗效显著，医术日精，形成确立了闵氏伤科的治疗体系。

第四代，廉伯、漱云、贯玉、幼奎、锡安、石生，均继各父为业，学医伤科。第四代传人仅存石生继业仍业伤科。闵石生，名清风，生于 1926 年，蕴石子。自幼从父学伤科，1942 年起随父在苏州行医。1956 年参加临顿路联合诊所，1958 年合并成立平江区联合医院（现为平江医院），任中医伤科医师，1969—1980 年被下放至吴江黎里卫生院伤科工作，培养长子大权，次子大联及学生一人，使黎里卫生院成为伤科医院，在当地、邻镇、邻省浙江，以及上海青浦、松江等地慕名求治者很多。1980 年调回平江区人民医院伤科，1987 年晋升为主治医师。

第五代闵慰曾、闵光、闵华、闵大权、闵大联，均随各父学习伤科，在医院从事临床工作。目前身体健康、仍在医院从事伤科临床工作的仅有闵大权、闵大联。他们继承和发扬了闵氏伤科的优良传统，结合现代医学，使中医伤科更具活力。

近 200 年来，闵氏伤科代代传承，培养了不少伤科人才，并形成了自己独特的"理、法、方、药"和整骨手法。第二代闵思启采用柳枝接骨，第三代闵蕴石发明硬纸夹板技术，第四代闵石生创立平底足手法整复矫形术，第五代闵大联的胸腰椎骨折复位和手法整复实验与临床研究获苏州市科技奖。从历代来看，他们有共同的闵氏伤科传承特色，都很好地继承了闵氏伤科之精华，又有各自不同的发展，形成自己的学术思想及闵氏伤科的流派风格。闵氏伤科注重手法及外治，更注重中药内治，因此，既有家传秘方传承，又有相关针对伤科各种病症的中医经验方。在外治固定方面，闵蕴石主张以硬纸板代替杉木树皮夹板，尤其简便、灵活、可塑性好、固定较舒适，并发症少，因此沿用至今，形成了吴门伤科流派的又一特点。

以闵石生为代表的第四代传人，在继承闵氏伤科的同时，也吸取其他流派的精华和现代医学知识，创立了中医手法对平底足的矫形方法。同时针对因此引起的足部肿胀痛，主张采用中药汤剂内服，以消肿止痛、续筋健骨，使病人不至于因足部难受而放弃治疗。中药方剂以利湿轻补重泻为原则，有其独特的见解和方法。

闵氏伤科的主要特点是创立了"闵氏伤科整骨推拿法"和"闵氏伤科硬纸夹板制作及应用"技术，著有《闵氏伤科祖传秘方》，研制青布制伤膏。

闵氏伤科采用马粪纸硬纸夹板为固定材料，不同骨折部位采用不同层数，按解剖部位不同，裁剪出不同形状、不同功效的夹板。要求塑性的夹板采用浸水法，先让剪好的夹板受湿变软，使之更符合肢体形状，待干涸后更符合固定要求。夹板使用之前可先予整复后中药外敷。

5. 石氏伤科（无锡）

无锡石氏伤科始于清末太平天国时期，以独特的正骨复位手法和独创的伤科内治经验方，成为我国南方伤科的一大流派。其创始人石蓝田精通武艺，后发展到理伤正骨。子晓山从小习武术，接骨入骱技法娴熟。

晓山子筱山继承先辈治伤经验，并就读于上海神州中医专门学校，22岁开始行医，以先专治外伤进而善治内伤，兼理针、外科而驰名江、浙、沪一带。石氏伤科历经五代人的临床医疗实践，形成了独到的诊疗特色，取得了普遍认可的疗效。

1958年筱山将祖传石氏治伤秘方公布于世，其中"三色敷药""消散膏"和内伤经验方，对骨折、脱臼、脑震荡、胸肋内伤等伤病颇具疗效。筱山对正骨复位手法的运用独具匠心，能做到"肌触于外，巧坐于内，手随心转，法从手出"，"内外兼治，动静结合，整体与局部关联而又重在内治固本"，其基本原则是辨证施治、气血并重。现存 20 万字的《石筱山医案》。筱山子仰山承父业，亦精于伤骨科。

石氏倡导"十三科一理贯之"的整体观念，立足传统中医基础理论，牢牢把握骨伤疾患的病理机制，吸取中医内外各科临床精华，融会贯通，广收博蓄，聚焦于骨伤诊疗，在学术上独树一帜。在治疗理论上，强调气血兼顾，内外结合，创立 32 字治病思想，"以气为主、以血为先；筋骨并重、内合肝肾；调治兼邪，独重痰湿；勘审虚实，施以补泻"。在治疗立法上注重随证施治，形成了治疗各种骨伤疾病的治疗原则；手法上常以 12 字为用，即"拔伸捺正、拽搦端提、按揉摇抖"，强调"稳而有劲、柔而灵活、细而正确"之准则。在方药运用上重视"方随症变、药随病异"，并通过长期的实践积累总结出了三色敷药、消散膏、麒麟散、新伤续断汤、调中保元汤、石氏伤膏、骨密灵、椎脉回春汤、逐痰通络汤等一系列名方验方。

石筱山的胞侄、上海市闸北区中心医院伤科主任医师石纯农，幼年随叔父侍诊，熟读《内经》《难经》之学，以其辨证精确、手法熟练、立法处方、胆大心细，为上海伤科之佼佼者。

6. 丁氏痔科（南京）

丁氏痔科医术源远流长，至今至少 300 载。丁氏原籍武进县孟河镇，清初迁至江都嘶马镇。现可考证的下代第五代传人丁锦南，生卒年月不详，毕生致力于痔科。其子丁三祝（1848—1909 年）在下代痔科形成和发展过程中具有重要地位，曾整理《下代家藏方》。丁三祝有二子，耀庭、辅庭皆承祖业，尤以辅庭为集大成者。丁辅庭（1895—1956 年）既得父亲亲授，又博览群书，可谓学验俱丰，医术精湛，屡起沉疴，享誉甚倍。辅庭晚年将祖传的《丁氏家藏方》重新整理，并将自己的临床经验附录其后。其子丁济民、丁泽民均继承父业，从事痔科诊疗。

按祖上规矩，一家同时有父子行医的为一支，丁氏在最兴旺时，武汉、芜湖、苏州、无锡、常州、上海、扬州、泰州、江都、仪征等许多地方都有丁氏痔科的支流在行医。后来，随着时代的发展，就业机制的改革，传统的子承父业的模式逐渐消失，丁氏痔科传人到 20 世纪 90 年代，能称为"支"且医道高超的，几乎就剩下了丁泽民父子这一支了。

当代名医丁泽民老先生是丁氏痔科的第八代传人，他18岁时随父亲、著名中医丁辅庭行医，早年就读于南京国医专科学校（中央国医馆），先后在扬州、南京地区开办诊所，医术享誉四方。20世纪50年代，丁泽民将祖传的秘方及一些专科医疗器械献给国家，受聘进入南京市中医院。

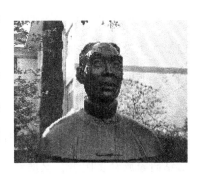

丁泽民半身雕像

丁氏痔科医术的特点是应用中药内服、外用药物及传统技艺，治疗痔、瘘、肛裂、直肠脱垂等常见肛肠疾病。丁泽民更是勤求古训，通过翻阅大量文献资料，改进了枯痔疗法，在国内首先开创改含砒枯痔散为无砒枯痔液，影响较大。

丁氏痔科传承脉络清晰，前有家渊，后有传人。目前，丁泽民的四个儿子（有"丁氏四杰"之称）均在南京从医。

7. 钱氏儿科（常州）

常州钱氏中医儿科起源于明末，创始人为钱祥甫，传承延续12代，至今已有300多年历史，形成了自身一整套独有的疗法和特色。据文献分析研究表明，常州钱氏中医儿科世家的崛起和兴盛当与中医儿科鼻祖、宋代著名儿科大家钱乙（约1032—1113年）有关。

在300多年的钱氏儿科传承历史中，涌现出了一批名扬江南乃至华夏的名医，形成一条熠熠闪光、环环相扣的传承链，其数量之众、阵容之齐整，为中华传统医药发展史中所罕见。

钱氏世家悬壶济世，救死扶伤，医术高超，医德、医风高尚，惠民一方，所治疑难沉疴不计其数，被人们称为"神医""扁鹊再世"，赢得了广大民众的高度赞誉和欢迎。钱氏历代名医事迹见于《光绪武进阳湖县志》《清代毗陵名人小传》《江苏艺文志》《常州地方志》等多种历史文献之中。他们所留存和出版的医著、医籍、论文，凝结着钱氏历代医家的集体智慧，记录和汇集了钱氏家族系统的特色医案、临床经验和研究成果，为后世传人和医家提供了很有价值的学习范本和模式。

钱氏中医儿科疗法第四代传人钱维岳，字清时，清代名医。少时师从父亲钱以爵，生性聪颖，加之勤学，数年后成为名重常州武进的医家。清乾隆五十年（1785年），常州武进地区遇瘟疫，病人多达数万人，钱维岳冒着被传染的风险，通宵达旦救助诊疗，除个别外，都被救活，民众对其医术无不称道。

有"神童"之誉的钱氏中医儿科疗法第八代传人钱心坦，由于幼时好读书，后钻研家族众多医著，又屡经临证，对于儿科疑难杂症，无不得心应手。由于疗效显著，就诊者络绎不绝。当时其特色医疗处方，被常州武进群医奉为楷模，丹阳、江阴、无锡等医界同仁多慕名仿效。

第八代传人钱心荣，毕生擅治小儿痧痘顽症。他生性仁惠，乐善好施，遇贫病百姓就诊，便免费医治；而遇急病投医，则不分昼夜寒暑，随请随诊。其医术高明，医绩令人赞叹。1924年，中华民国大总统曹锟特意赐予其一块题匾，以褒赞钱心荣的卓著医绩和高尚医德。

第十一代传人钱同高、钱宝华、钱今阳、钱育寿均在近代中医儿科界颇有声望。

钱同高（1888—1967年），常州武进人。临证60余年，擅治儿科病症，尤对痧、痘、惊、疳等疑症有独到之处。一生乐为百姓医诊。为解除贫苦儿童之病痛，钱同高定期至医局和育婴堂义诊。不仅如此，钱同高还着力联合同道创办了武进国医学会和武进国医专科学校，并担任了中央国医馆武进支馆馆长及常州市中医学会理事等职，为弘扬和发挥中医事业做出了重要贡献。钱同高的《儿病常用方歌括》《钱氏医案选辑》等医籍，是其多年行医实践的总结和记录，对后来医家有极重要的学习、研究价值。

钱宝华，少时随叔父钱同高学医，16岁便崭露头角，在常州及周边地区悬壶。20世纪30年代，发起组建了当时曾引起轰动效应的女中医学术团队——中国女医学社，并同时创办由其主编的国内唯一的女中医杂志《中国女医》。新中国成立后，相继在上海、新疆等地知名医院临证，其医术、医德为广大百姓所称道。

钱今阳，早年毕业于上海中国医学院，后随叔父钱同高临证。在常州武进地区行医时，已闻名遐迩。在中医教学和诊治中，编著出版了《中国儿科学》。新中国成立后，创办了新中国第一本中医杂志《新中医药》，获得了全国医界的广泛好评。由于医术卓著、医德高尚，曾受到周恩来总理的亲切接见。

钱育寿，江苏省名中医，享受国务院专家特殊津贴。早年肄业于上海新中国医学院，后随父钱同高习医，1943 年起独立应诊。钱育寿从医 50 余年，擅长内、儿科。他既全面继承了家传，又博采众医家之长，形成了自己的医治风格和特色。50 多年中，钱育寿以精湛的医术和丰富的临床经验，治愈疑难病病人不计其数，受到广大民众的高度赞誉及敬重。钱育寿根据钱氏祖传验方研制的"健运口服液"疗效卓著，深受病人的欢迎，是常州中医院最畅销的自制制剂。自 1983 年以后的近 10 年间，先后受江苏省卫生厅和国家中医药管理局委托，举办了全国中医儿科进修班七期、江苏省中医儿科提高班两期，他自编教材，并担任主讲，入班学员数百名，遍及全国 20 多个省、市、自治区。据悉，这些当年的学员现今均已成了全国各大、中医院的名医和骨干医生。

钱育寿生前先后在各级杂志发表的和入选医药学术会议的论文有 20 余篇，医稿、医案达 50 余卷。由于医德突出，钱育寿生前屡获殊荣，其被选为江苏省、常州市的多届人大代表，还担任了江苏省中医儿科学会副主任、常州中医学会秘书长等 10 余个社会职务。钱育寿亦荣幸地受到了周恩来总理的接见。

常州钱氏儿科世家经过历代传承人的不断探索和发展，形成了一整套的学术思想、诊疗方法和用药特色。在学术上，常州钱氏中医世家揽中医之大成，秉承内、难、伤寒、温病和金元各家，博采众长，而又有自己的独创，极为重视儿童体质、生理、病理特点，重视环境气候变化，推崇温病学说，外感病善用卫气营血辨证，有感于"小儿热病最多者，以体属纯阳，六气着人，气血皆化为热"，治外感善用清法；对脾胃内伤，善用脏腑辨证，尤重脏腑气机之调畅。

由于小儿不会讲述，古称儿科为"哑科"，故小儿辨证有"五难"之说，因此钱氏十分重视诊法，对小儿望、问、闻、切之法有许多独到之处，尤其是望诊。许多疾病通过四诊能知病情的发展。如儿科发疹性疾病，是儿科的重要病种，被列为儿科"痧、痘、惊、疳"四大证前两位，其病起势猛、变化快，且易形成诸多并发症。而发疹性病初起时易被误诊。例如麻疹，常州钱氏根据历代观察总结出了麻疹见形前的五大特征，在麻疹初期未出疹之前即能知道患儿将要出疹，常令病家称奇。又如幼儿急疹，钱氏名医能根据患儿发热热型、咽部特征、大便性状等，在出疹之前预知其病发生。其他多种外感、内伤疾病，钱氏亦有很多类似的诊法。

在治疗方法上，钱氏中医儿科世家主张"辨证求因、审因论治"，治法灵活多样，如独创的治热八法治疗多种发热；用宣清降化法治疗外感咳嗽；用泻肝清肺法治疗百日咳；用调气清化法治疗黄疸；用疏和运化法治疗脾胃病；用健脾滋肾分利法治疗肾病综合征；用玉葛宁心汤治疗心律不齐；用凉营消斑汤治疗紫癜等，均有独到之处。

8. "臣"字儿科（仪征）

"臣"字儿科中医术出于江苏省仪征市。"臣"字中医儿科，以第一代创始人朱良臣的"臣"字命名，是中医儿科界独特的世医，已相传六代，历经200多年。"臣"字儿科始创立于清中期，太平天国时期，二代传人朱冠臣因避乱世，隐居仪征业医。

仪征自清朝后期设淮盐总栈，为两淮盐务汇集转运重镇，人口众多，求医问药者无数。因地理位置特殊，当时名医辈出，学术方面各有所长，学术争鸣活跃，在许多诊治问题上认识渐趋一致，推动了仪征地区中医药的发展。

朱冠臣以北宋"儿科之圣"钱乙的临证要诀为指导，根据儿科特点创制新方，从五脏补虚泻实出发，又注意柔润清养，补运兼施，攻不伤正，化裁古方，以达切合临床应用之功。因医术精微，至清末医名益广，有"江南小儿神医"之称。

三代掌门人姜继臣素性淡泊，不务华声，肆力经传。根据"三有余、四不足"的小儿生理病理学说，特别重视调理脾胃；认为"有诸内而形诸外"，从望面色、审苗窍来辨别脏腑的寒热虚实；沿用古方，还大量收录各类简便方；重视外治手法在儿科疾病中的应用，使"臣"字儿科中医术影响力更大。

第四代孙谨臣师从姜继臣，得其真传，善以外治法治疗小儿内病。抗日战争前，天花为小儿大敌，死亡率极高。民国时期儿科疾病流行，有一年，仪征天花流行。《仪征县志》载"痘毒攻心"的十居八九,孙参用滑寿口腔内诊法,结合"参附龙牡救逆汤"治疗,获救者数以百计,被民间喻为"神医"。有病人赠送楹联:"升降宣通,收功于精奇严谨;望闻问切,妙用在佐使君臣",上下联末字嵌"谨臣"之名,横批"思邈心传"(隐喻孙姓)。因孙谨臣对儿科疫疾的独到之处,其治法渐流传至全国各地,由此"臣"字儿科闻名遐迩,医方亦被中医儿科界广泛学习应用。

至此,"臣"字儿科中医术"济世活人,名扬大江南北,培育学子,尤多建树"。第五代传人取"治世以文,弼亮之臣攸赖"之义,嫡传有刘弼臣、孙亮臣(孙浩)。五代传人在寻求古训基础上,注重融会新知,除传统四诊之外,引入结合现代检诊,用于检查口腔、温度、便路等的变化,救治了大批患儿。孙浩早年精读宋代著名医学家许叔微著作,对其医术、医德甚为推崇,立志向其学习,并认真搜集许叔微相关资料和故事,撰写介绍许叔微的文章,在创建仪征市中医院时,主持设立许叔微半身汉白玉雕像,以供瞻仰,激励后人。孙浩受许叔微启迪,长期躬身医林,对中医事业孜孜以求、奋力进取,对广大病人倾注着无私的关爱,诠释了大医精诚的含义。孙浩涉病多广,临证治法得当,用药独特,每多奇效,医术精湛,尤于儿科独擅其长,名重江淮地区,与北之刘弼臣遥相呼应,二者出自同一师门,又各领风骚,为业界公认的中医儿科一代宗师。从古今中外一个学派的形成条件来看,北京刘弼臣调肺派与上海奚晓岚寒凉派、徐小圃温热派、南京江育仁运脾派并称当今中医儿科领域四大学派。

"臣"字中医儿科在治法上以"和"为贵,根据小儿"三有余,四不足""易虚易实、易寒易热"的生理病理特点,临证处方用药以"和"为贵。不轻用过补、过攻之剂,以免有伤小儿正气,对小儿轻症或病后调理,多主张以食疗为主,把治病和营养有机地结合起来。有的采取内病外治的方法,便于小儿接受,收效甚好。如治疗小儿肺系疾病和脾胃病,常用"升降结合""消补兼施"的治法,取得了较好的效果。

9. 七子山顾(苏州)

18 世纪末,苏州西南郊七子山天医峰,有世代相传的顾姓医学世家,医术名闻乡里，远近皆以"七子山顾"称之，后迁入苏州城里。顾氏世医最早见文献记载的是19世纪前半期顾德昌、顾德华兄妹二人，兄善于治内科杂病，著《顾庭纲医案》八卷；妹精于疗妇人疾患，著《花韵楼医案》一卷。他们的后人大多数亦从医，医道益精，名重一方。

德昌、德华以下世系清晰。德昌子树屏，字建章。孙祖同，字积庵；祉楷，字厚庵，均克绍家业，兼精内、外二科。至重孙允若，声名远播，求诊者遍及邻近各县，远至浙江嘉兴一带。允若有子女四人，乃德、乃绩、乃亨、乃大（大），大多学兼中西。乃德学医德国，乃大留学日本，乃绩学医后再传家学。顾允若，幼承家学，16岁开业行医。1925年迁至苏州富郎中巷，亦以"七子山顾"悬牌、题庐。他擅长内科，专治风痨臌膈疑难杂症，辨证明晰，处方精辟，名噪江、浙、皖等地，为苏州一代名医。他对贫病者尤加体恤。曾任吴县医学会会长、中央国医馆医务顾问等职。其门人宋爱人以他的医疗经验，参以古今名医专家学说和自身心得，撰《医经读本》（后易名为《顾氏医书》），为学习研究顾氏医理的重要文献。

10. 黄氏喉科（无锡）

无锡黄氏喉科至今已历十世，由第一代黄文炳创始，起于清乾隆年间，治疗喉科名药黄氏响声丸之源头即为黄氏喉科。黄氏第一至第四世因家谱散失，现已佚传，五世起世系为：大茆→元昔→鹤鸣、鹤杲→冠群、冕群→莘农、近农→正色，其中最有成就者当推八世黄冕群（1907—1970年）。冕群少时随父学医，极勤勉，尽得喉科诊治秘要，临证能掌握喉科疾病转归变化之规律，治疗时内治与外治并重、整体与局部相结合，名噪一时。

1925年，城乡白喉流行，求治者众，"黄氏喉科"在诊治时掌握喉症转归变化之规律，屡见奇效，一时名噪锡邑。1954年，黄冕群及堂弟黄翼臣、子黄莘农、媳过兰桢共同创立了无锡市中医院喉科，以独特的黄氏吹药系列，治疗咽喉科疾病，药到病除，疗效显著，求医者遍及全国各地。

1958年，第九代传人黄莘农接任喉科主任，因精于外治方药，颇负盛名。20世纪80年代，黄莘农着手整理改进黄家祖传验方——"响声方"，研制成新一代

"黄氏响声丸"，并将家传秘方无偿献给国家，救活了当初濒临倒闭的无锡中药厂，惠泽了更多被喉疾困扰的病人，也让家传秘药实现了市场化和产业化，黄氏响声丸远销日本、新加坡、马来西亚、香港、台湾等地，赢得"黄氏喉科圣药"的美名。

"黄氏喉科"第十代传人黄正色现供职于无锡市中医院，他遵循黄氏世家的学术思想，以辨证论治、随证加减、内外并重为诊疗原则，继承"黄氏喉科"治疗喉部疾患的诊疗经验，开设嗓音病、口腔黏膜病等特色专病门诊。擅长用中医方法治疗急慢性咽炎、喉炎、扁桃体炎等常见病，声带白斑、口糜、复发性口疮、口腔扁平苔藓等疑难病，以及西医需要手术治疗的声带小结、部分声带息肉、声带囊肿、舌下腺囊肿等。开展黄氏喉科吹药、中药超声雾化吸入等特色治疗，拥有黄氏喉科吹药系列，协定处方利咽1号、2号代茶方等。独树一帜的治法、方药，充分彰显了中医药的"简、便、验、廉"优势，备受群众青睐。

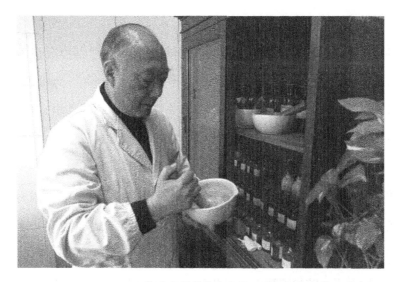

黄氏喉科的第十代传人黄正色在制作喉科吹药

11. 南京随氏

随氏祖籍山东，先祖原本姓隋，明代时在军中为官，万历年间随军应天府（今南京），世代行医。随军迁移中，常疗跌打损伤，落户南京后弃军从医，以治病救人为谋生手段，且名气越来越大，传到随霖一辈时，随氏家族在南京已行医五世了。随家购置的宅府就在现在南京的随家仓一带，由于他们家收藏的医书典籍及粮食、器物很多，人们将他们家形象地比作仓房、仓库，故有人认为"随家仓"由此命名。

随氏代代出名医。1793年前后，南京疫病大流行，死者很多，万民惊恐，百姓纷纷寻诊求医。普通中医对疫病束手无策，只有随霖与城南的周魁两位医生治疗瘟疫有效果，一时"北随（霖）南周（魁）"善治疫病在南京传为美谈。随霖曾著《羊毛瘟证论》一书，认为瘟疫病变在外可化"毛"而成疗毒，在内亦可化"毛"而伏皮肤（黏膜）。故治法可从"羊毛疗"（头痛、畏寒发热、胸背起红点，红点内有羊毛状物的一种致死性疾病）的治法推究而来。此法属内病外治法，随霖采用此独辟蹊径之治法广施方药，疗效显著，救人甚多。

随霖之子随鸿模生于太平天国之前，他得益于家学，在当年也是南京极为出名的医生。太平天国后，随鸿模在城南添置房产，并在船板巷开业行医，后又将诊所迁至颜料坊，是一位远近闻名的大医。

鸿模之子名仲卿，1850年出生，他承继家学，潜心研究内、儿科杂病多年，在医术上有很高造诣，后逐步成为清末民初南京"三卿一石"（随仲卿、朱子卿、武复卿及王筱石）四大名医之一。随仲卿，医术卓著，门庭若市，曾任南京医药联合会会长，1919年于南京逝世。仲卿在世时，南京地区较为安定，其所治疾患以内、妇、儿科居多。

随仲卿之子随翰英（1885—1950年），幼时考中过秀才，后来因为科举废止，于是从父习医。他重视以德行医，同情人民疾苦，无论贫富贵贱，皆悉心治疗，20多岁时即在城南颜料坊开诊所，后又移址铁作坊及安品街7号开业，是一位地地道道的老城南人。随翰英精于内、儿科，在1929年"3.17"中医斗争中，为赴京请愿的五个代表之一。曾任南京医药联合会会长、中医师公会会长。与张简斋等人创办南京国医传习所，曾任副所长兼教务主任。随翰英之子随建屏幼承父学，毕业于国医传习所，曾任南京市中医院儿科主任医师。

随翰英之子随建屏（1923—2001年），早年师从父亲随翰英习医，为随氏第八代传人，至此随氏已有350年历史，在南京地区可谓独一无二。随建屏1947年毕业于南京国医讲习所三年制专科，中华人民共和国成立后于南京中医学院研修大专班毕业，1956 年在南京市中医院任儿科医师，1969—1983 年响应国家号召到洪泽县人民医院中医科工作，其后又回南京市中医院工作，曾获南京市名中医、江苏省名中医称号。

随建屏从事中医诊疗、教学工作 40 余年，继承了随氏医学渊源，善于治疗中医内、儿科疑难病，尤擅长治疗脾胃慢性疾病。研制小儿脐疗散外贴脐部，治疗腹痛、腹泻，疗效显著；主张采用培土生金、健脾渗湿化痰法治疗呼吸道顽症，如哮喘、久咳等；研制呼吸保健香袋，增强小儿免疫功能。发表"桃仁解毒承气汤为主治疗急性坏死性肠炎 36 例报告"等论文 10 多篇。

12. 蒋氏喉科（常州）

蒋氏喉科起始于清咸丰四年（1854 年），首创者蒋国英受业于喉科名医姜邦俊，后即在祖居城郊河头村悬壶行医，名噪一方，其医术传予子忠泽、孙旭初。第四代同善、伯成、仲和兄弟三人均继承家学分别开业行医，第五代传人现在常州市中医院五官科。

蒋氏喉科蒋旭初最有名望，他继承家学而又不拘泥，临证发挥，积累经验，对祖传秘方不断摸索创新。如秘制吹口药、丸药等为当时蒋氏喉科之精华，至今应用于临床仍有良好疗效。旭初诊治喉疾，内、外兼治，深博群众信赖。其影响在当时除常州武进地区外，遍及金坛、丹阳、溧阳、宜兴等县。为方便病家，曾在祖居开设"合太和药号"。

蒋氏喉科临床治疗范围包括咽、喉、口腔、耳、鼻等，病种有风热喉痹（急性咽炎）、鹅疮（急性扁桃体炎）、疫喉痧（猩红热）、烂喉疳（白喉）、喉痈（扁桃体周围脓肿）、痄腮（腮腺炎）、鹅口疮（霉菌性口炎）、走马疳（坏疽性齿龈炎）、耳疳（中耳炎）、鼻疔（鼻息肉）、鼻渊（鼻窦炎）等 20 多种。

三、名药老字号

所谓老字号，是指历史悠久，拥有世代传承的产品、技艺或服务，具有鲜明的传统文化背景和深厚的文化底蕴，取得社会广泛认同，形成良好信誉的品牌。

这其中不乏中成药老字号，这些与治病救人有关的药品，大多数倾注了几代人的心血，并且被公认为疗效确切而可靠，因此名药往往与名号联系在一起，得到医家的认可和百姓的爱戴。但很多中药老字号不被重视，有湮灭的可能。近年来，国家对传统文化与中医药日益重视，逐渐开始对中药老字号进行保护，充分发挥其医疗作用。

江苏省拥有的老字号名药品种不少，其中较为著名的有苏州雷允上的六神丸、镇江的唐老一正斋膏药、南通的季德胜蛇药与王氏保赤丸、灌南的五妙水仙膏。这些品种由于具备了一定的生产规模，临床利用率一直较高，因此被保护得较好。而事实上，传统的中成药品种越来越少，特别是一些外用中成药品种数量逐年萎缩，需要整理挖掘与开发利用。

1. 雷允上六神丸

"南有胡庆余，北有同仁堂；誉满我中华，苏州雷允上。"那是 1936 年某日，冯玉祥将军因吃饭时被鱼刺扎破了嗓子，流血、肿胀，吞咽困难，饭不能吃，夜不能寝。保健医生李德全女士直接从苏州雷允上药店购得六神丸，冯将军服后果然很快止痛，第二天肿就消了，进食如常。事后，冯将军挥笔写了以上五言诗以表达对六神丸功效的赞誉。

苏州雷允上的六神丸是我国驰名海内外的传统中药制剂，由牛黄、麝香、冰片、蟾酥、珍珠、雄黄等贵重中药组成，有解毒、消肿、止痛之功效，主治咽喉肿痛、单双乳蛾、喉风、烂喉丹痧等症。近年临床发现该药对乙型脑炎呼吸衰竭、流行性出血热、乙型肝炎、流行性腮腺炎、流行性感冒、蛲虫病、哮喘、心房颤动和扑动、急性肾炎、白血病、食管癌、乳腺炎、阴道滴虫、带状疱疹、牙痛等都有很好的治疗作用。六神丸以苏州雷允上出产的为正宗，已有 200 多年的生产历史，目前已畅销世界 80 多个国家和地区。

雷允上和同仁堂一样，是在中医药界中知名度相当高的一家老字号药铺，从清雍正十二年（1734 年）成立的雷允上诵芬堂老药铺，到现今的雷允上药业有限公司，已经有 280 年的历史。

雷允上诵芬堂老药铺最早坐落于姑苏城内老阊门内闹市区，以制售六神丸、行军散、痧药蟾酥丸、玉枢丹、辟瘟丹等细料成药而蜚声海内外。

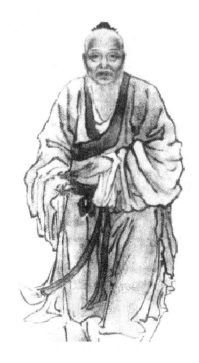

诵芬堂创办人雷允上

药铺创始人雷大升，字允上，号南山，生于清康熙三十五年（1696年）。雷允上祖籍宛平（今北京），16岁随父迁居苏州地区。雷允上幼年时，天资聪敏，勤奋好学，尤酷爱阅读医药书籍。弱冠以后，投在苏州名医王子接门下学医，对医、药二门都能悉心钻研。雍正元年（1723年），雷允上北上入都，后在归途中游历燕、齐间，并采药于深山大川。返回苏州后继续钻研医药，并从事丸、散、膏、丹之修合，雍正十二年（1734年），在苏州老阊门内穿珠巷天库前周王庙弄口开设诵芬堂药铺。乾隆初年，雷允上"举鸿博不就，隐于医"，遂挂牌行医设诊所于诵芬堂内，集医、药于一处。雷允上医术高明，治病有方，遇贫病者常与之药。又亲司炉台，炼合丹丸。他所修合的丸、散、膏、丹，用药地道考究，大都是由麝香、珍珠、西黄、犀角、羚羊角、伽楠香、猴枣等名贵细料药材组成，其药效灵验，颇受时人信崇，在民间被视为"救命药"。

不久，雷允上便声名鹊起，闻名遐迩。于是，人们便把雷允上医名和诵芬堂铺名连在一起，称为雷允上诵芬堂。雷允上生前著有《金匮辨证经病方论》《丹丸方论》《要症论略》等书。晚年常徜徉山水，垂钓蓊溪、抚琴松壑，并肆力于诗古文。他尽毕生精力经营雷允上诵芬堂达45年之久。乾隆四十四年（1779年），雷允上逝世，享年83岁，葬于吴邑西垮塘之万字圩。

雷允上殁后，其子雷秋涛继承父业。嘉庆八年（1803年），秋涛立嘱将祖业雷允上诵芬堂传于诸子，由梦熊、梦麟、梦鹏、梦骏四子共同经管。

雷允上诵芬堂药铺在雷氏子孙中又相传了近60年。咸丰十年（1860年），太平天国军队攻破苏州，雷氏族人将店内贵重细料药材等物分发各房，各自仓促避难于沪。他们为度生计，在上海老北门一带设药摊，以卖药为生。同治二年（1863年），雷允上的孙子雷子纯在十分艰难的境况中，"醵金复旧肆于沪"之兴圣街（现上海人民路永胜街），此即上海雷允上诵芬堂之始。战乱中，雷允上诵芬堂被焚毁，雷允上生前呕心沥血的著作和诗稿也多焚毁。同治三年（1864年），部分雷氏族人重返家园，暂设肆于阊

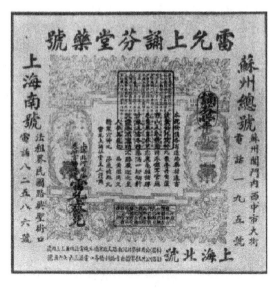

雷允上诵芬堂药号

门内都亭桥。从此，雷允上诵芬堂药铺由一家而成为苏、申二家，苏店为老店，申店为分店。

关于六神丸的来历，一说是雷允上在清乾隆十二年（1747年）所研制，另一传说为清同治三年（1864年），经营上海雷允上诵芬堂药铺的雷子纯得自于一顾姓邻居。雷子纯得方后，严格按照秘方配料，精心修合，生产出来的六神丸颗粒均匀，质松不碎，光泽发亮，芳香扑鼻，久存不变，功效显著，之后雷氏族人见雷子纯经营六神丸业务大增，要求公开六神丸秘方，否则就不允许其以雷允上诵芬堂的名义出售。雷子纯一气之下离开雷允上诵芬堂药铺，到无锡开设雷纯一堂药店制售六神丸。后经雷氏族长调解，无锡雷纯一堂药店收歇，六神丸仍归雷允上诵芬堂药铺出售，雷子纯主持店务。

清光绪年间，雷氏后裔雷滋蕃在上海经营雷桐君堂药铺。该药铺主要制售按照所传之秘方修合、以业主名字命名的"雷滋蕃牌"六神丸。当时六神丸的生产系雷滋蕃重金聘用原雷允上诵芬堂的制丸师傅，并由其妻女参加，在苏州通和坊家中捻制而成的。故当时雷桐君堂规模甚小，营业平淡。光绪二十八年（1902年），经雷氏各房与雷滋蕃协商，雷桐君堂药铺关闭，雷滋蕃牌之六神丸停止出

售，全归诵芬堂公店，此后六神丸在雷家各房中不得独自售卖。

雷允上六神丸经过雷氏后人不断改进，精益求精，因功效显著而畅销。民国时期多次获奖，如1915年获江苏省地方物品展览会奖状和奖章，1916年获农商部物产品评会奖凭和奖章，1929年获工商部国货陈列馆奖凭，1930年获西湖博览会奖状和奖章；1931年获实业部奖状。

1934年秋，上海雷允上诵芬堂分号在上海天后宫桥北堍增设北号，同时将兴圣街的分号改为南号。1937年，北号因淞沪抗战战事暂行关门，迁静安寺王家沙（今南京西路）避难。民国二十八年秋，又在该处开设北支号。自此以后，雷允上诵芬堂共有苏、申四家，苏州有雷允上诵芬堂老店，上海有南号、北号、北支号三家。

抗日战争爆发前，苏州、上海两地的雷允上诵芬堂经营业务每年有所增长。至抗战爆发，苏沪沦陷，国内交通阻塞，药材来源锐减，加之各地皆有冒雷允上牌号之六神丸，苏州、上海两地的雷允上诵芬堂业务大受影响。抗战胜利后不久，内战继而爆发，以致物价飞涨，民不聊生，百业凋敝，雷允上诵芬堂处境亦是每况愈下。至新中国成立前夕，已处于窘境之中。

1954年，苏、申四家雷允上诵芬堂药铺改为雷允上诵芬堂国药股份有限公司，上海南号为总公司，苏州的老店改为苏州分公司。1956年1月17日，苏州雷允上诵芬堂实行公私合营。

因历史渊源，现如今上海、苏州两地均分别成立了上海雷允上药业有限公司和苏州雷允上药业有限公司，各自经营。

雷允上大记事：

1734年（清雍正十二年），雷允上在古城阊门旁设立了"雷允上诵芬堂"老药铺，始创雷允上药业。

1860年（清咸丰十年），雷允上诵芬堂毁于太平天国战乱。

1863年，雷子纯于上海开设雷允上诵芬堂分号。战乱平息后，部分雷氏族人返回苏州，重设药号。雷允上诵芬堂由一家而成为苏、申二家，申店为分店。

1864年（清同治三年），六神丸问世。该药以六味名贵中药配制而成，能消肿解毒、清热止痛，服后六神皆安，故名六神丸。远销东南亚一带，被视为"神药"。

1877 年（清光绪三年），雷允上诵芬堂按前店后厂的模式，设立加工厂，并逐步扩大规模。

1919 年，雷允上诵芬堂营业额达 23.9 万余两银，业界始有"北有同仁堂、南有雷允上"之美誉。

1928 年，雷允上诵芬堂委派雷氏族人雷文衍、雷文桐向国民政府全国注册局呈请设立雷允上诵芬堂药铺（苏州）和上海雷允上诵芬堂药铺（支店）。

1930 年，雷允上六神丸获西湖博览会奖状和奖章。

1934 年，雷允上诵芬堂于上海河南北路开设新店，命名为雷允上诵芬堂北号，原处上海人民路的雷允上诵芬堂改为分号，苏州雷允上诵芬堂定为总号。

1956 年，雷氏族人献六神丸秘方给国家。同年国家卫生部将六神丸列入国家保密品种。

1979 年、1984 年和 1989 年，雷允上六神丸三次蝉联国家质量金奖。

1996 年，雷允上六神丸获国家中药一级保护品种。

1997 年，中国远大集团公司与苏州医药集团有限公司共同出资，组建雷允上（苏州）药业有限公司。

2003 年底，雷允上六神丸获国家"双高一优"项目，雷允上新厂建成投产，并于次年通过国家食品药品监督管理局 GMP 认证。

2008 年，雷允上六神丸制作技艺被授予"国家级非物质文化遗产"。

2008 年底在苏州，由中国远大集团、苏州创元集团和雷允上药业有限公司三方签订协议，启动雷允上上市工作。

2010 年，雷允上被收录为国家"中医药堂"四枚特种邮票之一。

2012 年，雷允上荣获"中国驰名商标"称号。

2013 年 6 月，雷允上膏方制作技艺入选苏州市非物质文化遗产。

2013 年，雷允上在苏州古胥门重现中医坐堂，开设吴门国医药馆。

2. 唐老一正斋膏药

唐老一正斋膏药"一正膏"（也称万应灵膏）出于江苏镇江，俗称"镇江膏药"，具有祛风止痛、化瘀除痰、舒筋活血、消肿顺气的功效，主要用于治疗筋骨疼痛、跌打损伤、半身不遂、四肢麻木、关节炎等症状。

唐老一正斋膏药是用传统制作技艺，一丝不苟，严格按照要求，将麝香、天麻、杜仲、血竭、肉桂、阿魏、乳香、没药、木香、红花、当归、防己、防风等80余味道地中药，按君、臣、佐、使组方分组配制，经多道工序精炼而成的。

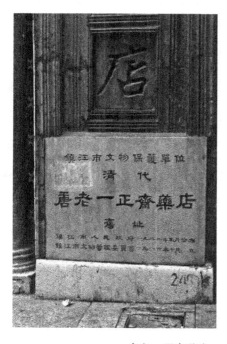

唐老一正斋药店

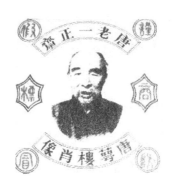

一正斋膏药商标

"一正膏"具有300余年的历史。唐老一正斋门店坐落在镇江五条街最繁华的地段，东有城隍庙，西有参府衙门、清真寺、耶稣教堂，南有沈括故居，北有三国时期的甘露寺，东有焦山，西有金山。神话《白蛇传》中的许仙、白娘子开的"保和堂"药店也在五条街，三千年古城的五条街是镇江政治、经济、文化、宗教、商业的中心，素有"五条街，挤不开"的美名。由于镇江为通商口岸，英国领事馆设在镇江，清末民初"镇江膏药"通过英人传播到南洋各国。古有长江、大运河贯通东西南北，铁路、公路四通八达，现有镇扬大桥沟通南北，天堑变通途，更有大港万吨集装码头，通商世界各国，使唐老一正斋从五条街走向五湖四海。

唐老一正斋系祖传传统中药老字号，创自清康熙元年（1662年），350多年来一脉相承，蕴含着丰富的中国传统文化，它以儒家思想文化理念经商，以祖训"一心本一德治病救人，正人先正己一丝不苟"为理念，并取其中"一正"命名，列"一正斋"为商号、"一正膏"为品牌。所谓"一正"者，即一身正气也。并有祖训："颐亲海弟五品用训，循法无过修礼无邪。"所谓"五品"，即仁、义、礼、智、信。如此一门一氏传承350多年，当今社会已不多见。

有关唐老一正斋的历史，《奉宪勒石永禁》《重修店堂记》二碑记载："唐守义得异人传授良方，秘制灵膏，治病神效，创自清朝康熙初年。"由茅兆昇布店施行济世多年，驰名宇内，因资本日贵，只得稍取药本，茅姓见买客皆认茅兆昇字号，即起争端。康熙五十四年（1715年）与茅兴讼更名"亦争斋"字号。清雍正元年，因避圣讳，改名"一正斋"字号。康熙五十年（1711年）河道总督赐"橘井流香"匾，同治十年（1871年）江南大主考赐"济世利人"匾，苏、松、常、镇布政使臬台赐"香粉玉釜"匾，以表彰"一正膏药"以德为本，治病救人，疗效卓著。光绪年间《丹徒县志》之《摭余·实业》卷三载："一正膏药，海内驰名。"

鸦片战争后，镇江对外通商，并设有英国领事馆，由于唐老一正斋一正膏疗效高、信誉好、名声大，英国人就把一正膏大量销往香港、东南亚，故此一正膏便闻名东南亚各国。

早在清康熙年间，河道总督陈鹏年统管七省水利，广大河工多患跌打损伤、筋骨疼痛、关节炎等症，陈鹏年将一正膏用于广大河工，治好了伤痛。故而几百年来，黄河中下游民间素有嫁闺女以一正膏作陪嫁之风俗。民间流传着很多一正膏药治病疗效的歌谣："有病快用膏药治，省钱省力又省事，三百余年牌子老，镇江唐老一正膏""百年药铺清史垂，治病救人疗效辉，一正膏药扬四海，名城老店占头魁"。

历史上一正膏也曾为假药受困，自清康熙到同治的200年间，历经七代人的打假诉讼，终于同治八年（1869年）节奉督、抚、臬、道、府、县，立碑《奉宪勒石永禁》，即中华禁假第一碑。

后历经国家经济体制的变更及"文革"浩劫，唐老一正斋受到了巨大的冲击，几乎绝灭，抢救和保护三个世纪传承下来的一正膏，成了他们的一项重要任务。1956 年，国家实施计划经济，对私改造，实行公私合营，以唐老一正斋一正膏创办了镇江制药厂，1965 年又创办镇江中药厂（后改制为 707 天然制药有限公司）。1982 年，唐老一正斋旧址列为镇江市首批文物保护单位。此后，陆续取得"江苏省知名企业"，"中华老字号"，"镇江市首届知名商标"，"质量管理示范单位"，"省、市首批非物质文化遗产"等荣誉。1992 年，唐老一正斋药业有限公司注册成立，1994 年恢复了祖传正宗一正膏的生产，把数百年一脉相承的良药继承下来，获得了社会的广泛好评。

3. 季德胜蛇药

季德胜蛇药系一代著名蛇医专家季德胜先生在继承季家六代祖传秘方医治蛇毒技艺的基础上，结合自身几十年捕蛇疗伤解毒的实践经验研制而成的著名蛇药。

季德胜于 1898 年 10 月出生于江苏省宿迁县郊外的一座破庙里，其父季明扬靠祖传秘方卖蛇药为生，足迹遍及大江南北，人称"蛇医郎中"，生活十分清贫。季德胜和父亲相依为命，从早到晚跟随父采集药草，捕捉蛇、蝎、蜈蚣等虫类，配制祖传蛇药，并走街串巷，摆地摊，耍蛇卖药。对父亲的捉蛇技巧、养蛇方法、制药工艺，季德胜从小耳濡目染，10 岁时即已初步"入门"。

1924 年，父亲病故，时年 26 岁的季德胜已是孑然一身，他遵照父亲的嘱咐，把蛇药秘方继承下来，成为掌握季氏蛇药秘方的第五代传人。季氏蛇药秘方没有文字记载，只是靠口授心记，亲自实践操作。季德胜悟性极强，尽管父亲传给他的只是一个囊括几十味动植物药的"乱方"，如含有半边莲、黄开口等常用解毒止痛草药，没有固定的剂量（平时父亲只是凭目测和经验信手抓药配制而成）。父亲去世后，他将原方中的药物一味味地鉴定，凭着直观和原始的尝药方式，去粗存精、增良剔莠，反复筛选，确定每味药物的性能功效，以单方、复方反复交替在自己身上试用，他让毒蛇咬伤自己的肩部、手臂、足趾等部位，再外敷内服自己配制的秘方，一次一次地鉴定自己配制蛇药的疗效。在保证药物对人体安全有效的情况下，再应用于蛇伤病人。

他花了近 10 年的心血，终于完全了解了其中的配方。将所有配方中的药物研成粉末，用药液调制成一种黑色药饼和一种状如梧桐子的药丸，专治蛇咬伤。他每个药饼和药丸上都印有红色"季"字标记，从此"季德胜蛇药"品牌正式诞生。

1948 年，季德胜在南通摆地摊、耍蛇卖药。这个时候，他对蛇伤的研究已有较深造诣，因而疗效显著，在当地颇有名气。季德胜对蛇咬伤颇有研究，任何蛇伤，只要经他一看，就能鉴定病人是被何种毒蛇咬伤的。从伤口留下的齿印和深度，还能鉴别出是雄蛇、雌蛇、出洞蛇、进洞蛇、空腹蛇、饱腹蛇乃至怀孕蛇等。

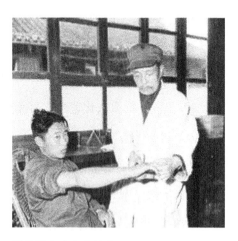

季德胜在为人疗蛇伤

1955 年，南通市卫生局为贯彻落实中医政策，对于季德胜治疗毒蛇咬伤的医技和蛇药秘方的疗效极为重视。相关人员在季德胜家中访问时，正巧南通县李港乡有个被蝮蛇咬伤的病人，从脚趾肿到膝关节，坐着独轮车来求治。经过内服药饼，外敷药粉，银针放毒，病人很快消了肿，当晚就能自己走回家。

1956 年，江苏省南通市卫生局吸收季德胜进入南通市中医院，开设蛇毒专科门诊。这是季德胜人生道路上的重大转折，他结束了流浪江湖、穷困潦倒半生的"蛇花子"生涯，成为国家医院的蛇毒专科医生。后来，季先生响应政府号召，毅然决定把祖传秘方献给国家，先由南通中医院小批量试产，1957 年由南通市政府指定南通制药厂独家生产。

季德胜蛇药由季家数代人长期实践、积累经验后经季德胜先生完善创新。进入工业化生产后经几代科研人员不懈探索，其制作技艺不断完善。该品种由于广搜博采，集中了许多卓越的单方草药，疗效远远超过了其他种类蛇药。更由于其集中了 10 多味具有清热解毒、消肿定痛、熄风止痉、止血强心的动植物药，起到了"协同加强"的作用，所以它的治疗功效非常显著。

季德胜蛇药制药技艺由历经数代人创制的独特配方，以及工序严谨的原药材前处理加工技艺和成药的后道特色工艺集合而成。该药品现为褐黑色的纯中药素片制剂，先前由于季德胜先生的蛇药处方全凭记忆和经验配制，从未有文字记载，由于草药味数众多，配制较为麻烦，形状较为粗陋。季先生献方后，人民政府派专人跟随季先生学习用药配伍及制作，通过季先生的指导及广大中西医药科研人员的共同努力和潜心研究，蛇药制作技艺不断改良，确定了质量标准，进一步提高了产量、质量，形成了规模化生产。

季德胜蛇药秘方虽然有出人意料的疗效，但仅仅是靠有效验方组成的，还没能上升为理论。他对秘方的疗效只知其然，不知其所以然，至于药理机制，更是不甚了了。况且这一秘方还有不尽完善的地方，如原方需现做现用，长时间放置易霉烂变质；秘方中各种药物的剂量，需要凭经验信手抓配，依据经验改变剂量，辨证论治；原剂量是黑色大颗粒丸和黑色药饼，服药后牙齿长时间呈黑色，且有较大的腥味。针对这些情况，医院成立了蛇伤研究组，季德胜和研究组成员一起对原方进行研究、调整、修正，消除了上述弊端。为尊重季德胜的意见，蛇药定名为"季德胜蛇药片"。

季德胜蛇药片长期以来不仅在治疗蛇伤、毒虫叮咬方面卓有成效，其治疗病毒性肝炎、带状疱疹、腮腺炎、胃炎、烫伤等疾病的功效介绍也屡见媒体报端。近期还有治愈老年中风的病例被媒体报道，体现出该药品治疗范围的不断拓展和旺盛的生命力。

季德胜简历：

1898 年 10 月 16 日出生于江苏省宿迁县乡村。

1906 年宿迁旱灾，随父流落江湖。

1923 年其父去世，独自以祖传秘方为人治蛇伤。

1933—1955 年在无锡、南通、苏州等地养蛇，制蛇药秘方。

1956 年献祖传秘方，进入南通市中医院，任蛇毒专科医生。

1958 年出席全国医药卫生经验交流会，被聘为中国医学科学院特约研究员。

1981 年病逝于南通。

4. 王氏保赤丸

王氏保赤丸原名王氏万应保赤丸，系清道光年间（1840 年前后），由通城名医王胪卿为治疗小儿腹疾、喘症等常见儿科疾病，集祖上九世秘传配方监制而成的小儿良药，后由当地乡绅支持出资合办的中药铺"庆和春药铺"制售。100 余年来，该品种作为儿科良药扬名海内外，备受病家青睐和赞誉。

王氏保赤丸配方一直秘而不传，传承数百年，工序独特复杂，既有中药材前处理加工技艺，又有自创的后道成型技术。药品为全天然中药原料制成的丸剂成药，其丸型如菜籽，丸粒匀称圆润，光泽泛亮似珠，原为（金箔）包衣。

1957 年，王胪卿之嫡孙、北京中医学院（现为北京中医药大学）著名教授、首届国医大师王绵之先生将该产品秘方献于国家，并亲传制法由他家乡的南通制药厂独家生产。至今 50 多年间生产从未间断，成为南通制药厂的起家产品、重点产品和发家产品，促进了南通制药厂从小到大的不断发展，特别是对南通兴办工业做出了重要贡献。

王绵之（1923—2009 年），为江苏省南通市王氏中医世家的第 19 代传人。他 1938 年从父王蕴宽受业，1942 年正式悬壶。王绵之 1947 年经国家考试合格被授予中医师证书，1951 年在南通医学院夜校学习西医一年结业，1956 年任江苏省中医进修学校方剂教研组组长。1957 年调往北京中医药大学方剂教研室

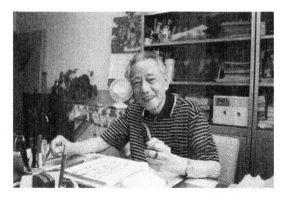

王绵之教授

工作，先后任方剂教研室主任、校门诊部主任、中医基础部主任、教授、博士生导师、校高级职称审评委员会副主任，兼光明中药函授学校校长。曾任国家药典委员会中医组组长、国家新药审评委员会中（成）药分会主任、国家自然科学名词审定委员会委员等职，为全国政协第六、第七、第八届委员暨科教文卫体委员会副主任。主要编著有《中医学概论（初版）》《汤头歌诀白话解》《方剂学》等

9 种著作；撰有《方剂学的形成与发展简史》《漫谈方剂教学》《肝炎的辨证论治》等 30 余篇论文。王绵之为国家中医药管理局第一批师带徒指导老师。

20 世纪 60 年代中期，因黄金货源困难，王绵之先生与南通制药厂的科研人员一起潜力解决，调整处方，以其他材料代替金箔包衣，并确保疗效依旧。此举进一步降低了成本和生产难度，产能又得以进一步拓展和扩大。

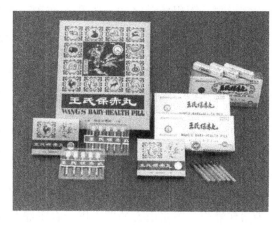

王氏保赤丸

王氏保赤丸从家庭作坊式手工生产过渡到工业化生产，产销量迅速扩大，产品畅销全国甚至海外，20 世纪 80 年代曾生产专供出口的金衣（纯金包衣）保赤丸产品，被海外友人争相购买作为馈赠亲友的礼品。由于该产品深受广大用户欢迎、赞誉和追捧，在为企业取得明显的经济效益的同时亦创造了良好的社会效益，曾先后荣获省优、部优称号。1983 年获国家质量银质奖，1984 年被列为国家医药系统首批科技保密项目，1992 年被评为江苏省著名商标和省名牌产品。同时，该产品在各种活动和评比中披金挂银、屡屡获奖，体现

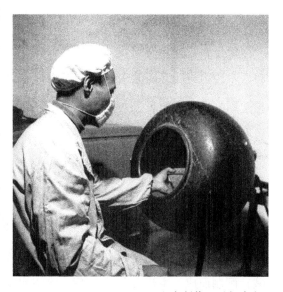

工人在制作王氏保赤丸

出该产品雄厚的群众基础、顽强的生命力和影响力及深厚的历史文化底蕴。2002 年 9 月，南通制药厂、南通中诚制药有限公司实施优质资产重组，设立南通精华制药股份有限公司。

王氏保赤丸以中医中药理论精髓为指导，配伍严谨，根据小儿脾胃稚嫩、易虚易实特点遣药组方，主治脾胃虚弱、胃呆食减等胃肠道疾病，又兼清热泻火、化痰平喘、泻积导滞之功，驱邪不伤正，扶正兼固本，不仅适用小儿、老年人及孕妇，成人肠胃不清，痰湿阻滞，大便不畅时也可服用。现代研究表明，王氏保赤丸具有抑菌、消炎、解热、镇痛、化痰和排毒等多种效用，能有效调理肠胃功能，帮助消化，助长发育，以达养颜保赤、强身健体之目的。更为难得的是，该药自面世以来，从未有过不良反应。

5. 五妙水仙膏

江苏省灌南县的五妙水仙膏是专门治疗皮肤病和外科病的药品，其制造技术为清代灌南名医张山人的后人周达春所拥有。

据清乾隆年间《灌南县新安镇志》"人物"篇记载，名医张山人早年出家修道学医，于清乾隆年间到灌南县行医并授徒，这成为灌南中医史的最早记录。张山人医术高超，药到病除，尤擅针灸。张山人无儿子，便将医术传给女婿——周达春的祖上周金和。周金和也成为地方名医。周家得张山人真传后，医术秘不示人，将医术传给男儿。因灌南县地处湿润性季风气候带，皮肤病病人较多，周达春的祖父周赵勤不但擅长针灸，也善于治疗皮肤病，治愈了许多顽症，并创制了治疗皮肤病的古方"五妙水仙膏"。

周达春从小随父学医，在乡镇从事农村医疗工作。他在工作中发现治疗皮肤病的古方存在不足，一边学习中医理论，一边结合自己的实践，参照中成药，对古方成分进行调整。经过10余年的反复临床实践，不断改进，终于完善了五妙水仙膏的药方，提高了疗效。此药由五种中药（五倍子、紫草、黄连、生石灰、石碱）配制而成，主治五种皮肤病，有五种有效的治疗方法，故称为五妙水仙膏。五妙水仙膏研制成功以后，治愈血管瘤、毛囊炎、痣疣、结节性痒症、神经性皮炎等顽症病人无数。涟水县一孙姓病人患皮肤病，到过不少医院，处方足有10厘米厚，终不见效。因身体溃烂严重，家中已准备后事。后找到周达春，三次用药后，很快痊愈。吉林省一病人右眼上方长了个足有拳头大的肉瘤，外号叫"大包眼"，两次用五妙水仙膏，1千克多重的血管瘤自行脱落。

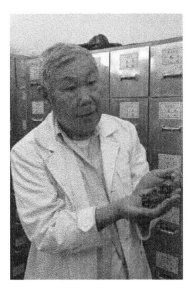

五妙水仙膏发明人周达春

周达春，1938年5月出生，1957年到1981年在灌南县新安镇医院、灌南县人民医院工作，1981年至今在灌南县中医院工作。曾任第八届全国人大代表、连云港市政协常委、灌南县政协副主席、灌南县中医院院长、江苏灌南达春制药厂名誉厂长等职务。

五妙水仙膏在国内外治愈了成千上万的病人。1980年10月，此药通过省级鉴定，正式命名为"五妙水仙膏"。1997年载入《中华人民共和国药典》，2001年获国家专利。从1998年起，日本、俄罗斯、美国、加拿大、比利时、韩国相继邀请周达春去讲学。在第37届尤里卡世界发明博览会上周达春获得了金奖，"五妙水仙膏"获得了这届博览会唯一的药物奖。1996年，周达春又赴美国参加了第三届世界传统医学大会。2001年5月在北京召开的21世纪自然医学大会上，周达春又获得了国际自然医学大奖，由联合国和平基金会主席刚坚活佛为他颁奖。

周达春对此药严格保密，只传于三个儿子，获专利后，国家将此药列为绝密级保护品种。现此药由灌南县达春制药厂生产。

五妙水仙膏为手工配制的中成药，其工艺流程分为原料炮制和成药制作两个部分。原料炮制一为粉碎，即将中药五倍子放入炒药锅加热炭化1~2小时，冷却后与紫草、黄连按一定比例混合后加工成细末。二为混合，即将生石灰、石碱与五倍子、紫草、黄连细末按一定比例进行混合。成药制作的工艺有三道：一是将炮制好的五倍子、紫草、黄连细末与生石灰等放入桶中，加入适量纯化水，转动混合桶调匀药物成糊状黑色药膏。二是将调匀的黑色药膏用筛网滤去较粗颗粒，倒入容器中。三是待药膏冷却成成品五妙水仙膏，装入固定小玻璃瓶中用胶塞密封备用，每瓶5~8克。

百年沉浮

民国时期是中国近代史上一个特殊的历史时期，中国几千年封建帝制的结束，新的社会制度的兴起，新旧文明和中西文化的交汇与冲突等均集中在这个时期。中医学在民国以前的 2 000 多年里是在中国传统的文化和社会环境中逐渐嬗变的，这种与中医学术发展相适应的文化与社会环境在民国时期发生了剧烈的变化。

民国时期的中医经历了中西医学的交汇与冲突、中医学的存废风波、中医教育被排除在国家教育体系之外、中医界内部的分化。由此可以看出，民国时期中医发展遭遇了前所未有的内忧外患，是中医史上特殊的困难时期。中医学界的仁人志士不畏困苦，勇于面对中医事业生存与发展内外交困的局面，在极其困难的条件下发愤图强。他们著书立说，融会新知，积极探索发展中医学理论；开办诊所和医院，积极融入社会医疗服务主流之中；创办规模化学校及函授教育模式，探索中医学术传播的新途径。在民国这一特殊历史时期，江苏中医与全国其他地区中医一起进行了前所未有的探索，为中医药的生存与发展做出了不可磨灭的贡献。

中华人民共和国成立之后，党和政府对中医的生存与发展给予了前所未有的关注和重视，中医药学恰似枯木逢春。国家卫生部和国家中医药管理局出台了一系列支持和扶持中医的政策，各地建立中医院，创办中医学院（或大学），设立中医药研究院所，中医药学进入了一个全面振兴的历史阶段。江苏省更是走在全国的前列，无论是省级中医院的规模和技术水平，还是各县市中医院的布局与门诊量，在全国范围内均有明显的优势。南京中医药大学是全国高等中医药教育的摇篮，为国内培养和输送了大批优秀的中医药人才，并且在中医药的国际化传播方面贡献突出。

一、民国时期的中医教育

清朝末期，中医学堂很少，分官立、私立两种。1907 年以前，学堂中西医学不分科。1907 年 2 月，侍御徐定超上奏，认为中西医学不同，应分设学堂。"日前，徐侍御定超奏中西医学不同，宜分设学堂，以期研究医理，为整顿医学之基础。当奉旨交学部议奏。兹闻该部已行覆奏奉旨依议矣""徐侍御定超奏请分辨中西医学一摺，现经学部议覆，颇表同情，奏请将医学馆改为京师专门医学堂，分设中西二科，饬令招生分科肄业，以其各造其极，业于日前具前折奏明，奉旨依议"。1907年5月，学部饬设中医学堂。"学部张、荣两相国，拟饬各省速立中医学堂，先将创办常年各经费筹出，详报以便开办"。1907年8月，学部通知各省改良医学，"学部前已将医学馆改为专门医学堂。兹又将奏定该学堂详细章程咨行各省，如有已设医学之处，即令其按照新章，将中西医学分为二科，以便各尽其长，而免参混之误"。这是清末新政时期开办医学堂的总方针。

清末的中医教育，主要有两种基本的教育模式。一种是沿袭固有的中医教育方式，即师带徒教育。清朝末期，这样的中医传承方式仍是最主要的基本教育模式，《中国医学百科全书·医学史》收载近代著名中医48位，记述有师承传授者32位，占67%。所谓名医门下，"从学者每岁数十人，求医者朝夕踵门如市"。另一种是新兴的中医教育模式，即中医学校教育，这有别于太医署、太医局、太医院所举办的官办医学教育机构，它是在借鉴西医学校办学模式的基础上开办的，具有鲜明的时代特征。在新兴的中医学校教育机构中，比较有影响的是镇江自新医学堂，1912年更名为丹徒县自新学校。这所医校被研究者公认为是清末标准的中医学校，有着明确的办学宗旨和办学方针，有规范严格的学制及合理的课程设置。清朝末年新兴的中医教育模式，为民国时期中医教育的发展，尤其是中医学校教育的兴盛起到了良好的示范作用。

1. 北洋政府时期的中医教育

1911年，辛亥革命推翻了清王朝。1912年1月3日，孙中山在南京组建临时政府，建立中华民国，就任临时大总统。1912年2月15日，袁世凯取得中华民国临时大总统一职，3月10日在北京就职，又逼南京临时政府迁往北京，这标志着民国史上北洋政府统治的开始。北洋政府时期，中医教育学制系统仿照日本教学体例，而日本教学体例中的医学教育则仿照德国体例。1912年7月10日至8月10日，北洋政府教育部召开第一届临时教育会议，商讨国家教育事宜，其后陆续颁布各科学校令，即《中华民国教育新法令》。这一教育新法令把医类学科分为医学与药学两门，没有把中医药学科列入在内。因此，围绕"学校系统漏列中医"事件的斗争，揭开了近代中医学史上的抗争救亡运动。

（1）争取中医教育权：

1912 年 7 月，北洋政府在北京召开了临时教育会议，会议决定在全国范围内废除原先存在的旧式学堂制，学堂一律改称学校，并由教育部制定颁布统一的课程科目。在教育会议结束之后的数月，北洋政府陆续公布了中小学法令和大学规程。然而在大学规程第八项"医学专科学校"规程中，在多达 103 款具体内容里却唯独没有中医药学科。这就是当时所谓的"学校系统漏列中医"事件。这其实是北洋政府无视中医药客观存在的事实，人为地把中医药排斥于正规国民教育序列之外。这一行为，激起了全国数十万中医的悲愤，他们内心都有种被歧视、遗弃的沉痛，更深切地痛恨北洋政府的数典忘祖、蔑视祖国优秀传统科技文化的轻狂与浅薄。漏列中医，其实是消灭中医药之举，中医药如果后继乏人，势必造成学术湮没无闻。

教育系统漏列中医药，上海神州医药总会会长余伯陶等人立即和各地医学团体联系，组织发起了"医药救亡请愿团"。余伯陶，字德埙，号素庵，江苏嘉定人，时任神州医药总会会长。余伯陶等人提出编辑学科，组织医报、病院、学校，徐图扩充，拟呈教育部保存，要求国会同意。1913 年 3 月，中华医药联合会召开会议，也表示要将约同志为请愿救亡之举。同年 10 月，神州医药联合会在上海开会，正式讨论了向北洋政府教育部请愿一事，并就代表组成及行动经费事宜做了具体研究。11 月 28 日，由上海叶晋叔、浙江王问樵、广东刘筱昌、北京陈春园组成的全国中医药请愿团赴京请愿，北洋政府在舆论的压力下被迫承认中医教育的合法性。

1914 年 1 月 8 日，北洋政府教育部函复余伯陶请愿书，其文曰："本部对于医学，只期学术完备，求合于世界进化之大势，然后检疫、卫生诸政，冀可推行无碍，并非于中医、西医有所歧视也。"后北洋政府国务院于 1 月 16 日亦正式复文："查中国医学，肇自上古，传人代起，统系昭然，在学术固已蔚为专科，即民生亦资具利赖，前此部定医学课程，专取西法，良以歧行不至，疑事无功。先其所急，致难兼采，初非有废弃中医之意也。来呈述理由五端，尚属持之有故，拟办各事，亦均具有条理，除厘定中医学校课程一节暂从缓议外，其余各节，应准分别筹办。仍仰随时呈明地方行政长官立案，俾资查考以便维持。此批。"教育部和国务院的答复明确表示未有废弃中医之意，这为中医教育的发展奠定了基础。

（2）兴办中医函授学校：

民国初年，我国中医界争取教育立案，虽然未能达到将中医教育列入教育系统之目的，但它迫使北洋政府当局公开肯定中医中药的重要作用，允许民间中医学校可先行自谋组建。医学学校的教育形式在西医学已有几百年的历史，自传入我国至民国初年，这种教育形式已是相当成熟。而这种教育模式对于传统中医来说，仍是一个陌生的教育方式。当时的中医界有识之士已经看到这种不利的局面，决意奋起。在这些最早觉醒的志士中，江苏籍医家占了大多数。他们或以函授方式、或以学校方式开启了中医近现代化的教育新进程。

1921年，江苏无锡城区中医龚锡春倡议兴建明医堂，由王子柳等9人共同发起，地点在三皇街药皇庙内（现后西溪小学校址），作为中医界集会活动的场所。中医学会成立后，每年夏、秋季开始施诊给药，由中医学会各科中医师轮流义务应诊，每年办两个半月，只收号金，不取诊金，免费给药，每天门诊约500人次，其经费由中医学会向社会各界筹募，直至1950年停止。明医堂设中医讲习所，分面授及函授两部，以《内经》《难经》等经典著作为主要学习内容，并分内、外、妇、儿、针、眼、喉等学科，学制一年，分两学期，每天晚上6~9时为学习时间，学习期满，经考试及格者由讲习所发给毕业证书，并呈报政府备案。无锡城区的诸多名医在讲习所授课。

1926年，王慎轩在苏州创办苏州女科社，内分实习和函授两部，延续7年。王慎轩亲自编撰医学讲义20余种，计有《内经卫生学》《内经生理学》《难经脉法讲义》《中国药物学》《中国调剂学》《中西医病理学大纲》《古方新论》《内科诊断学》《伤寒讲义》《温病纲要》《杂病讲义》《内科病案指南》《胎产病理学》《女科治疗学》《产科治疗学》《女科诊断学》《女科医论》《女科医案指南》等，另出版著作《中医新论》，风行一时。苏州女科社办学7年，成绩斐然，毕业生达700余人，他们的踪迹遍及全国各省及日本、南洋等地。王慎轩创办的苏州女科社虽以女科为专长，但其所授医学知识几乎包括了全部的中医基础学科，并且引入了西医学理和妇科生理、病理。

开展函授方式实施中医教育最早的是无锡丁福保先生。丁先生于1910年创办中西医学研究会，并附设函授讲习所，编辑发行《中西医学报》作为函授教材，向中医介绍西医。1925年，武进人氏恽铁樵先生创办铁樵函授中医学校。恽氏自编《铁樵医学函授讲义》共22种，以宣传他的学术见解。1925年，王一仁、秦伯未创办了三益学社函授部。1929年，江阴人承淡安创办中国针灸研究社，该社可谓中国医学教育史上最早的针灸函授教育机构。1932年，陆渊雷创办陆渊雷医室函授部，招收遥从弟子，并出版《新中医传习录》。1933年，张赞臣创办《医界春秋》，设函授部。1940年，时逸人创办时逸人国医研究室，进行函授教育。

江苏籍中医医家们考虑到在民国这个特殊时期，欲提高中医的生存能力，就得大力发展中医教育；欲发展中医教育，就得兴办学校这种规模化教育模式。在他们的积极探索下，一批既有规模又有成效的学校应运而生。

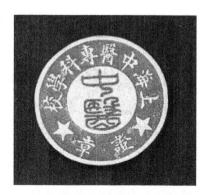

上海中医专科学校证章

1916年夏，丁甘仁携同是江苏籍的谢观、夏应堂等，自筹资金创办了"在上海，乃至全国范围，办学时间最长、名医造就最多、影响最大的中医学校——上海中医专门学校"。1925年，丁甘仁和夏应堂还创办了女子中医专门学校，后于1927年与中医专门学校合并。1931年，后者又更名为上海中医学院。1948年，上海中医学院被当时的政府强行关闭。上海中医专门学校在32年的办学历程中，积累了较丰富的办学经验。许多毕业生如丁济万、秦伯未、王一仁、章次公、王慎轩、程门雪、黄文东、杨志一、严苍山、许半龙、张伯臾、朱振声、陈耀堂、陈存仁、潘澄镰、何时希、裘沛然、沈仲理、顾伯华等，皆为近现代中医名耆。1917年，由嘉定人余伯陶组织创立了神州中医学校。之后，江苏籍中医医家们在前辈探索的中医教育之路上继续迈进。

1925 年，上海中医专门学校毕业的学生王一仁率几位同是该校毕业的江苏籍学生秦伯未、许半龙、章次公等创办了上海中国医学院。该校的最大成就是倡议和组织召集了两次全国中医学校教材编辑会议，尽管最终未能如愿，但他们试图统一和规范中医教材，使之更加系统化、正规化和现代化，争取被纳入政府教育体系并合法化的尝试，是值得称道的。1929 年，由陆渊雷携同章次公创办了上海国医学院，由恽铁樵担任校长。该校力倡中医科学化，对年轻学生颇具吸引力。

2. 南京国民政府时期的中医教育

1927 年 4 月，国民政府建都南京，取代北洋政府成立南京政府。南京国民政府成立后，中医再次遭受沉重的打击。1929 年 2 月 23 日召开的国民政府第一届中央卫生委员会的会议上，以余云岫为代表的一批西医人士提出"废止旧医以扫除医事卫生之障碍案"。余氏的提案竟在国民政府中央卫生委员会的会议上获得通过。民国时期的"中医废止案"再次引起了全国中医药界人士的抗争，全国中医药界仁人志士的团结斗争得到了社会舆论的广泛同情和有力支持，1929 年，中医药界的抗争运动取得了胜利，南京政府暂时停止执行废止中医案，并撤销了打压中医的有关法令，还于 1931 年宣布成立了中央国医馆。

国民政府时期，中医药的处境遇到了异常的困难。国民政府教育部继余云岫"废止中医案"后，宣布中医学校一律不得称学校，而必须改称传习所，把中医教育排斥于国民教育的序列之外。随后，卫生部又通令中医医院改称医室，并禁止中医参用西法、西药、西械。面对教育、卫生二部的公开压制，中医药界把兴办教育作为中医药自救的途径，深入地进行医学教育理论与实践的探索，从而丰富充实了近代中医教育内容。江苏向来被称为人文荟萃之地，历代名医辈出，中医教育有着深厚的土壤。

（1）中医学校蓬勃发展：

1933 年夏，原苏州女科社取消函授部，添设内、外、小儿诸科，扩建为苏州国医学社，1934 年又改名为苏州国医学校。学校规模不断扩大，学生人数大幅增加，1935 年迁至苏州长春巷内，成为当时国内设施和组织较为完善的中医学校。

苏州国医学校聘章太炎、谢观为名誉校长，社会名流唐慎坊为校长，王慎轩自任副校长兼学校总务主任，全面主持学校的工作。苏州国医学校聘苏沪名医陆渊雷、余无言、徐衡之、章次公、叶橘泉、宋爱人、祝怀宣、谢诵穆、祝曜卿等人负责各科教学，1936年又增设国医研究院。1937年7月，抗日战争爆发，不久苏州沦陷，苏州国医学校停办。

1932年10月，承淡安在无锡南门办中医针灸研究社。承淡安，江阴华士人，少时随父学医，1928年已在苏州望亭创立了针灸学研究社。他在无锡创办的针灸研究社，内附设实习科，5个月一期。由于这一学社密切结合临床实践，学员收益颇大，求学者日益增多。1935年，承淡安从日本学习与交流针灸学术和办学经验回国后，创立了中国近代史上第一所针灸学校——中国针灸学讲习所，后更名为中国针灸医学专门学校。承淡安办校主张"用科学方式阐明物理疗法，发展中国固有医学，造成针灸专门人才"。据不完全统计，中国针灸医学专门学校培养针灸专门人才（包括函授生）1万余人，为近代针灸学得以传承与发扬做出了不可磨灭的贡献。

民国时期江苏地区中医学校统计表

校名	创办时间	地址	创办人或主持人	学制	备注
黄墙朱氏私立中国医药学校	1914年	嘉定	朱阆仙	不详	张山雷任教务主任
苏州女科医社	1926年	苏州	王慎轩	预科一年，正科五年	分实习、函授两部，办有《妇女医学》杂志。1933年改名为苏州国医社，次年改名苏州国医学校
苏州国医学校	1933年	苏州	王慎轩、唐吉文	四年	附设中医诊所、编译馆，1936年设中医研究院
江苏省立医政学院	1934年	南京	陈果夫	不详	校中有中医系，为四系之一
武进国医专科学校	1934年	武进	万仲衡	不详	1937年停办，1946年复办
南京药学补习学校	1934年	南京	李冰如	不详	
南京国医传习所	1934年	南京	陈逊斋	不详	设有补习科

续表

校名	创办时间	地址	创办人或主持人	学制	备注
中国医学专修科	1934 年	南京	张简斋	不详	设在南京中央国医馆内，设两个班，一班为招收高中毕业生的五年本科，一班为半日制在职中医补习班，约一年半毕业
中国针灸学研究社	1935 年	无锡	承淡安	不详	1926 年着手办理，中间停顿，1933 年在中央国医馆立案
淮阴国医学社	1935 年	淮阴	王慕阳	二年	
江苏溧水国医讲习所	1936 年	溧水	不详	不详	
江苏宿迁国医讲习所	1936 年	宿迁	不详	不详	
南通中医专科学校	1944 年	南通	章次公、朱良春	四年	仅招收一届学生 20 余人，至 1948 年底毕业 15 名

（2）探索中医教材的编写与课程设置：

民国时期的中医教育，除了争取合法地位的斗争外，重点是探讨课程设置和教材内容问题。1927 年前后，以夏应堂、李平书为首，组织了中医教材编辑馆，制订了一个庞大的计划，力图改进并统一全国教材。这一计划虽未实现，但引起了中医界对教材的重视。1931 年，中央国医馆成立，组建了中央国医馆学术整理委员会，由施今墨、陆渊雷、冯端生、时逸人、随翰英、郭受天、谢观、刘古衡、裴吉生、杨伯雄、张山雷、周伟呈等 12 人组成。该委员会于 1933 年颁布了《中央国医馆整理国医药学术标准大纲》，后又根据大纲精神，发布了《统一病名建议书》。民国时期，中医界人士力图以近代西方医学知识系为规范，将传统中医纷繁复杂的学术整理成有纲目的学术体系，这一体系既是整理中医学术的大纲，也对各中医学校规定课程和编撰教材有一定的指导作用。民国时期，江苏地区的中医学校都有自主编写的讲义、教材。苏州国医学社，王慎轩编写了《女科医学实验录》；南京国医内科传习所，陈逊斋编写了《金匮要略改正并注》；无锡中国针灸研究社，承淡安编写了《中国针灸治疗学》。

20世纪30年代，中医界人士提出"中医科学化"口号，主张中医教材融会贯通中西医学说是科学化内容之一。融会贯通中西医学说，反映了中医教育界对中医发展方向的思考。恽铁樵认为，在西方医学广泛传入和西方科学思潮的冲击下，正确地阐明中医学理，进而培养适应新时代的中医人才，是当时中医教育的重要任务。所以，他主张培养"轩辕医学、西洋医学和我实地经验三合而一"的新中医人才。在课程设置和教材编撰上，各中医学校均有西医的生理解剖学等。在中医学课程设置和教材编撰上，各个学校都比较重视中医基本理论、药物方剂、各家学说和临证技能等教学。在教材的编写过程中重视实用性。承淡安《中国针灸学讲义》，分针科、灸科、经穴、治疗四大篇，对针灸疗法的基本知识、应用技术和临证要点等，做了全面叙述，其主要目的是让学员掌握实际应用的知识和技能。

（3）注重教育的改革与创新：

自古至今，教育的根本目的都在于培养人。古代的医学教育不仅重视知识的传授，更重视品格的塑造。《黄帝内经》推崇的"上工""良医"不仅是医术精良的医者，而且是品格高尚的圣贤，是慈悲善良的长者。唐代著名医家孙思邈撰《大医精诚》一文，更是开宗明义地表明为医者必须医术精湛、医德高尚。传统中医十分注重美学教育，所谓"自古杏林多翰墨"。民国时期，各个中医学校都十分重视国文课教育，书法也是各校的必修课，或正式列入课程，或要求学生课后自练。民国时期的中医学校教育还吸收了西方近代美学教育的内容，制定了校训、校歌。如苏州国医学校以近代国学大师章太炎手书之"诚敬勤朴"为校训，其校歌歌词为：山明水秀，古吴之邦，我乡夙多俊良；创办医校，栽培后进，共把学术阐扬；溯国医，肇岐黄，治疗成绩昭彰。愿吾同志，为国为校争光。

民国时期，中医学校还重视校园环境建设，各校虽然办学经费紧张，但是都尽力建设一个优美、典雅、整肃的学习环境。苏州国医学校正屋凡五进，皆高敞。第一进，左为门房，右为校医室，室外设柜，为挂号处。第二进大厅为诊疗室，设内、外、妇、幼四科诊疗台，供学生实习之用。第三进大厅为标本室，陈列各种药材标本。左为教务室、校长室，右为事务处、训育处。东部大厅为大礼堂，两侧厢楼为学生宿舍。楼下即膳堂，堂之北有花厅一所，为自修室，其间空地为体育场。西部花园有三大花厅，为各级教室。船厅为阅报室，精舍为图书馆。苏州国医学校的校园布局颇具苏州园林的风格。苏州国医学校在学校规划纲要中指出"本校校园，修竹成林，佳树葱茏，假山池沼，点缀其间，莘莘学子，游憩修学其间，足以畅胸襟而陶冶品性"。由此可见，近代的中医学校教育既保持了传统中医教育修身立品的精神，又吸收了西方教育的美育理念，形成了融汇古今美学教育的格局。

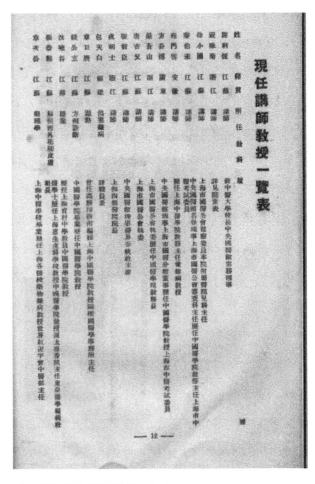

新中国医学院讲师教授一览表

(摘自中国医学院第五届毕业纪念刊)

民国时期，江苏籍医家为了中医的生存与发展，先后创办了具有一定规模的中医学校，办学宗旨秉承"发皇古义，融汇新知"，医德教育倡导"精益求精，仁义博爱"，教材编写主张"中体西用，中西汇通"，教学坚持理论联系临床，注重学术研究与交流。其教育理念与思想为当今中医药高等教育提供了有益的借鉴与帮助。1935年11月，由名医朱南山筹资创办新中国医学院，朱氏本人任院长，朱鹤皋任副院长，朱氏之子朱小南担任院董会主席兼副院长。该校以较多接受现代医学内容、倾向中西汇通而著称。

民国时期的中医教育，以学校教育为主导，引入了近代学校教育观念、原则和方法，设置了图书馆、解剖实验室、药物展览馆、编译馆等教学设施。在教学

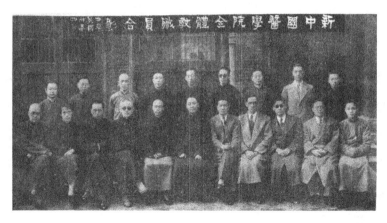

新中国医学院教职员合影

（摘自中国医学院第五届毕业纪念刊）

上引入了西方科学和医学知识；在整理中医学术的基础上，制定了较为全面合理的课程和教材体系，培养了一批既有近代科学和医学知识，又有合格的中医学知识与技能的人才，在一定程度上挽救了中医学的危机，为现代中医学的教学、治疗和科研培养了一批骨干人才。民国时期，江苏地区顺应时代的发展，建立起了一批具有一定规模的中医学校，这是中医界为了中医的生存与发展所努力的一个缩影。中医学校教育在尝试开展现代化教育方式的同时，仍然遵循中医学教育的传统规律，坚持理论与实践相结合。这是民国时期的中医界采取规模化学校的教育模式，即使困难重重仍然名医辈出的重要原因之一，对于今天的中医高等教育不无启发与借鉴作用。

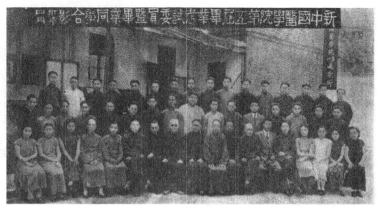

新中国医学院第五届毕业考试委员暨毕业同学合影

二、民国时期的著名医药学家

据统计，民国时期江苏籍的中医药学家有 237 人，医籍著作 573 部。其中具有代表性的江苏籍医家有丁甘仁（武进人）、谢观（武进人）、恽铁樵（武进人）、陆渊雷（上海人）、丁福保（无锡人）、曹永达（江阴人）、张山雷（嘉定人）、秦伯未（上海人）、陈彭年（川沙人）、承淡安（江阴人）、陈邦贤（镇江人）、陈存仁（上海人）、章次公（镇江人）、时逸人（仪征人）、余无言（阜宁人）、张赞臣（武进人）等。

以上这些医家具有勤于著述、注重临床实践的特点。他们研究文献，探讨学术，是为了更好地指导临床，提高诊疗水平；临床实践又是为了检验理论，进而再次升华到理论。故而其学术思想往往独到精辟、结论中肯；其临证技术精湛，效果显著。以下以具有代表性的医家著作为研究对象，对涉及中西医汇通、医学经典著作、温病学、临证各科、针灸学、本草学及诊断学等方面的学术思想进行挖掘和评述。

1. 张山雷

张山雷，名寿颐，江苏省嘉定县（今上海市嘉定区）人，生于清同治十二年（1873 年），卒于民国二十三年（1934 年）。张氏毕生致力于中医文献研究、中医教育和医疗事业，是晚清医学家、训诂学家和杰出的中医教育家。

张山雷学验俱丰，著作宏富，在医界享有盛誉，张赞臣曾称其"与盐山张锡纯君堪称一时瑜亮"。他与先贤朱阆仙创办了全国最早的中医学校——黄墙朱氏私立中医学校，改变了当时人自为师、家自为政、故步自封的教学方式。

张山雷谙熟前辈著作，上自《内经》《难经》《神农本草经》《伤寒论》《金匮要略》等经典，

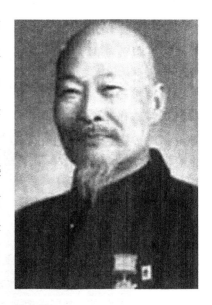

张山雷

下至明清及近代诸贤之作，广搜博采，无所不读。且能对所读之书的学术特色和价值等发表见解，予以评议。张山雷整理古籍，不仅能辨难释疑，发蒙解惑，而且还善于分析，批判地继承前人的论点，特别是对一些荒诞不经之说，据理驳斥，以正其讹。可谓拾前人之遗、补前人之缺、纠前人之失、释前人之疑。

张氏在中医内科、疡科、儿科等领域均有很深的造诣，在中风病学术上最有建树。其著作《中风斠诠》对后世影响很大，通过本书可以进一步研究他的中风病学术思想。张山雷有着深厚的古汉语功底，并且长期从事中医教育，广泛涉猎各家医籍，深入研究了历代关于中风病的文献并指出其错误。

张山雷吸收了张伯龙、缪希雍等正确的中风治法，认真总结前人正反两方面经验的基础上，全面、系统地提出并创立了治疗中风病八法并详加分析。

（1）闭证宜开：闭之发生，因于肝阳上升，挟胸中痰浊、上壅清窍。此时，开闭为第一要务。强调不可用脑、麝等芳香之品，以免助气火之走窜。

（2）脱证宜固：脱证由于真元式微龙雷暴动所致。治疗必摄纳真阴、固护元气。

（3）肝阳宜于潜镇：此法是诸法之核心。中风之初，病机主要在于"相火之不安于窟宅"，故"潜阳为急要之良图"。强调以蚧类为第一主药，如珍珠母、紫贝齿、玳瑁、石决明、牡蛎等。

（4）痰涎宜于开泄：张山雷认为，中风病肝阳之上升必挟胸中痰浊，开痰降浊为另一重要治法。实者以稀涎散、滚痰丸、控涎丹、青州白丸治之；虚者以二陈、杏、贝、枳实、竹茹之类治之。推崇以石菖蒲涤痰开窍。

（5）气逆宜于顺降：气血并走于上即是气逆，此时必顺其气。

（6）心液肝阴宜于培养：中风病血亏液耗，肝、心阴亏虚，在潜阳之后要培补肝、心之阴，以滋水清肝饮、一贯煎治之，但是不可早用滋腻，以免助痰。

（7）肾阴渐宜滋填：肝阳之病，肝为标而肾为本，滋补肾阴为善后之法。

（8）偏瘫宜于宣通：中风手足不仁、半身不遂，或刺痛瘫痪，数日不复者，以治痹之方通经宣络。

在论述八法的同时，强调治法之禁忌：若夫肝阳浮越、气焰横肆之时，禁风药升散，以免助其气火之猖狂；禁表药疏泄，以免速其亡阳之汗脱；禁芳香走窜，以免耗散正气；禁温补刚燥，以免消铄真阴；禁滋腻养阴，以免窒塞痰浊；禁呆笨补中，以免壅遏气化。此八法为后世研究中风医家所重视，为当今中风病的研究提供了重要借鉴。

在外科方面，张山雷继承了业师朱阆仙的经验，对疡证尤有研究，诊治富有特色。其所著《疡科纲要》一书，不拾他人牙慧，发前贤之未发，主张治外疡必先通内科学，郑召棠在为该书作序时说："诚为疡学之总纲，治疡之要领也。"其强调疡症是机体内部变化的一种外在表现，所以疡科的辨证与治疗均要从整体出发，注重内在因素。辨证应注意辨阴阳，辨肿、痛、痒、木，辨脓，辨脉等几个方面。治疗宜内外合治，尤当侧重内治，提出治疡必须随其人之寒、热、虚、实，七情、六淫，气、血、痰、湿诸证而调治之，故临证处方，无论外形如何，都要以内证为主，并列举外疡内治有退消、补气、治痰、清热、理湿、温养、补益、提脓透毒、溃后养胃等法。见解独到，用药颇具特色。《疡科纲要》一书，辨证提纲挈领，论治循内科之理，探本穷源，诸法悉务，条分缕析，内服外施，理法精密，学术成就颇高，诚为疡科不可多得之专著，对外科学的理论与实践均有重要发挥。

2. 谢观

谢观（1880—1950 年），字利恒，晚年自号澄斋老人，江苏武进人。伯祖兰生、伯父葆初皆故里孟河镇名医，父钟英工古文辞，专舆地之学。谢观幼承家学，早年即遍览家藏地理图书，熟诵《内经》《难经》《伤寒论》《金匮要略》及本草经方等书。稍长，肄业于苏州东吴大学，与苏州名医马培之交游，深得其益。光绪三十一年（1905 年）赴广东法政学院执教地理 3 年。回沪后任澄衷学堂校长。曾两次任上海商务印书馆编辑。主编《中国医学大辞典》，历时八载，全书 350 万字，举目 7 万条，为近代中医学巨著。

1917 年，谢氏应丁甘仁之聘出任上海中医专门学校校长并执教。上海著名中医丁济万、秦伯未、张赞臣、章次公、程门雪、黄文东等皆出其门下。

1922 年辞去商务印书馆职，在上海设诊行医，治内、外、妇、儿诸科，于喉痧、疹痘及温热杂病尤擅长。

1925 年任上海神州中医学校校长。后因战事停办而各方习医者仍前往求教不绝，谢乃设立讲习班讲课，数年不衰。

1929 年，全国中医界两次抗议政府废止中医案，谢氏皆为请愿团代表（第一次任请愿团团长）。其后，多次被推为中医代表大会主席或医团监委主席。中央国医馆及上海分馆成立后任常务理事和常务董事。上海实施中医考试，谢观被聘为考试委员。

3. 赵燏黄

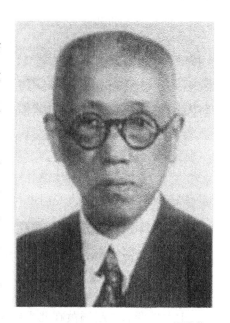

赵燏黄

赵燏黄（1883—1960 年），字午乔，号药农，又名一黄，著名的本草学家。出生于江苏省武进县一个商人家庭，幼时在私塾学习，工诗文，善书法，喜吟咏。1900—1904 年在常州延陵书院院长刘申孙家任教师，并得刘氏之传学，为日后研究本草学奠定了扎实基础。光绪戊戌变法失败，赵燏黄接受新思想，在家乡结社，讲究实用科学。后闻钟观光先生在上海实学通艺馆附设的理化传习所教授物理学、化学，即赴沪求学，当时除学习江南制造局译的化学、物理教材外，还参考日本下山顺一郎等著的《无机化学》及《有机化学》，因知化学与药学之密切关系，便有志于药学。1905 年春，在苏州同里学校任物理学、化学教员。1905 年秋，自费赴日本留学，先在东京大成中学校肄业，后入正则英语学校及预备学校学习。1907 年，入东京药学专门学校学习，1909 年毕业，补江宁公费生，考入东京帝国大学药学科选科深造，先在生药学教师下山顺一郎博士指导下学习生药学，后又在药物化学教师长井长义博士指导下专研生药化学。

1907 年，赵燏黄与王焕文、曾贞、伍晟、蔡锺杰等在东京发起留日药学生组织中华药学会，1908 年秋，举行成立大会，选举王焕文为会长，伍晟为总干事，赵燏黄为书记（秘书）。赵燏黄积极参加学术活动，曾以研究之所得，在学会组织的学术报告会上宣读《川厚朴挥发油结晶成分之研究》和《胡麻油之分析化学》两篇论文。

1910年，赵燏黄加入同盟会。1911年10月，武昌起义，他参加了留日医药学生组织的红十字会，归国支援民军，参加辛亥革命，先后在浙军都督府、沪军都督府做医药救护工作。1912年，南京临时政府成立，他任内务部卫生局科长，政府迁北京后，任内务部卫生司科长、代理司长。1912年，再度赴日，到帝国大学办理毕业手续，获药学学士学位。不久，政府改组，卸任出京，赋闲居沪。1915年春，应同学金体选之邀，在汉口歆生药房任药师，负责制剂技术。这年8月，他进入教育学术界，应浙江省立医学专门学校校长韩士鸿之聘，任该校药用植物学、生药学、卫生化学教授，教学之余从事中药和卫生化学的研究。

1928年，赵燏黄受上海国立中央研究院总干事杨杏佛之托，草拟了《国立中央研究院拟设中药研究所计划书》。1929年，受蔡元培之聘，任中央研究院化学研究所国药研究室研究员，专门进行本草学和生药学的研究。1934年9月，杨杏佛遇刺后，赵燏黄应浙江省立医药专科学校药科主任黄鸣龙聘到该校教授生药学。后赵燏黄又应北平研究院院长李石曾之聘，任生理学研究所研究员，继续整理本草，研究国药。

七七事变后，赵燏黄在北平赋闲。1938年，回家省母，旋遭母丧，遂逗留上海，在上海新亚制药厂先后任技师、顾问，指导制药。1940年，任新亚药厂华北分厂厂长，专门从事利用华北及蒙疆产麻黄草提取麻黄素的研究。这时期北京大学医学院设立了中药研究所，赵燏黄受医学院院长兼所长鲍鉴清之聘，任医学院额外教授兼中药研究所专任研究员，与米景森、关克俭、张友椄、马世华等一道工作。1943年秋，医学院成立药学系，他兼任生药学教授。

抗日战争胜利后，赵燏黄一度担任药学系主任。1946年，国民党政府接管北京大学，医学院改称北平临时大学第六分班。由于院内英美派排挤德日派，他被迫离开药学系。虽然他不甘心放弃心爱的中药研究工作，但是为了生计，赵燏黄出任北平陆军医院药局主任，并在东皇城根甲21号公馆，挂着"赵氏生药学化学研究所"的牌子，从事业余研究。1948 年，他曾以"赵氏生药学化学研究所"名义送交平津区十二科学团体北平药学会论文摘要。

1949 年 2 月，北平和平解放，华北人民政府卫生部接管陆军医院，殷希彭部长了解赵燏黄曾发表过《祁州药志》等专著，赞赏他的研究中药以代替西药进口的主张，但当时尚无此机构，新建则人力物力均有困难。同年 6 月 9 日，赵燏黄写了《研究中药之经历及今后继续研究未竟工作之愿望》的报告。8 月，他获准回北京大学医学院药学系教授生药学。1951 年，中央卫生研究院成立中医研究所，他被聘为顾问，指导筹建中药研究室。1953 年，他专为药学系新设置的生药学专业开设本草学课程。1955 年，中医研究院成立，他不但指导中药研究所青年科研人员进行中药的本草学和生药学研究，还举办讲座，系统介绍历代本草。晚年他埋头著述，在《国药与本草之检讨》的基础上，撰写《本草新诠》，未及完稿，不幸于 1960 年逝世。

赵燏黄治学严谨，务求实际，注重实地考察。他学识渊博，有坚实的文史学、训诂学、版本学知识，平时不仅注意收集本草及医药古籍，而且博收经、史、子、集有关文献，在本草考证方面曾经做过许多深入的研究。他精于版本考证，在考察《本草纲目》诸多版本之后，极力推崇金陵版，曾多次建议有关部门将其出版。他生活简朴，却不惜重金购买古籍，藏有历代主要本草 80 余部近千册，且多为善本或珍本，还有医经、方书、文史古籍及中外文参考书共 5 600 余册。为发挥他毕生藏书的价值，家人遵其生前遗嘱，将全部藏书及遗稿献赠给中医研究院。

4. 陈邦贤

陈邦贤（1889—1976 年），字冶愚、也愚，晚年自号红杏老人，江苏镇江市人，1889 年生于江苏盐城县沙沟镇的一个知识分子家庭。陈邦贤是我国著名的医史学家，为中国科学史事业的开拓者之一。

陈邦贤 6 岁开始读书，13 岁即开始攻读中医学。1907 年，赴江苏省简易师范学习，毕业之后仍不断攻读中医学，并开始接触、学习普通生理卫生等西医学著作。他聪明好学，为了学有所树，希望能进医学讲习所深造，终因家道清贫，力有未逮。因此特地致信丁福保，恳请函授，学习中西医学及医学史。自 1910 年始，

陈邦贤得到丁福保热情不倦的教导。此期，迫于
生计，陈邦贤先后在镇江卫生医院任中医内科医
员，在扬州江苏省立第五师范学校及省立第八中
学任校医、生理卫生教员、舍监等职。繁忙的工
作之余，他在丁福保函授指导下刻苦学习，勤于
写作。当时丁福保翻译的西医著作中不仅有生
理、解剖及临床各科书籍，还有《西洋医学史》
一书。在该书的启发下，陈邦贤认识到医史研究
对于总结过去、了解现在、预见未来的重要性，
因而萌发了从事中国医学史研究、撰写中国医学
史著作的愿望，并以极大的热情投入此项工作。

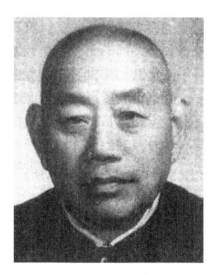

陈邦贤

为了能与同道共同研讨，集众人之智慧，创我国医学史之学术，陈邦贤于 1914 年
倡导成立了我国历史上第一个医史研究会。这一时期是陈邦贤一生中论文发表最
为密集的年代。1919 年，陈邦贤撰成了他的第一部《中国医学史》，由上海医书局
刻印。遗憾的是，当时我国的医史研究还只是一项开创性的工作，尽管陈邦贤竭
力呼吁，但和者甚寡。《中国医学史》于 1920 年刻成，竟鲜得问津。陈邦贤只得
压缩本已相当窘迫的生活费用，自费刻印刊行费用，然而这并未挫伤他从事医学
史研究的意志。1924 年，他应邀出席了在日本召开的"远东热带病学会"国际学
术会议，在国际上扩大了我国传统医学的影响。

20 世纪 30 年代，陈邦贤仍在无锡中学、栖霞乡村师范、江苏省立师范学校任
校医、生理卫生教员及栖霞医院院长，直到 1934 年始得兼任江苏省立医政学院卫
生教育科中医特别训练班医学史与疾病史教授。此时年近半百的陈邦贤才有了兼
职从事医史研究的机会。在这一时期，他生活之艰难困苦是难以想象的。他父母
谢世，家中生活的负担仅靠他一人微薄的工资支撑。不料幼子出生后不久，夫人
也去世了，留下 4 男 3 女 7 个子女，一切都要他一人料理。他中年丧妻，精神上遭
受了沉重的打击。然而，坚定的信念与顽强的意志支持着他自强不息。工作上，
他身兼数职，忙于奔波，维持生计；家庭中，他身兼父母，操持家务，教育子女。

在这样一般人已无法承受的负荷下，他坚持大量地涉猎古今医书文献和报刊，撰写论文专著，编辑小报期刊。他的代表作《中国医学史》修订本正是在这一时期完成的，并作为在我国学术界有显著影响的《文化史丛书》之一出版。

抗日战争时期，陈邦贤任教育部医学教育委员会编辑、中医教育专门委员会专任委员兼秘书（1939—1943年）。迁居四川后，全家只得租一间小屋，昏暗拥挤，他无法进行研究工作。陈邦贤竟将喧闹茶馆作为自己的临时研究室，每天还要躲避日本侵略军飞机的空袭，他以惊人的毅力在茶馆中完成了《二十六史医史资料汇编》的大部分和《新本草备要》。

1944—1949年，陈邦贤调至国立编译馆任自然组编审，1945—1952年兼任国立江苏医学院（今南京医科大学）医学史教授。此时，他始有较多的时间专门研究医学史。这一时期完成的著作有《中外医史年表》《医学史纲要》。

中华人民共和国建立初期，陈邦贤出任镇江市卫生科科长，兼任江苏医学院医学史教授，同时还担负着不少社会工作。在繁忙的工作中，陈邦贤仍然坚持不懈地兼顾着医学史的教学与研究工作。

1954年，陈邦贤奉命调京，在中央卫生研究院中国医药研究所医史研究室从事中国医学史研究工作，时年69岁。

1955年，转卫生部中医研究院（现中国中医科学院）医史研究室任副主任。此时陈邦贤虽年逾古稀，但仍以旺盛的精力投入到医史研究中，三本大型资料汇编性著作《二十六史医史资料汇编》《十三经医史资料汇编》《诸子集成医史资料汇编》以及《中国医学人名志》相继完成。1957年出版《中国医学史》第三版，不但补充了丰富的新内容，而且在运用历史唯物主义观点及方法方面有了显著的提高。

另外，他还主持编撰了西医学习中医和中医学院所用的《中国医学史》教材，于1956年印行全国后又改编为《中国医学史简编》。在此期间他还为国家培养了年轻一代的医学史研究人员。他积极参加社会活动，曾担任第四届全国政协委员、农工民主党中央委员、农工民主党北京市委常委等职。还兼任《中华医史杂志》编委、中华医学会医史学会及北京分会常务委员、《中医杂志》编委等学术职务。

20世纪60年代中后期，虽然在"文革"中遭到很大的冲击，但他从来没有停止过医史研究及医学实践活动。他在此期完成的书稿有《中草药汇编》《食疗本草》《食疗方》《简易方》《中国疾病史稿》《中国医史年表》《中国近代医史年表》《近代医学书目》等，一直工作到卧床不起。

陈邦贤毕生致力于中国医学史、疾病史、医学家传记、二十六史医学史料之研究，做出了不可磨灭的贡献，系中国医学通史研究的开拓者和医史教育的倡导者。他的努力为中国医学史的进一步研究奠定了基础。

5. 陆渊雷

陆渊雷（1894—1955年），名彭年，出生于上海川沙，沪上名中医，"中西医汇通派"代表，对中西医造诣颇深，著述颇富。他自幼聪颖，勤奋好学，成绩优异。父陆仁南儒而知医，常称医道能愈人疾苦，勉励其勤读医书。陆渊雷1912年考入省立第一师范，从朴学大师姚孟醺治经学、小学，于诸子百家、历史、地理、物理、算学等书无所不读，并工书法、金石，对天文历算及医术造诣尤深。毕业后先后在武昌高等师范学校、江苏省立师范学校、国学专修馆、暨南大学等处任教。

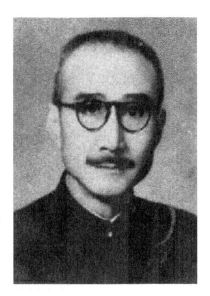

陆渊雷

1925年，恽铁樵创办医学函授学校，陆渊雷投书拜师，并协助办函授。又师从章太炎学习古文学及中医基础，深得两名家之教益。他受近代医学科学的影响，提倡中西医汇通，主张治中医宜积极吸收西学，在上海中国医学院和上海国医学院的教学中每采中西医学，取古书之事实，释之以科学理论，力图沟通疏证中医概念及术语。他所著的《伤寒论今释》引中日古今医书约百家，对《伤寒论》的阐释自成一家之言。新中国成立初期已印行10余版，无愧为医学名著。陆渊雷先后在上海中医专门学校、上海中国医学院任教，主讲《内经》《伤寒论》《金匮要略》等经典著作，深受学生们的欢迎。1929年，与徐衡之、章次公等共同创办上海国医学院，以"发皇古义，融会新知"为办校宗旨。聘章太炎为校长，自任教务长并任课，亲自制定教学大纲，率先于教育计划中列入生物、理化、解剖等课程。1932 年起陆渊雷在上海开业行医，临证以西医方法诊断，运用中医经方治疗，擅治伤寒等流行性热病、慢性肝炎、肿瘤等病。还应各地学者之请，创设"遥从部"，函授中医学，报名参加者甚众，一时遥从函授受业者遍及国内与南洋诸地，并于 1934 年创办《中医新生命》杂志，任主编。陆渊雷毕生洽学严谨，学识广博，蜚声医界，曾被中央国医馆聘为学术整理委员会委员。

陆氏的中医教育思想，虽受其学术观点之影响，但他并未将个人观点与中医教育应有的内容相混淆。陆氏的中医教育思想建立在其对中医学发展的三步设想上，他认为中医学术可纵分为"名论"和"方法"两部分。所谓"名论"，是指导中医的一些基础性理论。所谓"方法"，是仲景学说中以方证对应为核心的辨证施治。陆氏将整个中医教育区分为四个层次，即科学文化的基础学科、基础医学、应用医学和日后提高的医学门径。在基础学科中，物理、化学、生物及与生命科学关系密切之有机化学课，为西方科学之基础知识。这反映了陆氏重视利用近代西方科学进行中医基础研究。

陆渊雷力主中西医会通，以"中医科学化"为己任。其思想受其师恽铁樵先生提倡的中医革新思想的熏陶，又鉴于余云岫等废止中医派抨击中医不科学等言论，故而积极主张并探讨"中医科学化"。对于如何实现中医科学化，陆先生有两点主张：一是打破旧说。他认为中医治疗行之有效，而且在某些方面甚至超过西医。要实现中医科学化，必须打破旧有模式，摒弃那些"太玄"的内容，用科学的态度来对待中医理论。二是用现代医学知识解释祖国医学。他认为应该以现代医学知识为主体，借以解释祖国医学。同时，他还通过办学、编写教材等各种办法宣传推广"中医科学化"的观点。陆先生编写了《伤寒论今释》《金匮要略今释》《生理学补证》《病理学补证》《治疗学补证》等大量教材。这些教材大量引述西医学理论基础、生理解剖学、药理学及临床科学的内容，力图论证《伤寒论》及《金匮要略》等古代医学典籍的正确性。其中，《伤寒论今释》是陆先生主张中医科学化的代表著作。书中多用现代医学的浅显理论来解释论中所举的证治，同时引用各家的注释及病案也很多，在学习中可以进行比较、分析和归纳，便于深入，是学习《伤寒论》较好的一本参考书。

6. 时逸人

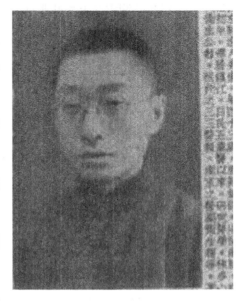

时逸人（1896—1966 年），江苏仪征人。中医学家。其祖宝鼎，喜阅医书，好用成方，他早年受其熏陶，亦爱中医。1912 年又受当地名医汪允恭传授，悉得其术。1919 年，在上海创办江左国医传习所，同时兼任上海中医专门学校及中国医学院教授，专授古今疫症及温病课程。1929 年，主编《山西医学杂志》，后又在上海租界创办复兴中医专科学校，主办《复兴中医》杂志。抗日战争胜利后，先后在南京创办首都中医院、中医专修班等，并在江苏中

时逸人

医学校（南京中医药大学前身）高级师资培训班任教。1955 年调北京，任中医研究院附属医院内科主任。1961 年前往宁夏支援边区，任宁夏回族自治区医院中医科主任、宁夏回族自治区医药卫生学会副会长。

时逸人是中国著名的中医教育家，青年时代创办中医学校，辗转上海、北京、南京、山西、宁夏等地做老师，编杂志，致力于教书育人，为中国中医事业的发展培养了大批中高级人才。同时他又是一位中医理论家，一生成果甚丰，是当今著述最多的中医著作家之一。主要著作有《中国内科病学》《中国妇科病学》《中国儿科病学》《中国传染病学》《中医伤寒与温病》《时氏诊断学》《时氏处方学》《时氏内经学》《时氏病理学》《时氏生理学》等十几种。他的著述，突出反映了"师古而不泥古，温故而意在创新"的精神。

时逸人是较早的中西医结合的倡导者，他在"勤求古训，博采众方"的同时，积极融汇现代医药学的理论，对"中西汇通""衷中参西"做了进一步探索和尝试。他将中西医病证分门别类归纳，用中西医两种术语描述症状，用中医理论阐

释病机，用西医理论解释病理，中西医双重诊断，再根据不同疾病，或专以中药治疗，或以中药为主辅以西药，或中西药并重，注重实效，强调结合，形成了近现代中西医临床各科结合的雏形。在他所著《中国药物学》中，对中药的性味、作用、疗效进行了认真的研究和实验，并分别予以科学论证。

时氏学术深湛，学识不拘一家一派，博采众说，择其善者，发扬光大，并予创新。他主张对古人医案，必须实事求是，认真分析，要"同中求异，异中求同，务使后之鉴者，无刻舟求剑之弊，而有随机应变之妙，庶获此一篇，不啻常年之顾问，而使该病之死亡率亦可藉此减少矣"。说明要重视古人的经验，从医案中吸取辨证论治的精华，以提高临床疗效，但是还应当分析比较，才能做到勤求古训，博采众方，以汇集诸家之长。

在外感热病辨治规律的探讨方面，时逸人突破历代医家已有的成见，将伤寒与温病中非传染性病证进行了整合，提出了"时令病学"的新命题。他认为"伤寒与温病原属同一性质之病症，唯有单属风寒感冒及兼有伏热之不同，无门户之争执，此其一。初、中期之病情传变，不出三阳经范围，末期间有三阴经之症状。伤寒温病，莫不如是，此其二。温病系属感冒性病症兼有伏热者，如发现肺系病状，则为肺系温病，发现胃系病状，则为胃系温病。在经过上言之，初期多发现肺系病状，失治或误治，方始发现胃系病状，是肺胃之争。在病机上仅属先后之分，此其三。古医皆以伤寒为新感，温病多伏邪，或疑温病有伏邪，又有新感；余则以为新感、伏邪二项，为四时六气所同具，正不必以伤寒温病限之，此其四"。

在治疗上，他认为"伤寒以辛温发散为主，温病以辛凉发散为主，暑温以清暑宣达为主，伏暑以清透伏热为主，秋燥以润燥宣肺化痰为主，冬温以利咽通便为主。滋阴生津之方法为温病所必需，但须斟酌病情适宜用之可也"。临证之际，对各种疾病的治疗灵活加减运用成方，师古而不泥古。对危急病人的诊治，认为变化顷刻，故审病辨证必须深入分析。对慢性疾病，多强调脾胃为后天之本，如有肾阴虚损服滋腻过久碍及脾胃者，认为务必先调脾胃，后再补肾缓图。

1930 年，时逸人编著了《中国时令病学》，于 1956 年又改编为《中医伤寒与温病》，此书以六经辨证为纲，将伤寒与温病融合讨论，开创融合伤寒与温病为热病学的先例。主张把伤寒与温病统一起来，于矛盾中求统一。又将伤寒与温病的症状、治法不同之点分别说明，于统一中存差异。中医界权威郭受天极为推崇他的《中医伤寒与温病》一书中的治法，认为是明代吴又可《温疫论》的再提高、再发展。时逸人从事中医工作50余年，学术精湛，经验丰富，同时热心中医教育，为后世培养了大批中医人才，弟子众多，桃李盈门，留下了丰厚的中医药学遗产，是近百年来我国医坛上杰出的医学研究理论家和实践家。

7．秦伯未

秦伯未（1901—1970年），原名之济，号谦斋，上海人。出身儒医世家，自幼酷爱文学和医学。1919年入上海中医专门学校，在名医丁甘仁门下攻读中医。1923年毕业后留校任教，并在上海同仁辅元堂应诊，以治内科杂病见长，对虚痨痼疾尤精。1927年与王一仁、章次公、王慎轩、严苍山等创办上海中国医学院，任教务长、院长，教授《内经》及内科。1930年，创办中医指导社，主编《中医指导丛书》《中医指导录》杂志，开展学术交流和社会咨询，社员遍及国内外。1938年又创办中医疗养院，设内、外、妇、幼等科，有病床百余张，作为学生实习基地。

秦氏凡经史子集、诸家医典、诗词歌赋、琴棋书画，无不涉猎。尤其重视《内经》的钻研，潜心撰写评述《内经》的专著，有《读内经纪》等5种，并将《内经》原文整理成生理学、解剖学、诊断学、方剂学等7章，病症则分为伤寒、湿暑、热病等37类，还剖析《内经》与西方医学理论各自的特点和异同，独具见解。

秦氏勤于著述，医文并茂。1921年创办上海中医书局，自编医书医刊，校订古籍，整理出版。生平著作甚丰，达数百万字，较有影响的有《秦氏内经学》《内经类证》《内经知要浅解》《金匮要略浅释》《内经病机十九条之研究》《清代名医医案精华》《中医入门》《中医临证备要》《谦斋医学讲稿》等50余种。在报纸、杂志发表论文、小品、史话等数百篇。

秦氏还工诗词，善书画，好金石之学，早年即加入柳亚子创立之南社，其诗律之细，构思之速，常为人所赞颂，有"南社题名最少年"之誉。40岁时曾刊印《谦斋诗词集》七卷。秦老兼工画，尝云："题画诗极不易作，题花卉尤难，既殊咏物，又别议事，在若即若离、有意无意间出之，饶有趣味，斯为上乘。冬心为此另辟蹊径，深得三昧。今之画人，不堪共一谵矣。"其书取法魏碑，似赵子谦、杨见山，行笔工整，蝇头小楷亦浑匀流丽。其隶书推崇杨藐翁，上海城隍庙大殿上有一副对联，即是他早年墨迹，其笔力跃然可见。秦伯未绘图也颇见功力，善画梅、兰、竹、菊，尤喜画荷，特有不少吟绘荷花的诗画。

秦伯未的临床经验和学术思想体现在以下几个方面。

（1）重视经典理论与运用：

临床教学和实践中，秦伯未广泛应用《内经》理论作为指导。例如，讲水肿病的治疗时，他把《内经》中散见于各篇的有关水肿的论述加以分析，联系《金匮要略》《外台秘要》等文献，结合他自己的临床体会，总结了治疗水肿病的6个基本法则，即发汗、利尿、燥湿、温化、逐水、理气，并列举了代表方剂及兼证变化的应变原则。这些有关水肿病的理、法、方、药用于临床，取得了较好的疗效。

（2）重强调辨证论治：

"辨证论治"是中医基本理论之一，而在20世纪60年代初期，中医界出现了忽视中医基础理论，强调单方验方，或单纯依据西医诊断、化验指标进行用药，而不加以辨证分析的倾向。针对这种情况，秦伯未在《谦斋医学讲稿》一书中专辟"浅谈辨证论治"一节予以论述，认为"辨证论治是中医的诊疗规律，从认识证候到给予适当治疗，包含着完整的极其丰富的知识和经验"。又说："辨证论治之所以成为中医的诊疗规律，就在于理论与实践的结合……辨证论治是中医处理疾病的程序和方法，是依据临床表现，通过四诊、八纲做出诊断和治疗的过程，所以辨证论治和诊断不可分割，根据不同的发病过程，随时辨、随时论，不是经过一次辨论就不须再辨论，这是中医治病的精神。"在强调辨证论治的同时，秦伯未也不否定病的主治法、主方和主药。他认为这也是治病的一个基本法则，临床上可在此基础上，根据具体病情加减出入，灵活运用，也能收到良好效果。他在治疗头痛症时，就是按辨证将其分为外感头痛和内伤两类。外感头痛又分风寒头痛、风热头痛、湿邪头痛三种；内伤头痛则分为气虚头痛、血虚头痛、痰浊头痛、肝火头痛、寒厥头痛、痰浊头痛六种。对溃疡病，他则认为多属中焦虚寒证，选择"黄芪建中汤"为主方加减治疗，均获良效。

（3）总结疾病的证治规律：

秦伯未在温病、肝病、水肿病、腹泻、痛证、溃疡病、慢性传染性肝炎、心绞痛等方面的理论造诣很深，富有新意，同时也积累了丰富的临床经验，并总结归纳出证治规律。例如，在温病方面，他提出了温病当以风温为纲的观点，并根据个人临床体会将温病分为恶风、化热、入营、伤阴四个时期，提出了温病的十二种治法。他还强调寒温统一，认为温病是伤寒的发展，伤寒和温病并无分歧，若将两者对立起来，是偏见，是完全没有意义的。在肝病方面，他提出了"肝气和肝郁""肝火和肝热""肝风和肝阳"等几个重要概念的区别。他认为，"肝气"是指肝脏的作用太强及其产生的病证，其性横逆；而"肝郁"是指肝脏气血不能条达舒畅及其导致的病证，其性消沉；前者疏泄太过，后者疏泄不及，因此在治疗用药方面就有出入。

（4）要求继承与发扬并举：

秦伯未认为，中医在长期同疾病做斗争的过程中，对于很多疾病都有深入的认识和丰富的治疗经验，并且做出了初步总结，应该很好地继承。没有继承就没有发展，好比空中楼阁、海市蜃楼，终成幻影而已。然秦伯未所谓的继承并不是一味地照搬前人的经验，而是批判地接受，是有创新地继承。他常通过理论联系实际，用古人丰富的经验知识指导临床，去芜存精，提纲挈领，综合分析归纳成为一整套更为准确、更为完整的理论。他在"腹泻的临床研究"（《谦斋医学讲稿》）一文中，就是根据《内经》《难经》《诸病源候论》《医宗必读》等古代文献关于腹泻的病因、病名、治则的记载，提出以暴泻、久泻为纲，以虚、实两类来辨证施治的规律，虚证属于内伤，浅者在脾，深者及肾；实证属于病邪，以湿为主，结合寒邪、热邪及食滞等，采用化湿、分利、疏散、泄热、消导、调气等多种泻法，以及健脾、温肾、益气、升提、固涩等多种补法。秦伯未在临床实践中，运用这些理论治愈了众多难治性腹泻病人。例如，许某患腹泻，反复发作，发作时非服合霉素不能止。来诊时症见：肠鸣腹痛，大便溏，伴口苦口臭，口干不欲饮，尿黄，苔白腻，脉滑数。当时秦伯未诊断为脾胃薄弱，湿热内阻，清浊升降失司。并认为病虽久，但治疗不在止泻而在清理，湿热一除，则肠胃自复，用葛根芩连汤加减。两剂后大便成形，腹痛、肠鸣消失。

秦伯未非常善于总结前人的经验，尤其重视医案医话的作用。早在1928年编写的《清代名医医案精华》中，他就指出"医案为中医价值之真实凭据""医案是中医的特点，实事求是，生动活泼，最适用于中医同道间的观摩，实有广泛征集和及时发表的必要。它是根据临床具体事实做出的总结，有理论，有法则，而这些理论和法则又都有一定的根据，因而具有指导性和启发性……多看各家医案作为借鉴，也可取长补短，增加智慧，不断提高业务水平"。秦伯未在临床实践中就非常重视积累和整理病案，为后人留下了一笔宝贵的遗产。

（5）正确认识中西医结合：

秦伯未在学术上善于学习。他认为西医的诊断有时可助于对某些疾病的性质、发展和转归的认识。因此他在临床实践中，多参考西医的诊断，而以中医理论为指导进行辨证论治，充分发挥中医特色，常收到很好的疗效。但同时他又主张西医诊断只是仅供参考，而不能受其束缚，要有信心和勇气使用中医的理法方药去治疗，不宜失去中医之根本。他每诊治一种疾病，总是根据不同年龄、体质、临床表现及发病经过，运用中医理论进行详细分析，然后确定治则、治法和选方用药，最后总结经验教训。通过实践，他进一步体会到，中医治疗西医诊断的疾病，要想取得疗效，关键在于必须运用中医的理论为指导，细致观察，不能忽视中医辨证的依据，并要有严肃的科学态度。

秦伯未的这些认识，至今仍具有指导意义。例如，他在治疗西医诊断的神经衰弱疾患中，就是根据中医理论来分析其临床表现，从而总结出其发病机制主要在肝，病性有虚有实，也有虚实夹杂，确定了14种基本治法。

8. 余无言

余无言（1900—1963年），原名余愚，字择明，江苏阜宁人。初读经史，后随父学医，勤读医经，深研仲景学说，18 岁应诊，擅伤寒、杂病及中医外科。1920 年前往上海问学于西医俞凤宾，习外科于德医维都富尔。民国十八年（1929 年）与张赞臣合设诊所，共编《世界医报》，以改进中医为夙志。1932 年应聘中央国医馆名誉理事兼编审委员，并先后在上海中国医学院、中国医学专修馆、苏州国医研究院、上海新中国医学院任教。1937 年又与友人另立上海中医专科学校，任教务长，兼授伤寒论、金匮要略及外科学等课程。

1956 年，余氏应聘赴京，先后在卫生部、中医研究院、北京中医学院任职。在中医研究院主持编审工作，参与九种教材的编写与审订。在学术上主张"中医科学化，西医中国化"，尝谓"医分中西，系以国界限之。其实医为仁术，不应有所谓中西医之分，宜取长补短，熔治一炉，以为人民司命"。临诊善用经方、时方，辨证明确，辨病精审，力治颇有胆识；对病人能不分贫富贵贱，向为同道和病人所称道。著有《伤寒论新义》《金匮要略新义》《实用混合外科学总论》《实用混合外科学各论》《湿温伤寒病篇》及《斑疹伤寒病篇》共六种，对医界颇具影响。

余无言遗著《医方经验汇编》，以内科医案为主，其中论治之疫病尤多，包括瘟疫、疫疟、疫疹、疫斑、疫黄、疫痢、虾蟆疫、鹅疫、羊毛疫、葡萄疫、瓜瓢疫、疙瘩瘟、鼠疫、燥疫等。每病均有精要之阐论，并附医案，堪称是近代的"治疫大家"。

9. 章次公

章次公（1903—1959），名成之，号之庵，江苏镇江人。章氏幼年丧父，一个偶然的机会获孟河名医丁甘仁赏识，被带到上海进入丁氏办的中医专门学校半工半读，后又在广益中医院临床实习三年。他受江阴名医曹颖甫力倡《伤寒论》《金匮要略》的学术影响和孟河医派丁甘仁、余听鸿的陶冶，行医重在辨证施治，不拘门户之见，时或采用民间草药单方。诊断时运用现代科学，接受西方关于病原、病灶的认识，选用有效的西药。

章次公历任上海红十字会医院中医部主任，中国医学院、新中国医学院、苏州国医专门学校教师。新中国成立后任中央人民政府卫生部顾问、北京医院中医科主任、中国医学科学院院务委员、全国政协委员、中国亚洲团结委员会委员。曾为毛泽东主席、董必武副主席治过病。20世纪30年代，他与丁门弟子秦伯未、程门雪等在上海创办上海国医学院，以"发皇古义，融会新知"八字为指导，力求结合中西医理论。在上海红十字会医院任中医部主任时，与西医李振邦共事多年，经常就疑难病例与其讨论研究，取长补短，互相获益。他还从章炳麟学过古代汉学和印度因明学诊断。著作有《药物学》《诊余抄》《章次公医案》《杂病广要续编》等。

10. 张赞臣

张赞臣（1904—1993年），名继勋，字以行，晚号壶叟。江苏武进蓉湖人。世操医业，家学渊博，幼承庭训，受其父伯熙公教诲。为博采众长，先就读于上海中医专门学校，复转学于上海中医学院，由于勤恳好学，颇多创见，深得当代名医谢观、曹颖甫、包识生等诸多前辈之器重。卒业后，悬壶沪渎，于大小方脉、内外妇儿诸科无不精通，屡起沉疴，深受病家拥戴。又应民国中国医学院之聘，先后任诊断学、本草学教授，并主编《医界春秋》杂志，著述《中国诊断学纲要》《中国历代医学史略》等书。

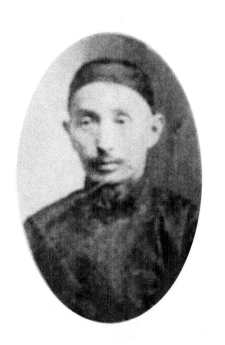

张赞臣

1929年，积极参与"废止中医案"的抗争运动。中华人民共和国成立后，张氏响应政府的号召，率先参加国家医疗单位工作，先后任上海市第五门诊部（原中医门诊所）副主任、上海市卫生局中医处副处长、上海市中医文献研究馆副馆长及上海中医学院曙光医院顾问等职。撰写了《本草概要》《中医外科诊疗学》《张赞臣临床经验选编》等书，并在有关刊物上发表了不少学术论文。

张氏精通内、外、妇、儿、五官各科，尤以外、喉科见长。自1960年开始，张氏目击中医耳鼻咽喉科未能受到应有重视，以致后继乏人，濒将失传，毅然决定侧重于中医耳鼻咽喉科的临床与科研工作，还兼任了上海中医学院耳鼻咽喉科教研组主任，主办全国和上海耳鼻咽喉科医师进修班等，在培育人才、学术研究各个方面，为中医耳鼻咽喉科的继承和发扬做出了一定的贡献。创制"金灯山根汤""养阴利喉汤""前胡玉屏汤"及外用"喉科牛黄散""银硼漱口液"等多种喉科验方。

11. 陈存仁

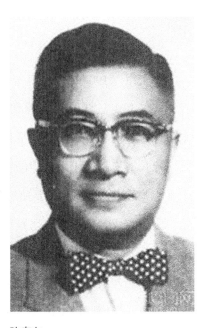

陈存仁

陈存仁（1908—1990年），原名陈承沅，出生于上海老城厢一衰落绸缎商人家，为二十世纪三四十年代的上海名医。8岁丧父，师从姚公鹤和章太炎，在上海中医专门学校毕业后，师从名中医丁甘仁、丁仲英父子。

1928年，陈存仁创办国内第一份医药卫生常识方面的报刊《健康报》，1929年在山东路自设诊所，独立行医，擅长内科、妇科及针灸科。1929年3月17日，被中医界推选为五个代表之一，赴南京向国民政府抗议"废止中医案"。1935年，主编300余万字的《中国药学大辞典》。

《中国药学大辞典》属综合性本草医药工具书，收录了我国古今药学、医学、植物学、动物学、矿物学及化学等文献中的有关药物资料。全书共收中药3 100多味，每味药物，分别记述其命名意义、处方用名、古籍别名、外国名、学名、产地、形态、种植、种类、采取、制法、性质、成分、效能、作用、主治、历代记述考证、辨伪、国外学说、近人学说、配合应用、参考资料、用量、施用宜忌、著名方剂、张仲景之发明等内容（另绘有彩色图谱1册，即《中国药物标本图影》）。此书在编写过程中，参考历代医药专著及20世纪30年代初我国和日本中药著作共254种。还参考当时8所中医学校的本草学和药物学讲义，以及近代中西医杂志发表的中药学论文162篇。本书较详细地收载了我国20世纪30年代中药学研究成果，对中药事业的发展有一定的促进作用。但由于当时的历史条件所限，时间短促，缺乏实地调查，有些条目未能核对整理。1956 年，人民卫生出版社对该书做了初步校勘，修改错误近千处。本书有一定参考价值，但在引用时应注意核对品种与原文。本书 1935 年由世界书局初版铅印，1956 年由人民卫生出版社重印。藏北京图书馆、中国科学院、中国医学科学院、中国中医研究院及各院校图书馆等。

1937 年，陈存仁东渡日本，收集日本汉医书籍 400 多种，整理出版了一套日本中医药学者的著作丛书——《皇汉医学丛书》数十册，共 72 种，分为 13 类。计总类 8 种，包括《内经》《难经》等医经注释及考证、传略、目录等；内科类 19 种，主要为《伤寒论》《金匮要略》《温病学释义》等典籍文献的研究注解；外科学 1 种；女科学 3 种；儿科学 3 种；眼科学 1 种；花柳科学（性传播疾病）1 种；针灸学 4 种；治疗学 1 种；诊断学 1 种；方剂学 10 种，包括名方、验方、家藏方、方剂词典、古方分量考等内容；医案医话类 11 种；药物学 7 种；论文集 1 种。由于这一套丛书卷帙浩繁，成套刊行甚为不易，1936 年由上海世界书局初刊后，直至 1993 年才再经上海中医药大学出版社重刊，近年也有陆续刊行。

1926—1937 年，陈存仁任《福尔摩斯》报的特约作者。《福尔摩斯》报创刊于 1926 年 7 月 3 日，初为三日刊，1930 年改为日报，出版至 1937 年，抗日战争爆发后，《福尔摩斯》报停刊。《福尔摩斯》报内容大都是从警察局打听来的黑社会新闻。该报特约作者还有吴农花、秦瘦鸥、平襟亚等。1947 年陈存仁当选第一届中华民国国民大会代表，与当时的政界、学界、中医界著名人物如吴稚晖、于右任、萧龙友等皆有往来，详见回忆录《银元时代生活史》《抗战时代生活史》。1949 年陈存仁赴香港行医。

二十世纪六七十年代，陈存仁应香港《星岛晚报》董事长胡仙女士邀请，开辟"津津有味谭"专栏达 17 年之久。1964 年由韩国驻香港总领事推荐，韩国庆熙大学授予其名誉博士衔，以表彰其对汉医学的杰出贡献。1970 年陈存仁被选为香港苏浙同乡会副会长，被法国美食协会授予"美食家"称号。1979 年，陈存仁应日本讲谈社之邀，编撰《中国药学大典》。

1980 年，陈存仁获台湾中国文化大学名誉博士衔。1990 年 9 月 9 日，因突发心脏病，病逝于美国洛杉矶寓所。

陈存仁除主编《中国药学大辞典》《皇汉医学丛书》《中国药学大典》外，还著有《中国医学史图鉴》《伤寒手册》《食物疗病方》《胃病验方》《小儿百病验方》等。

三、民国时期的重要医学著作

整个民国时期，卫生和教育系统都由持西化思想的人士把持，传统文化和传统中医在新的系统中难有立足之地。民国政府并没有充分展开论证，在缺乏社会共识的情况下，一开始就主观地采取了歧视和压制中医的政策，使中医问题政治化，由此而产生的中医抗争运动具有反抗强权的色彩和维护民族文化的积极意义。

中医学在这个时期经历了中西医学的交汇与冲突、中医学的存废讨论及寻求中医学发展道路等历史过程。江苏籍中医医家们在此特殊的历史时期，扮演着重要的角色，是中医药近代史上不可或缺的中坚力量。他们面对来自各方面的挑战，积极抗争，努力实践，勇于探讨中医学生存与发展之路，围绕着上述宗旨，他们撰著了大量具有鲜明时代特色的中医学著作。民国时期江苏中医著作有 500 余部，根据这些著作的内容与形式，可将它们分为以下六大类，但这六类著作并不是完全割裂、完全独立的，笔者在每一类著作中择其较为鲜明的特征予以阐述。

1. 古医籍整理类著作

民国时期，中医学家们结合各自临床或教学的需要，对中医古籍进行辑录、汇编，并结合当时新的西医学知识对古籍进行诠释。有特色的如丁甘仁的《药性辑要》《脉学辑要》，恽铁樵的《内经纲要》，承淡安的《伤寒论新注》，陆渊雷的《伤寒论今释》《金匮要略今释》，张山雷的《中风斠诠》等。

《药性辑要》一册为丁甘仁于 1917 年所辑，是当年中医专门学校的本草课教本。《药性辑要》取材于《神农本草》《本草纲目》及《本草从新》，二卷，分草、木、果、谷、菜、金石、土、人、兽、禽、虫鱼 11 部，收载药物 366 种（另附 59 种）。首先用简洁的词句、诗歌的体裁，以突出性能专长；继之对药物有无毒性、配伍宜忌、药理分析及加工炮制等内容做简要分述；最后附有"药性赋"，此书是一册既能突出重点，又能照顾全面的本草学选辑本。从全书内容来看，符合丁氏"良医用药，首在辨性"的主导思想，是一部简明实用的全药学教本。

《脉学辑要》，丁甘仁辑于 1917 年，作为上海中医专门学校课本，内容以《濒湖脉诀》为主体，参以陈修园、蒋趾真两家辑注。诚如丁氏所言：李濒湖言脉，以体状、相类、主病一一分注而系以诗歌；蒋趾真以左右手、寸关尺六部缕析；陈修园则取脉之浮、沉、迟、数、虚、实、大、缓八部为纲，而以兼见之脉分附之，由繁归约，包举靡遗，允推捷法。丁氏合为一编，复从而校注之。

《内经纲要》，恽铁樵著，又名《群经见智录》，或称《内经讲义》。恽铁樵是民国年间轰动一时的有关中医存亡论争中捍卫并主张改革中医的代表人物之一，其著书的动机意在反驳当时的中医取消派代表人物余云岫（余云岫曾著有《灵素商兑》）。《内经纲要》是恽氏潜心研究《内经》的专著，书分三卷，第一卷的 10 章是恽氏阐发《内经》大义的中心内容，也是恽氏学术思想的主旨。

《内经讲义》，杨则民撰著，约成书于 1925 年。全书分上、下两篇，上篇总述研究《内经》之概况、学习态度和方法；下篇论《内经》与哲学的关系，而后依次类述《素问》《灵枢》之卫生论、体质论、治疗论。认为《内经》学术思想之出发点为古代思辨哲学，叙述方法为演绎法，是将儒、道、阴阳诸家之说与当时医学知识共冶一炉而成，故《内经》之价值宜以哲学眼光衡量，不当以自然科学见解批评之。

《中风斠诠》系张山雷所撰，成书于 1917 年。本书为中风专辑，全书共分三卷。卷一为"中风总论"，内分"风之为病以外因、内因为两大纲"等 15 篇，反复申论中风之病因。卷二为"内风暴动之脉因证诂"，内分"脑神经病脉因证治总论""脉法总论""治法总论"等 11 篇，阐述中风的脉因证治等一系列问题。卷三为"古方评议"，内分"中风成方总论""开关之方""固脱之方"等 11 篇，详述开关、固脱、潜阳、摄纳、化痰、顺气、清热、滋养、通络等治法的宜选方剂及其运用。

近代医家通过对中医古籍的辑录、汇编、注释和阐述，实现了对中医理论的深入研究，成为捍卫中医的重要阵地。例如，恽铁樵的《内经纲要》就是中西论争时代的争鸣之作，它的出现具有划时代的意义。恽氏认为《素问·玉版要论》中"揆度奇恒，道在于一。神转不回，回则不转，乃失其机"为《内经》全书的关键，也是《内经》思想宗旨和理论体系的总纲。同时他进一步阐发《内经》与《易经》的关系。认为《内经》与《易经》有共同的思想基础，即自然界动植物的生长壮老取决于天地四时的变化。同时，恽氏阐释了《内经》的阴阳五行学说，他认为《内经》的五行学说意在阐发四时的正常变化和异常变化，与巫祝术数家所言阴阳五行不可同日而语。可以说，恽氏对《内经》的研究也运用了新的方法，并提出了新的观点，为近人研究《内经》起到了重要的启示作用。又如，张山雷先生《中风斠诠》一书运用中医的理论方法专论中风，对中风病因、病机、脉证、治法、方药等都做了详尽的阐述，是理、法、方、药较为完备的中风专著。对中风证的理论研究和临床实践都有一定的指导意义，是研究中风证的重要参考文献。张山雷"遍考古今医籍，对中风所论各异，治法各殊。其论病因，汉唐以来多以外风论治。至河间、东垣、丹溪诸家，才论其为火、为气、为痰，但所拟小续命、大秦艽、艽活愈风诸方亦未超脱驱风、散风的范畴，如法治疗，多无效果"。他吸取同代人蓬莱张伯龙《雪雅堂医案》论中风的观点，并结合西医"血冲脑经，神经被扰"的理论，明确提出"中风无一非内因之风"，即中风为内风的观点，纠正了《内经》以来千百年之误，实属对中医学理论的一个伟大贡献。其所拟开关、固脱、潜阳、摄纳、化痰、顺气诸法及其方剂，临床行之有效，至今仍在临床实践中广为应用。

2. 西医翻译类著作

民国早期，一些中医界人士将日本人编著或翻译的较先进的西医学书籍翻译介绍到国内，供中医界人士了解和学习，对这一时期中西医会通起到了促进作用。其中代表性著作如丁福保的《丁氏医学丛书》（1914 年），该丛书主要包括由丁氏亲自或在其组织和指导下翻译的日文西医学著作。《丁氏医学丛书》所全面反映的日式西医知识和医学体系影响了整整一代人，丁福保先生开国人翻译西医文献的先河，改变了西医文献的汉译工作由外国人独占的局面，推动了西医文献的翻译进程。

1900年，丁福保编印了第一本通俗的西医常识书《卫生学问答》。1906年组织译书公会，至1907年末，出版由日文编译的西医著作10种。自1910年起，丁福保自己著作、编纂、译述或翻译医学著作，由自设的上海医学书局承印，至1914年刊行的西医书籍达80余种，其中68种是翻译日文医书，部分是请人代劳的，洋洋大观，汇总为《丁氏医学丛书》。《丁氏医学丛书》中中医著作占1/10，有《内科难经通论》《伤寒论通论》《历代医学书目》等，大量的内容是融合中西两方面医学知识的书籍。这套丛书完整地反映了西医学各科的内容，按丁氏高足陈邦贤《中国医学史》的分类，可分为：解剖生理卫生学，有《新撰解剖学讲义》《丁译生理卫生教科书》等；病理学及诊断学，有《诊断学大成》《临床病理学》等；内科学及外科学，如《内科学纲要》《创伤疗法》等；传染病学及免疫学，有《传染病之大研究》《急性传染病讲义》《免疫学一夕谈》等；肺痨病学，有《肺痨病学一夕谈》《肺痨病救护法》等；妇产科及儿科学，有《近世妇人科全书》《产科学初步》《新纂儿科书》等；药物学及处方学，有《药物学纲要》《新万国药方》等，以及其他类等共八类。尚可补充的还有皮肤科，如《诺氏花柳病学》《皮肤病学》；五官科，像《司氏眼科学》《克氏耳科学》等；细菌学，如《霍乱新论》《人体寄生虫病例》等。

丁福保所选译的原著均为当时著名医学家的著作，充分而及时地介绍了世界医学发展的最新成就，反映了20世纪初期西医学的水平。其中颇具代表性的《德国医学丛书》三编，便是选取德国当时著名医学家的权威著作编纂的，共15种，有《安氏外科学》《维纳内科学》《真氏小儿科学》《马氏精神病学》《加氏皮肤科学》等。《诊断学大成》中介绍的诊断手段包括视、触、打（叩）、听、检温、检痰、检粪、检尿、检细菌诸方面，并介绍呼吸、血行、消化、泌尿、生殖、神经的检查。《免疫学一夕谈》论及血清免疫是西医学最新科研成果。再如1907年德国医学家发明了治疗梅毒的有效药物"六〇六"，丁福保在不到五年的时间内就将

《梅毒六〇六疗法》介绍给中国医学界。

丁福保所译的医书结合中国的流行疾病，故此套丛书的临床价值极高。当时中国肺结核病人众多，丁福保就此疾病专译一套，有介绍疾病的《肺痨病学一夕谈》，介绍预防方法的《肺痨病预防法》，介绍治疗手段的《肺痨病救护法》，疾病病理探讨的《新撰肺痨讲义》和《痨虫战争论》；针对霍乱、鼠疫等传染病又特撰有《新伤寒论》《霍乱新说》《传染病之警告》等一系列书籍，及时给予治疗指导。

贯穿这套丛书的主体意识是介绍西医知识，促成中西医会通。丁福保精心译述了《中外医通》和《中外医方会通》等阐述中西医会通观点、寻求中西医会通途径的著作，并在其他著作中尽可能表达他企望中西医会通的观念，譬如在《历代名医列传》一书中，不只收入我国著名的医学家如扁鹊、华佗、张仲景、王叔和等人，还收有留学生黄宽，西医书籍翻译家赵元益，血液循环的发现者、英国医生哈斐（哈维），牛痘接种术的发明者、英国乡村医生占那（琴纳），在华著名传教医师嘉·约翰，在细菌学研究中卓有成就的德国医学家古弗（科赫），介绍他们的生平事迹，并以医学成就作为评价的依据。

3. 中西医会通类著作

中西医会通早在西方医学于 19 世纪传入我国即已开始，较系统论述中西医会通的医家有唐容川及朱沛文，但大量开展中西医会通之学术研究与实践者当属于民国时期的医家们。其中，江苏籍医家的代表者有恽铁樵、丁福保、陆渊雷、时逸人、杨百诚、章次公、许半龙、蔡陆仙等。这一时期，中医家将中西医进行新的比较与会通，在理论与临床实践方面进行新的探索，代表著作有恽铁樵的《群经见智录》《伤寒论研究》《伤寒论辑义按》《保赤新书》等，还有提倡中医科学化的陆渊雷、时逸人、杨百诚等医家的著作。

《群经见智录》，恽铁樵所撰，于 1922 年出版。恽氏认为"中国医学是平正的，非玄妙的，是近情著理人人可解的，非艰深难晓不可思议的"，反对余云岫否定中医的民族虚无主义思想，并据理批驳。本书共三卷：卷一首论《内经》之发源、成书、读法及总提纲；次述易理、太极、《内经》与《易经》、五行甲子等。

卷二为扁鹊、仓公医案及仲景《伤寒论》的研究等。卷三对余云岫《灵素商兑》一书进行了讨论和批驳。自从1917年余云岫之《灵素商兑》发表抨击中医理论的观点以来，中西医的论争便趋向公开和激化，中西医阵营中的各自维护者纷纷发表言论或著书，对余氏的观点加以回应，形成了不同于以往著作组成的论争性文献和著作。第一位以著书形式回应余氏观点和言论者当属恽铁樵。他的《群经见智录》以独特的领悟，对于中医最基本的理论进行了深入的研究与剖析，他的"四时五脏"学说可谓揭示了中医理论的真谛，为后世所推崇。他对于中西医体系的优劣进行了较为公正的比较，驳斥了余氏对中医认识的错误方法和观点，从而拉开了中西医相互论争之幕。

江苏籍医家所撰著的中西医论争及会通的著作所涉及的面较广，总结起来有论述中西医理论之立足点不同而主张各取之长、互补其短及融会贯通的，如恽铁樵之《群经见智录》《保赤新书》，许半龙之《中西医之比观》等。更多的是在涉及中医各科内容时糅进西医学的认识，以图全面地在实践中促使中西医的会通的，如恽铁樵的《生理新语》，自序中这样描述本书："本书既名新生理，自非中国古代五运六气、三百六十五穴道之旧生理，然亦非纯粹西国解剖学、显微镜、血轮细胞之新学说。若用简单概括的话评论我这部书，可以说得不新不旧，亦新亦旧；不中不西，亦中亦西。……将《内经》所说的证之于病能不得其解，求之于西学。那是轩岐医学、西洋医学和我自己的实地经验，三合而成。"表明该书是从新的视角来认识中医理论的。再如丁福保的《新内经》《中外医通》，杨百诚的《医学新论》，章次公的《药物学》及《中西医学名词对照》等著作，也是将西医学知识与传统中医学知识相糅合、相比较。

与上述书中所反映出的中西医会通思想有所不同的是主张中医科学化的思想。持这种主张的代表者有陆渊雷、时逸人等。陆氏在其《伤寒论今释》《金匮要略今释》及《陆氏论医集》等著作中虽有欲以西医学知识融会贯通中医的想法，但其主要思想却是认为中医的疗效和经验是可取的，理论却是多臆想和空泛无据的，主张以西医知识来解释中医理论。也就是其最终主张的"中医科学化"。陆氏的这一"新观点"在当时整个社会崇尚科学化的大背景下很有号召力，特别是对青年人，一时间响应和追随者遍及海内外，影响较大。其著作《伤寒论今释》和《金匮要略今释》就是不同于别人以《内经》的传统理论来诠释，而是用西医理论解释之的，再用各家经验证实之的。

《伤寒论今释》，八卷，由陆渊雷撰于1930年。陆氏综合前人注疏，参考他人学说，对《伤寒论》用较浅显的理论予以分析、归纳和诠释，选注精要。陆氏对《伤寒论》中的某些条文，试图用近代医学科学理论加以融汇或阐解，在中西会通和中医发展方面做出了大胆尝试。又鉴于《金匮要略》是中医诊疗方面的一部经典著作，内容广泛复杂，文义含蓄深奥，初学者往往不易卒读，陆渊雷遂用现代语言加以注释，撰成《金匮要略今释》八卷，并搜采了历代注家中能够发挥精义、帮助理解的注文，以助读者学习和研究。由于陆渊雷出于中西会通的观点，企图用当时的西医知识来说明中医，因而对当时中西医相互了解无疑是有益的，但许多地方因各方面的原因，存在牵强附会或曲解谬误之处。究其出发点，乃是欲中医迈入现代科学之门，用心颇佳，无奈学力、时代之局限，以致这个任务并未完成。当然，陆渊雷的思想和做法，大有废医存药之嫌，故而也遭到一些学者的反对。尽管如此，陆氏的一些思想还是值得现代人借鉴和思考的。

4. 史学、丛书、工具书类著作

民国在大陆存续的38年，由于出版印刷业的兴盛，社会对于医药学类的图书著作的需求较旺，加之中医药界人士意识到中医药的生存和发展需要更多的人参与对中医药的学习与研究，于是，由出版界组织，或由个人发起，大量的中医药综合性著作及史学工具书被编撰出版，形成了这一时期另一种著作形式。在《中医联目》中，仅江苏籍中医医家编撰的这类书就达40余种。综合性丛书合刻医书中除了教材类和卫生普及类著作外，尚有陈存仁的《皇汉医学丛书》、顾培玺的《顾氏医苑》、蔡陆仙的《中国医药汇海》、陆士谔的《基本医书集成》及张赞臣的《古本医学丛刊》等。医学史类的著作有20余种，其中以陈邦贤的《中国医学史》和谢观的《中国医学源流论》等通史类著作最具代表性。陈氏的《中国医学史》可谓我国第一部系统的医学通史专著，先后被翻译成多种外语出版，在向国外介绍中华医药方面做出了贡献。工具书类代表者有谢观主编的《中国医学大辞典》、陈存仁主编的《中国药学大辞典》及章巨膺编撰的《应用药物辞典》等。

《中国医学史》，1937 年 2 月由商务印书馆初版。本书是一部在国内外有着广泛影响的医学通史著作。全书共分 12 章，记录了原始社会、夏商时代、周代及春秋战国、秦汉、魏晋南北朝、隋唐、两宋、金元、明代、清代、太平天国及辛亥革命后、中华人民共和国等各时期的医学及疾病史，以及中国历代医学大事年表，每章分若干节。各时期的医史内容，大致可分为医事制度、医学教育、医学人物、学派、医学成就及医药文献等。此书采撷资料比较丰富，编写体例也较过去同类著作不同，叙述每一朝代医史，兼及政治、文化和思想。

陈邦贤的《中国医学史》无论是体例还是选材，都极具特色。全书将我国医学分为上古、中古、近代、现代四个时期，再合以第五篇——疾病史，洋洋洒洒30 余万字。每个时期必详述其医学制度、疾病名称及医学著作。而对中古和近代两期，又很注重与外来医学交流融合的讨论。这一点无论是在当时的中西医剧烈碰撞期，还是在现代的中西医不可分割期，都很有借鉴意义。而现代时期的医学则记录了民国时的医学状况，尤其以医政和医学教育记述尤详，这为后世的相关研究保留了很多的原始资料。疾病篇以西医病名为纲，归纳了历代医学典籍中常见的病名，虽然尚不完备，尚有牵强之处，但这是迎合时代要求的。即使现在，这也是中医界亟待研究整理的课题。这本书只是拉开了现代史学的架势，行文立论可商之处甚多。该书分上、下两部分，上半部为粗线条的编年体通史，下半部为专题性质的疾病自然史，许多细节的叙述不过只是一些研究线索与文献目录，与后来的诸多医学史相比，该书只能算得上是一部史料集。但该书不愧为一部开山之作，于编史理念上可圈可点之处不少，其例言、绪言都称得上精彩。

《药盦医学丛书》，恽铁樵撰，刊于 1928 年。丛书计 22 种，有基础理论、诊法、中草药学、内科学、妇科、儿科、医案医话等内容，并间杂西医知识。包括《论医集》《医学评议》《群经见智录》《伤寒论研究》《温病明理》《热病学》《生理新语》《脉学发微》《病理概论》《病理各论》《临证笔记》《临证演讲录》《金匮翼方选按》《风劳鼓病论》《保赤新书》《妇科大略》《论药集》《十二经穴病候撮要》《神经系病理治疗》《鳞爪集》《伤寒论辑义案》及《药童医案全集》。

《皇汉医学丛书》，陈存仁编辑，成书于1936年。本书编辑日本医家撰著的中国医药名著而成。如丹波元简、丹波元坚、丹波元胤、今邨亮、浅田惟常、大塜敬节、冈西为人、吉益为则等。全书各科具备，计13类，72部医著。总类有《素问识》《素问绍识》《难经疏证》《医事启源》《医家千字文》《证治摘要》《皇国名医传》《中国医籍考》；内科类有《中国内科医鉴》《伤寒之研究》《伤寒论纲要》《伤寒广要》《伤寒论辑义》《伤寒论述义》《伤寒论集成》《伤寒用药研究》《伤寒脉证式》《金匮玉函要略述义》《金匮玉函要略辑义》《长沙证汇》《伤风约言》《温病之研究》《温疫论私评》《泻疫新论》《脚气钩要》《脚气概论》《疝气证治论》；外科类有《中国接骨图说》；女科类有《产科发蒙》《产论》《产论翼》；儿科类有《中国儿科医鉴》《幼科证治大全》《痘科辨要》；眼科类有《眼科锦囊》《眼科锦囊续集》；花柳科有《霉疠新书》；针灸科有《经穴纂要》《针学通论》《针灸学纲要》《选针三要集》；治疗类有《药治通义》；诊断类有《脉学辑要》；方剂类有《方剂辞典》《奇正方》《丹方之研究》《类聚方》《方机》《救急选方》《名家方选》《家塾方与方极》《医略抄》《古方分量考》；医案医话类有《医余四篇》《医醇賸义》《先哲医话集》《青囊琐探》《藤氏医谈》《医断》（附《斥医断》）、《北山医案》《生生堂治验》《建殊录》《丛佳偶记》《古书医言》《药征》《药征续编》《汉药研究纲要》《中国药物学大纲》《鹿茸之研究》《犀黄之研究》《中国药一百种之化学实验》《汉药良劣鉴别法》；论文类有《中国医药论文集》。本书对促进中日医药文化交流有重要意义。

5. 中医讲义、教材类著作

民国初期，由于当时的北洋政府将中医教育在整个国家教育体系中漏列，从而导致中医界的奋起抗争。积极抗争者如江苏籍的丁甘仁、余伯陶、谢观等，他们向北洋政府请愿，抗议这种对于中医的不公正待遇。与此同时，他们还积极筹办中医学校，以期既成事实，劝逼当时的政府承认中医教育的合法性。最终，尽管政府没有将中医教育列入整个教育体系之中，但也默许了中医办学校从事规模化教育的事实。

中医规模化教育在与各种社会阻挠势力的斗争中发展起来，服务于学校及函授教育的教材著作应运而生。这类著作从丁甘仁为上海中医专门学校编写的《脉学辑要》《药性辑要》及《医案讲义》等开始，到之后陆续兴办的中医学校及函授学校自编的教材，所涉及的范围涵盖了当时中西医各个学科，形成了这个时期所独有的著作形式。如恽铁樵的《生理新语》《伤寒论讲义》《伤寒论研究》，秦伯未的《内经学讲义》《内经类证》《诊断学讲义》，陆渊雷的《伤寒论今释》《金匮要略今释》，许半龙的《中国方剂学概要》《中国外科学大纲》，张山雷的《古今医案评议三种》《医学一得》《籀谈医一得集》，顾鸣盛的《中西病理学讲义》《中西内科学讲义》，杨百诚的《灵素气化新论》《灵素生理新论》《医学新论》，承淡安的《伤寒针方浅解》《针灸学讲义三种》《中国针灸治疗学》及张赞臣的《中医诊断学纲要》等，这些著作与其说是用于教学的教材，不如说是各个编著者对于中西医学科知识的研究成果。每一本教材著作均迸发着作者的思想火花。这些著作的编著及在教学之中的使用，为传播知识、启迪后生、使中医药事业得以传承做出了历史贡献。

整个民国时期中医教材的编写主要遵循中体西用、中西会通及统一化教材的理念，其侧重点随着社会的发展而不断改变。民国初期的中医学校及函授的教材编写是以"中体西用"为指导思想的，故而中医的内容占到了整个教材的绝大部分，西医只是一些较为简单的内容介绍。如上海中医专门学校在丁甘仁掌管时期就是这种情况。丁氏自编一些如中医诊断、药学、生理和病理的教材，甚至拿清代的中医教材为教学之用，如《医宗金鉴》等。这固然是有些过于保守的思想观念，但在初创之时及社会观念尚未有较大改变的情况下，也是符合实际需要的一种选择。随着中医药学术界思想的日益开放，中医教育界越来越注意吸收西医先进的医学知识，以求中西医在教育上的会通。像上海中国国医学院的陆渊雷先生，干脆就将其结合西医知识而研究《伤寒杂病论》的研究成果《伤寒论今释》直接作为这方面的教材，供学生使用，为的是向学生宣传其一贯倡导的"中医科学化"的主张。

上海中医专门学校毕业的学生秦伯未、章次公、王一仁及严苍山等于 1927 年兴办了中国医学院。在制定课目、选择教材时，再不是唯《内经知要》《伤寒论》的原文讲解，而是力求系统化和科学化。商拟了各科教材由任课教授自行编写，并制定了 6 条原则，作为教材编写时的参照：化无系统为有系统；避空虚之理论，倾向于实际方面；博采各家之说，而归之于一；打破中西成见，唯真理是求；学理之外，以经验为大前提；深浅视学生程度酌量支配。浙江兰溪中医专门学校主办者之一张山雷先生，在该校编写教材时即主张：以经典著作为基础；中西合参，扬长避短；博采各家之长，理论联系实际。张山雷本人自编数十种教材，他还提出根据学习的缓急之序，把教材分为主用、采用、参考三类的意见，很符合教学规律。中国针灸医学专门学校创办者承淡安先生更是主张吸纳西医学之新知识，用以解释中医经络、腧穴的实质及针灸治病的原理。其所编教材均融入西医解剖、组织、生理和病理学的内容，使学习者耳目一新。即使是原上海中医专门学校，在后来的继任者丁济万看来，过去的中医教材已经不能适应新的社会学术潮流的需要，也主张吸纳西医新知识，以符合社会教育的需要。中医学校在使用了一段时间自编教材后，秦伯未、张文芳等江苏籍教育者于 1928 年 9 月由他们所在的中国医学院出面，召集全国中医学校在上海召开全国中医教材编辑委员会会议，这一倡议立刻得到全国绝大多数中医学校的响应，当时到会的有全国 11 所中医学校的校长、教务主任 20 余人。第二年的 8 月又召开了第二次教材编辑会议。尽管两次会议最终未能使中医教材在全国范围内得到统一，但当时的中医教育界人心思统的理念已经深入人心，促进了全国教材编辑观念的变革。江苏籍医家在编写教材中所体现出的教育思想，正是他们的学术研究思想和对中西医态度的一种折射，是医、教、研紧密结合的产物，值得借鉴。

6. 临证医案类著作

民国时期江苏籍名医辈出，承载着他们临证心得的医案书籍，是研究和继承他们学术思想和临证经验的又一类重要的文献，值得我们后人去重视。江苏籍中医医家所编撰的临床著作，按照《中医联目》的分类，有临证综合、温病、瘟疫、疟痢、内、外、妇、儿、骨伤和五官等科，内容涵盖了所有临床学科，是内容最丰富的一类中医学著作。其中既有对前人临证学术经验的总结与阐述，更有作者本人结合自己亲身临证心得体会而得出的有关理法方药的新思路和新方法，是值得我们研究与探讨的重要文献。代表者如张山雷的《中风斠诠》，该书从阐述历代医家对中风病名、病因、病机的认识及内外风混淆辗转变革的过程着手，反复申论《素问》气血上菀的本旨及其与中风的关系，结合西医学之神经学理论，讨论内风脑神经病之脉因证治，系统论述中风证治八法，创立了一些行之有效的治疗方法，具有极高的临床应用价值。再如恽铁樵的《温病明理》，在1928年初刊之后的8年当中，这本书中4卷所论的内容和观点得到了临证检验，在得到进一步的肯定之后，恽铁樵于1936年另加1卷，再次出版了该书，并有了新的临证认识，如作者认为温病于十二经而言实为手经病，以及古人以为的"温病下不厌早"之说值得商榷等。这种注重实际、不尚空谈、精益求精的学术态度，是值得我们学习和效仿的。

民国时期临案类著作的特点是医家们能够针对当时社会上的常见病、多发病和流行病来研究和著书，如肺结核病、性病、小儿痘疹惊痈等，体现了作为医生对于社会负责任的职业道德。医案类的著作，在《中医联目》中江苏籍医家撰著的有29种（这其中不包括医家们所撰著的医话医论类的著作）。这当中绝大多数是医家们自己的临证案例，如《孟河丁氏医案》《药医案全集》《陆氏医案集》《曹颖甫医案》等；尚有集前人医案分类汇编的医案书籍，如《分类王孟英医案》《医方经验汇编》等。再如《临证演讲录》，它收录的是恽铁樵开办中医函授学校时为学员讲授的30余例珍贵病案，不仅记录了诊治的详细经过，还有其对病案的分析讲解及精妙点拨。这些医案著作是先辈医家们留给后人的第一手临证资料，也是后人继承先辈们学术思想和经验的重要文献。

民国时期的社会变革使中医药学术经历了前所未有的冲击和考验，人们的思想空前活跃，争论异常激烈，即使在今天来看，当时医家关于中医药基础理论、中医药教育及中医科学化的一些见解仍不失参考的价值或借鉴的意义。鉴于历史发展的连续性和学术的传承性，民国时期的中医是中医药发展过程中不可缺失的环节，这个时期的江苏中医著作也具有迥然异于其他时代的著书特色，是今天研究特定历史条件下地方中医发展的宝贵财富。

附录：民国时期中医著作考

序号	书名	成书年代	作者	生卒	时代和作者籍贯	存佚情况
1	《推拿保赤必要》	不详	曹炜	1849—1921 年	民国·上海	不详
2	《周小农医案》7 卷	不详	周镇	1876—1942 年	民国·无锡	不详
3	《卫生易简方》	不详	周镇	1876—1942 年	民国·无锡	不详
4	《医论汇选》	不详	周镇	1876—1942 年	民国·无锡	不详
5	《指禅医案》30 余册	不详	贺钧	1866—1933 年	民国·丹阳城内南桥	不详
6	《诊余墨沈》	不详	贺钧	1866—1933 年	民国·丹阳城内南桥	不详
7	《贺季衡医案》	不详	贺钧	1866—1933 年	民国·丹阳城内南桥	不详
8	《医学启蒙》	不详	锡昌	不详	民国·丹徒	不详
9	《本草择要》	不详	锡昌	不详	民国·丹徒	不详
10	《伤寒发微》	不详	曹颖甫	1866—1938 年	民国·江阴周庄	不详
11	《金匮发微》	不详	曹颖甫	1866—1938 年	民国·江阴周庄	不详
12	《经方实验录》	不详	曹颖甫	1866—1938 年	民国·江阴周庄	不详
13	《曹颖甫医案》	不详	曹颖甫	1866—1938 年	民国·江阴周庄	不详
14	《疫喉痧疹辨正》	1928 年	王珏	不详	民国·江都	存
15	《心源一家言》	不详	姚心源	?—1946 年	民国·苏州	不详
16	《心源海上方》	1928 年	姚心源	?—1946 年	民国·苏州	存
17	《病理学稿裁》	1931 年	姚心源	?—1946 年	民国·苏州	存
18	《脉学丛书》	1937 年	姚心源	?—1946 年	民国·苏州	存
19	《霍乱救急便览》	不详	曹沧洲	1849—1931 年	民国·苏州	不详
20	《戒烟有效无弊法》	不详	曹沧洲	1849—1931 年	民国·苏州	不详
21	《御医请脉详志》	不详	曹沧洲	1849—1931 年	民国·苏州	不详
22	《内、外科医案》2 卷	不详	曹沧洲	1849—1931 年	民国·苏州	不详
23	《内科医案》2 集	不详	曹沧洲	1849—1931 年	民国·苏州	不详
24	《蓉湖医案》10 卷	不详	张伯熙	1880—1949 年	民国·武进	不详
25	《群经见智录》又名《内经讲义》《内经纲要》	1922 年	恽铁樵	1878—1935 年	民国·武进	存
26	《生理新语》4 卷	1928 年	恽铁樵	1878—1935 年	民国·武进	存
27	《新生理》	1930 年	恽铁樵	1878—1935 年	民国·武进	存

序号	书名	成书年代	作者	生卒	时代和作者籍贯	存佚情况
28	《病理概论及各论》	1928年	恽铁樵	1878—1935年	民国·武进	存
29	《脉学发微》	1928年	恽铁樵	1878—1935年	民国·武进	存
30	《论药集》	1948年	恽铁樵	1878—1935年	民国·武进	存
31	《药物学》	不详	恽铁樵	1878—1935年	民国·武进	存
32	《验方新按》	不详	恽铁樵	1878—1935年	民国·武进	存
33	《伤寒论辑义按》4卷	不详	恽铁樵	1878—1935年	民国·武进	存
34	《伤寒论讲义》	1933年	恽铁樵	1878—1935年	民国·武进	存
35	《金匮辑义》6卷	1933年	恽铁樵	1878—1935年	民国·武进	存
36	《金匮方论》	1922年	恽铁樵	1878—1935年	民国·武进	存
37	《温病明理》4卷	1928年	恽铁樵	1878—1935年	民国·武进	存
38	《热病学》	1925年	恽铁樵	1878—1935年	民国·武进	存
39	《霍乱新论》1卷	1928年	恽铁樵	1878—1935年	民国·武进	存
40	《金匮翼方选按》5卷	1933年	恽铁樵	1878—1935年	民国·武进	存
41	《风劳鼓病论》	不详	恽铁樵	1878—1935年	民国·武进	存
42	《神经系病及治要》	不详	恽铁樵	1878—1935年	民国·武进	存
43	《妇科大略》	1924年	恽铁樵	1878—1935年	民国·武进	存
44	《痧疹防救法》	不详	恽铁樵	1878—1935年	民国·武进	存
45	《神经系病理治疗》	不详	恽铁樵	1878—1935年	民国·武进	存
46	《保赤新书》	1929年	恽铁樵	1878—1935年	民国·武进	存
47	《梅疮见垣录》	1920年	恽铁樵	1878—1935年	民国·武进	存
48	《十二经穴病候撮要》	1925年	恽铁樵	1878—1935年	民国·武进	存
49	《论医集》2卷	1927年	恽铁樵	1878—1935年	民国·武进	存
50	《医学评议》1卷	1928年	恽铁樵	1878—1935年	民国·武进	存
51	《伤寒论研究》4卷	1928年	恽铁樵	1878—1935年	民国·武进	存
52	《临证笔记》1卷	1925年	恽铁樵	1878—1935年	民国·武进	存
53	《药盒医案》7卷	1925年	恽铁樵	1878—1935年	民国·武进	存
54	《铁樵杂著》	1927年	恽铁樵	1878—1935年	民国·武进	存
55	《鳞爪集》4卷	1927年	恽铁樵	1878—1935年	民国·武进	存
56	《恽铁樵演讲录》	1927年	恽铁樵	1878—1935年	民国·武进	存
57	《热病简明治法》	不详	恽铁樵	1878—1935年	民国·武进	存

序号	书名	成书年代	作者	生卒	时代和作者籍贯	存佚情况
58	《课艺选刊》	不详	恽铁樵	1878—1935 年	民国·武进	存
59	《医学史》	不详	恽铁樵	1878—1935 年	民国·武进	存
60	《医学入门》	不详	恽铁樵	1878—1935 年	民国·武进	存
61	《幼科学》	不详	恽铁樵	1878—1935 年	民国·武进	存
62	《孟河费氏医案》抄本	不详	费承祖	1851—1913 年	民国·武进孟河	存
63	《费绳甫先生医案》抄本	不详	费承祖	1851—1913 年	民国·武进孟河	存
64	《千金珍秘》抄本	不详	巢峻	1843—1909 年	民国·武进孟河	存
65	《玉壶仙馆医案》抄本	不详	巢峻	1843—1909 年	民国·武进孟河	存
66	《儿科心得卷三》	不详	奚咏裳	不详	民国·武进戴溪桥奚氏儿科	不详
67	《医方经验汇编》	不详	余奉仙	1860—1939 年	民国·阜宁县	不详
68	《经验辨录》	不详	余奉仙	1860—1939 年	民国·阜宁县	不详
69	《无聊斋诗集》	不详	余奉仙	1860—1939 年	民国·阜宁县	不详
70	《庸盦课徒草》	不详	陈秉钧	1840—1914 年	民国·青浦朱家阁	不详
71	《加批伤寒集注》	不详	陈秉钧	1840—1914 年	民国·青浦朱家阁	不详
72	《医言》	不详	陈秉钧	1840—1914 年	民国·青浦朱家阁	不详
73	《女科秘诀大全》	不详	陈秉钧	1840—1914 年	民国·青浦朱家阁	存
74	《医学启悟》	不详	陈秉钧	1840—1914 年	民国·青浦朱家阁	存
75	《陈莲舫先生医案》	不详	陈秉钧	1840—1914 年	民国·青浦朱家阁	存
76	《陈莲舫先生案钞》	不详	陈秉钧	1840—1914 年	民国·青浦朱家阁	存
77	《七家会诊张越阶方案》	不详	陈秉钧	1840—1914 年	民国·青浦朱家阁	存
78	《名医会诊方案》	不详	陈秉钧	1840—1914 年	民国·青浦朱家阁	存
79	《加批时病论》	不详	陈秉钧	1840—1914 年	民国·青浦朱家阁	存
80	《十二经分寸歌》	不详	陈秉钧	1840—1914 年	民国·青浦朱家阁	存
81	《医案拾遗》（1929 年抄本）	1929 年	陈秉钧	1840—1914 年	民国·青浦朱家阁	存

序号	书名	成书年代	作者	生卒	时代和作者籍贯	存佚情况
82	《御医请脉详志》（1908 年抄本）	1908 年	陈秉钧	1840—1914 年	民国·青浦朱家阁	存
83	《瘟疫议》	不详	陈秉钧	1840—1914 年	民国·青浦朱家阁，后迁上海	不详
84	《医事散记》4 卷	不详	陈筱宝	1872—1937 年	民国·浙江海盐，父时徙居上海	不详
85	《医学新论》	1927 年	杨百诚	1861—1928 年	民国·泰兴	存
86	《灵素生理新论》	1923 年	杨百诚	1861—1928 年	民国·泰兴	存
87	《灵素气化新论》	1927 年	杨百诚	1861—1928 年	民国·泰兴	存
88	《五色诊钩元》	1927 年	杨百诚	1861—1928 年	民国·泰兴	存
89	《温病讲义》	1927 年	杨百诚	1861—1928 年	民国·泰兴	存
90	《肝病病理学》	不详	杨百诚	1861—1928 年	民国·泰兴	不详
91	《脑病新论》	不详	杨百诚	1861—1928 年	民国·泰兴	不详
92	《针灸科李培卿的学术经验》	不详	李培卿	1865—1947 年	民国·原籍上海，太平天国后迁居嘉定西门	不详
93	《补缺山房医案》10 卷	不详	金清桂	不详	民国·常熟县金家村	不详
94	《续医案》10 卷	不详	金清桂	不详	民国·常熟县金家村	不详
95	《医学刍言》2 卷	不详	金清桂	不详	民国·常熟县金家村	不详
96	《历代名医表》1 卷	不详	金清桂	不详	民国·常熟县金家村	不详
97	《温病论歌括》1 卷	不详	金清桂	不详	民国·常熟县金家村	不详
98	《瘟疫明辨歌括》1 卷	不详	金清桂	不详	民国·常熟县金家村	不详
99	《续柳医师惜余医案》若干卷	不详	金清桂	不详	民国·常熟县金家村	不详
100	《医心汇观》20 册	不详	王慰伯	不详	民国·昆山南星渎	不详
101	《沈氏医学汇书》5 卷	不详	沈廷奎	不详	民国·上海	不详
102	《徐小圃经验谈》抄本	不详	徐小圃	不详	民国·上海宝山	存
103	《华氏临证经验良方》2 卷	1932 年	华秉麾	不详	民国·无锡	存

续表

序号	书名	成书年代	作者	生卒	时代和作者籍贯	存佚情况
104	《华秉麈医学心传》	1932年	华秉麈	不详	民国·无锡	存
105	《喉家宝筏》	1935年	曹普	不详	民国·无锡	存
106	《鬼傩术》	不详	陆晋笙	不详	民国·吴县	存
107	《鲟溪单方选》	1918年	陆晋笙	不详	民国·吴县	存
108	《香岩经》	1929年	陆晋笙	不详	民国·吴县	存
109	《鲟溪外治方选》	1918年	陆晋笙	不详	民国·吴县	存
110	《学医便读》	1922年	陆晋笙	不详	民国·吴县	存
111	《景景医稿杂存》	1920年	陆晋笙	不详	民国·吴县	存
112	《存粹医话》	1919年	陆晋笙	不详	民国·吴县	存
113	《认病识症辞典》	1920年	陆晋笙	不详	民国·吴县	存
114	《景景医话》	不详	陆晋笙	不详	民国·吴县	不详
115	《澄心斋医案辑录》7卷	不详	薛逸山	不详	民国·武进	存
116	《续录》1卷	不详	薛逸山	不详	民国·武进	存
117	《澄心斋随笔》6卷	不详	薛逸山	不详	民国·武进	存
118	《化学备查》4卷	不详	薛逸山	不详	民国·武进	存
119	《新医撷要》10卷	不详	薛逸山	不详	民国·武进	存
120	《太湖流域各家验案》	1926年	薛逸山	不详	民国·武进	存
121	《中西汇通内科学》	不详	朱鸿寿	不详	民国·宝山县	不详
122	《简要中西生理学》	不详	朱鸿寿	不详	民国·宝山县	不详
123	《难经集义》	1934年	吴保坤	不详	民国·海门	存
124	《本经集义》	1932年	吴保坤	不详	民国·海门	存
125	《素灵辑粹》	1933年	吴保坤	不详	民国·海门	存
126	《鲟溪医案选摘要》	1920年	陆咏嫠	不详	民国初·吴县	存
127	《单氏尊传》四卷	不详	单养和	不详	民国·武进芙蓉圩	佚
128	《医学指导录周刊》	不详	谢金声	不详	民国·武进县	不详
129	《于氏眼科医案》	不详	于寿昌	1900—1944年	民国·奉贤县齐贤桥	不详
130	《医学南针》上、下集	1920年	陆士谔	不详	民国·青浦	存
131	《家庭医术》	1926年	陆士谔	不详	民国·青浦	存

序号	书名	成书年代	作者	生卒	时代和作者籍贯	存佚情况
132	《士谔医话》	1936 年	陆士谔	不详	民国·青浦	存
133	《国医新话》	1934 年	陆士谔	不详	民国·青浦	存
134	《丸散膏丹自制法》	1921 年	陆士谔	不详	民国·青浦	存
135	《叶天士秘方》	不详	陆士谔	不详	民国·青浦	存
136	《叶天士医案》	不详	陆士谔	不详	民国·青浦	存
137	《叶天士女科医案》	不详	陆士谔	不详	民国·青浦	存
138	《叶天士幼科医案》	不详	陆士谔	不详	民国·青浦	存
139	《薛生白医案》	不详	陆士谔	不详	民国·青浦	存
140	《竹林女科秘方》	不详	陆士谔	不详	民国·青浦	存
141	《评〈温病条例〉》	不详	陆士谔	不详	民国·青浦	存
142	新注《汪讱庵汤头歌诀》	不详	陆士谔	不详	民国·青浦	存
143	校订《医药顾问大全》	不详	陆士谔	不详	民国·青浦	存
144	校订《万病良方大全》	不详	陆士谔	不详	民国·青浦	存
145	《内经素问》（又名《素问校》）2 卷	不详	于鬯	1854—1910 年	民国·南汇	存
146	《历代名医传略》	1920 年	许明斋	1865—1922 年	民国·常熟县	存
147	《医方概要》2 卷	不详	李畴人	1900—1951 年	新中国成立后·苏州	不详
148	《伤寒论今释》	不详	陆渊雷	1894—1955 年	新中国成立后·川沙县	不详
149	《金匮要略今释》	不详	陆渊雷	1894—1955 年	新中国成立后·川沙县	不详
150	《陆氏论医集》	不详	陆渊雷	1894—1955 年	新中国成立后·川沙县	不详
151	《中医生理术语解》	不详	陆渊雷	1894—1955 年	新中国成立后·川沙县	不详
152	《中医病理术语解》	不详	陆渊雷	1894—1955 年	新中国成立后·川沙县	不详

序号	书名	成书年代	作者	生卒	时代和作者籍贯	存佚情况
153	《常见诸病中药治法》	不详	陆渊雷	1894—1955 年	新中国成立后·川沙县	不详
154	《经验中药方》	不详	陆渊雷	1894—1955 年	新中国成立后·川沙县	不详
155	《诊断治疗学》	不详	陆渊雷	1894—1955 年	新中国成立后·川沙县	不详
156	《生理补证》	不详	陆渊雷	1894—1955 年	新中国成立后·川沙县	不详
157	《病理补编》	不详	陆渊雷	1894—1955 年	新中国成立后·川沙县	不详
158	《秦氏内经学》	不详	秦伯未	1901—1970 年	新中国成立后·上海市陈行镇	不详
159	《内经类证》	不详	秦伯未	1901—1970 年	新中国成立后·上海市陈行镇	不详
160	《内经知要浅解》	不详	秦伯未	1901—1970 年	新中国成立后·上海市陈行镇	不详
161	《金匮要略浅解》	不详	秦伯未	1901—1970 年	新中国成立后·上海市陈行镇	不详
162	《清代名医医案精华》	不详	秦伯未	1901—1970 年	新中国成立后·上海市陈行镇	不详
163	《中医入门》	不详	秦伯未	1901—1970 年	新中国成立后·上海市陈行镇	不详
164	《中医临证备要》	不详	秦伯未	1901—1970 年	新中国成立后·上海市陈行镇	不详
165	《谦斋医学讲稿》	不详	秦伯未	1901—1970 年	新中国成立后·上海市陈行镇	不详
166	《湿温枕证》	不详	陆真翘	不详	新中国成立后·太仓县	不详
167	《复兴中医杂志》	不详	时逸人	1896—1966 年	民初迁居镇江，新中国成立后·无锡	不详

续表

序号	书名	成书年代	作者	生卒	时代和作者籍贯	存佚情况
168	《外科医案》抄本1册	不详	冯育才	1886—1960年	新中国成立后·无锡县	存
169	《中国针灸学》	不详	承淡安	1899—1957年	新中国成立后·江阴华墅	不详
170	《伤寒论新注》	不详	承淡安	1899—1957年	新中国成立后·江阴华墅	不详
171	《经穴图考》	不详	承淡安	1899—1957年	新中国成立后·江阴华墅	不详
172	《针灸精华》	不详	承淡安	1899—1957年	新中国成立后·江阴华墅	不详
173	《简易灸治单方治集》	不详	承淡安	1899—1957年	新中国成立后·江阴华墅	不详
174	《血吸虫病中医治疗汇编》	不详	宋绳祖	1897—1961年	新中国成立后·吴江县	不详
175	《小儿暑热消渴证治》	不详	宋绳祖	1897—1961年	新中国成立后·吴江县	不详
176	《中医肺病疗法》	不详	宋绳祖	1897—1961年	新中国成立后·吴江县	不详
177	《黄疸证治》	不详	宋绳祖	1897—1961年	新中国成立后·吴江县	不详
178	《中医治疗高血压》	不详	宋绳祖	1897—1961年	新中国成立后·吴江县	不详
179	《医径读本》易名《顾氏医径》和《马元仪临床学诠证》	不详	宋爱人	1897—1963年	新中国成立后·吴江县同里镇	不详
180	《伤寒论讲义》	不详	宋爱人	1897—1963年	新中国成立后·吴江县同里镇	不详
181	《春温伏暑合刊》	不详	宋爱人	1897—1963年	新中国成立后·吴江县同里镇	不详
182	《湿温演绎》	不详	宋爱人	1897—1963	新中国成立后·吴江县同里镇	不详

序号	书名	成书年代	作者	生卒	时代和作者籍贯	存佚情况
183	《伤寒论脉学串解》	不详	宋爱人	1897—1963 年	新中国成立后·吴江县同里镇	不详
184	《伤寒论注释》	不详	宋爱人	1897—1963 年	新中国成立后·吴江县同里镇	不详
185	《历代名医伤寒医案选》	不详	宋爱人	1897—1963 年	新中国成立后·吴江县同里镇	不详
186	《翼卢医案》	不详	宋爱人	1897—1963 年	新中国成立后·吴江县同里镇	不详
187	《顾庭纲医案》8 卷	不详	宋爱人	1897—1963 年	新中国成立后·吴江县同里镇	不详
188	《肝病论》	不详	赵树屏	1892—1957 年	新中国成立后·武进	不详
189	《中国医学史纲要》	不详	赵树屏	1892—1957 年	新中国成立后·武进	不详
190	《中医系统学》	不详	赵树屏	1892—1957 年	新中国成立后·武进	不详
191	《关于国医之商榷》	不详	赵树屏	1892—1957 年	新中国成立后·武进	不详
192	《长寿医刊》	不详	蒋文芳	不详	新中国成立后·武进	不详
193	《因是子静坐法》	不详	蒋维乔	1873—1958 年	新中国成立后·武进县	不详
194	《中国医学大辞典》	1921	谢观	1880—1950 年	新中国成立后·武进罗墅湾	存
195	《中国医学源流论》	1935	谢观	1880—1950 年	新中国成立后·武进罗墅湾	存
196	《谢利恒家用良方》	1923	谢观	1880—1950 年	新中国成立后·武进罗墅湾	存
197	《实用混合外科学总论》	不详	余无言	1900—1963 年	新中国成立后·阜宁县	不详
198	《实用混合外科学各论》	不详	余无言	1900—1963 年	新中国成立后·阜宁县	不详
199	《伤寒论新义》	不详	余无言	1900—1963 年	新中国成立后·阜宁县	不详
200	《金匮要略新义》	不详	余无言	1900—1963 年	新中国成立后·阜宁县	不详

序号	书名	成书年代	作者	生卒	时代和作者籍贯	存佚情况
201	《湿温伤寒病篇》	不详	余无言	1900—1963 年	新中国成立后·阜宁县	不详
202	《斑疹伤寒病篇》	不详	余无言	1900—1963 年	新中国成立后·阜宁县	不详
203	《翼经经验录》	不详	余无言	1900—1963 年	新中国成立后·阜宁县	不详
204	《新针灸学》	不详	朱琏	不详	新中国成立后·溧阳	不详
205	《杂病广要续编》10 卷	不详	章次公	1903—1959 年	新中国成立后·镇江大港村	不详
206	《章次公医案》	1980 年	章次公	1903—1959 年	新中国成立后·镇江大港村	存
207	《药物学》4 卷	不详	章次公	1903—1959 年	新中国成立后·镇江大港村	不详
208	《诊余抄》1 集	不详	章次公	1903—1959 年	新中国成立后·镇江大港村	不详
209	《中国医学史》	不详	陈邦贤	1889—1976 年	新中国成立后·镇江市	不详
210	《中国文化史丛书》	不详	陈邦贤	1889—1976 年	新中国成立后·镇江市	不详
211	《二十六史医学史料汇编》	不详	陈邦贤	1889—1976 年	新中国成立后·镇江市	不详
212	《十三经医学史料汇编》	不详	陈邦贤	1889—1976 年	新中国成立后·镇江市	不详
213	《诸子集成医学史料汇编》	不详	陈邦贤	1889—1976 年	新中国成立后·镇江市	不详
214	《中外医事年表》	不详	陈邦贤	1889—1976 年	新中国成立后·镇江市	不详
215	《医学史纲要》	不详	陈邦贤	1889—1976 年	新中国成立后·镇江市	不详
216	《中国医学名志》	不详	陈邦贤	1889—1976 年	新中国成立后·镇江市	不详

序号	书名	成书年代	作者	生卒	时代和作者籍贯	存佚情况
217	《疡科一得》	不详	杨弘斋	1891—1971 年	新中国成立后·高邮卸甲潘阳庄	不详
218	《医经序跋》抄本	不详	贝允章	不详	吴县	存
219	《凤林女科秘宝》抄本	不详	凤林寺僧	不详	南京凤台门外牛首乡凤林寺沙门	存
220	《痧胀撮要》	1916 年	汪欲济	不详	不详	存
221	《温热经解》1 卷	不详	沈麟	不详	江苏人	存

四、民国时期的医疗机构

民国时期的历届政府，都实行了扶持西医、排斥中医的卫生政策。1929 年 2 月，以余云岫为代表的废医派在南京政府召开卫生代表大会上提出的"废止中医案"得以通过，中医界人士夏应堂、殷受田等立即致电卫生部，表示坚决反对，同时又将该电文刊登在《新闻报》上，作为告全国中医同志书。随后，上海中医协会召开全沪医药团体联席会议商讨对策。会上张赞臣首倡召开全国医药团体代表大会于上海，时间定为 3 月 17 日（这个日子之后被定为"国医节"）。大会于 3 月 17 日如期举行，推举一个由五位代表、一个随行秘书组成的请愿团（组成人员有武进人谢观、南京人随翰英、武进人蒋文芳、上海人陈存仁、武进人张赞臣）前去南京与政府进行交涉。

为了缓和各界的对立情绪，政府决定成立国医馆。1931 年 1 月，国医馆正式成立，由焦易堂任馆长。焦易堂在《敬告全国医药界同仁书》中，积极呼吁设立中医院："设立医院，以收改良之效果。盖有医院然后对于病症实际，乃有统计可考，如诊察、治疗、处方、用药，皆可以每日实际之经验而为综合详确之比较，无论理论实际均能有莫大之功效，欧美医院其所以有今日之发达者，未始不由于医院林立。又近年以来，西医医院遍布我国，中医医院竟未一见，此不但为我医药界之缺憾，亦实为我家之弱点，故医院之设立，尤吾人所不可缓之要图耳。"

1936 年 1 月 22 日，《中医条例》颁布，它标志着中医的存在已取得合法的地位。1937 年 2 月 15 日，国民党五届三中全会在南京召开，李宗黄等 38 位委员提出申请实行五全大会中西医平等待遇决议原案，第三条办法是关于中医院的，"政府对于中医应请拨款设立中央国医院，及各省国医院或中西医合设医院"。该项提案虽然被通过，可惜的是因抗日战争爆发，无法实施。伴随着中医药的抗争与救亡，中医界要求设立中医院的愿望越来越迫切，全国各地纷纷筹建中医院，规模不断扩大，质量不断提高。上海、广州、北京、武汉、长沙、太原等大城市的中医院都有较大规模。

自中央国医馆成立以后，馆长焦易堂等主张设立全国最高规格的首都国医院，"全国模范之首都国医院，至今尚未正式实现，诚属最大缺憾。虽经焦馆长不断奔走呼号，在苏沪等地与地方医药界巨子、党政机关及银行、实业、慈善团体竭诚讨论，几至舌敝唇焦，惟念此问题与群众之幸福、民族之健康以及国医药之前途，则均有密切关系。故当今之世欲求中医光复，欲谋民族健康，舍我医界，其谁与归。深望医药界同仁，勿放弃自己之天职，负起自己之重任，响应焦馆长之善举，为之后援，解囊相助，量力而为，总期集腋成裘，俾早日告成，谅为社会人士所一致之希望也。"

"中委陈立夫、于右任、焦易堂、何键、彭扬交等发起创办之首都国医院，业已成立筹备委员会，推定焦氏等积极进行募集股款，并负责保管基金，兹悉该院设立计划约需 10 万余元，筹备会业将印制捐册多份，连同启事分寄湘主席何键、皖主席刘镇华、鄂绥靖主任何成浚及在京要人冯玉祥等各发起人，请共同担任募集股本。至于医院院址，闻一俟股金筹措有着，即在京觅定地点兴工建筑。" 1947 年，上海著名中医丁济万在当选为国大代表候选人后，又旧事重提，"要求卫生部设立中医医院，至少须在原公立之医院下设置中医部"。虽经多方努力，但直到民国结束，首都国医院也未能建立起来。尽管中央的首都医院迟迟不能建立，但是到了民国后期，各地都建立起了具有全省规模的中医院，江苏地区的中医院以苏州国医医院最负盛名。

1. 中医医院的创建

自古以来，中医看病都是私人开业，向无医院的设备。辛亥革命前后，江苏地区已有很多西医医院设立，西洋医学已处于日新月异的阶段，而中医还是古老的一套，照此下去，必致自然淘汰，故中医界内部有很多人认为，中医必须根据科学以求改进，亦须设立中医医院。近代江苏各地有为贫民看病施药的"医局""药局"等慈善性医疗机构，大多是地方士绅募捐兴办的，有的抚恤机构和普及各地的普济堂也收养病民。清同治三年（1864年），江苏巡抚李鸿章在苏州设立医药局。光绪二十七年（1901年），吴泽民等创办了镇江第一所中医院——卫生医院，这是由私人发起、行业资助经费创办的一所中医医疗机构，也是江苏省最早的集体性质的医疗机构，院址设在小街底。医院设中医内科、外科、妇科、幼科、针灸科等，并有中药房，自制中药；仅看门诊，不设病床，每天就诊病人甚多。

根据现有资料显示，1928年苏州中医医院设立。同年8月24日《苏州明报》有《中医院成立有期》的报道："苏地中医界季爱人、祝耀卿等仿照西医院办法，组织苏州中医院，已在王枢密巷赁得宽大而透空气之住屋一所，成立苏州中医院，内部设备如各科诊治室及病房等，悉照西医布置，病者如住院疗养，亦有人看护，汤药则有专员监制，仅诊脉开方，仍遵古法，其余概从新法，刻以设备完善，定于二十六日（阴历七月十二日）举行开幕仪式。"次年，这所中医院扩充范围，分设为二院，设有内、外、妇、孺、咽喉、皮肤、花柳、损伤、戒烟等科。第一院主任承淡安，特聘眼科医生杨汉年先生常年驻诊，院址在天后宫大街地方法院东首。第二院主任季爱人，特聘各科专家送诊给药，院址在装驾桥巷田基巷，上午送诊（见《苏州明报》民国十八年六月四日）。中医院的设立说明了中医界人士的改革雄心，但由于政治、经济上各种原因，这个中医院虽名为医院，实则仅属诊所，在社会上亦无多大影响，后来便停办了。规模、设备比较完备的中医医院是日伪时期的苏州国医医院。

苏州国医医院是一所官办中医院，由江苏省伪省长陈则民下令创办。陈则民，苏州吴县人，早年留学日本。1938年5月，任江苏省维新政府伪省长。余暇对经方素有研究，大力提倡经方，他认为："国医之可贵，贵在经方，以其能取精而用宏。经方者，诚为万世不易之准绳也。顾其药不过麻桂石膏硝黄之类，平淡无奇，价值至贱，以视犀角羚羊等，殆不逮百分之一，其效力乃有过之而无不及，此经方之所以可贵也。但欲测验经方，显其效能，则非创立医院，集病者以证实之，无他术焉，故今兹创立国医医院之意旨，一欲以救济贫民，使免受医药之负担，而减少死亡率；一欲以运用经方，俾集明确之效果，而制作统计表。则民抱此私愿，亦即有年，只以政务丛脞，不克兼顾，爰前苏州国医专科学校校长唐君慎坊等，着手进行。"1939 年 4 月开诊，由苏州国医专科学校校长唐慎坊任院长，中央国医馆名誉理事、编审委员叶橘泉任医务主任。

苏州国医医院延聘内、外、妇、幼、伤科、针灸各科医师，训练护士，收容病人，并附设药社。设有院长、副院长各一名，下设医务主任和事务主任各一名，负责业务和行政，并设事务员二人、文书一人、助理员一人、护士长一人、护士六人。开办时院址在西美巷况公祠及江西会馆，但该屋已陈旧失修，乃筹划经费，雇工整修，费时两月有余，而告完成。聘请的医师有舒而安、陆以梧、陈丹华、陈松龄、柳济安、祝耀卿、王懋勤、卫勤贤、丁竺君、夏良民、龚文炳等，分任内、外、妇、儿、伤、针六科医师。此外，尚有丁友竹、王南山、王厚荪、王闻喜、王严士、王镜明、沈寿石、李石坡、宋爱人、李畴人、姚寅生、马友常、马良臣、张绳田、颜星斋等被聘为特约医师。苏州国医医院于 1939 年 4 月 17 日正式开幕，每日来院诊治计 100 余号，后因求治者日多、病床少，床位不敷应用，故另觅景德路林姓住宅一所，计有 50 余间，较原址扩大 1/3，且地点适中，庭园宽畅，遂于同年九月十日迁至新址。计设头、二、三、四等病房大小 10 余间，床位 50 余张。该院业务由医务组负责管理，仿效西医医院的制度管理日常工作。苏州国医医院还自己编写教材，培训护士，出版杂志《苏州国医医院院刊》。

苏州国医医院建院之初，旗帜鲜明地提出："特约经验丰富、志同道合之西医做互相参证之诊断。盖本院之宗旨，诊断疾病，因宗科学，自宜与西医诊断趋向一致，故于必要时自有与西医研讨之必要。但治疗仍用中药，如此则不仅中医真正科学化，且西医亦自然国药化矣。如由本院作俑，而全国中医界均放弃门户之见，我知不久之后，自能中西融合为一，而产生一种中国本位医学。"苏州国医医院的创建者们，在"中国医术须依据科学以为改进，年来（1939 年）医界之论调已渐趋一致"的背景下，与时俱进，实施中医科学化的举措，受到著名西医人士的高度评价。余云岫称为："医海慈航。"汪企张赞云："苏州国医医院之工作在此,功绩亦在此。今后实冀望入室升堂,知新温故,宏途必无限量。"曾广方称赞是："研求真理。"阎德润称之："国医之光。"当时主张中医科学化的著名中医人士亦赞赏有加,施今墨道："中医真正科学化,苏州国医医院有之。"秦伯未道:"研究方药,切实从事发扬光大,实乃当今国医界所作所为最有价值、最堪纪念、最值得颂扬者也。"宋大仁云:"新法诊断之采用,药物真伪之鉴别,调剂用法之改良,以及注意看护等,如非个人开业,所能办到者,是非设立病院不可。今苏州有国医医院庶可解决前面之困难问题矣。"苏州国医医院之所以得到中西医界某些人士的共同赞誉,即在于它"采用科学之诊断、检验,然后用中医治疗,参照日本和汉医学之先例,以促中医之进展"。

2. 中医私人诊所的发展

从唐宋直至民国时期,中医私人诊所是江苏中医医疗机构的主要形式。据《江苏民政》1935年统计,截至1935年4月,江苏省经审查合格登记在册的中医私人诊所共有3 061所,其分类为内科889所、外科197所、内外科928所、妇幼科445所、伤寒科60所、痧痘科50所、眼喉牙科226所、伤科75所、针灸推拿科164所、其他27所,主要分布在常熟、武进、吴县、江都、东台一带。

1935年江苏省私人诊所分布表

市（县）	私人诊所数（个）	市（县）	私人诊所数（个）	市（县）	私人诊所数（个）
镇江	52	太仓	24	南通	1
江宁	1	嘉定	53	如皋	14
句容	1	宝山	59	泰兴	44
溧水	4	海门	71	淮安	49
高淳	1	吴县	311	阜宁	26
丹阳	36	常熟	491	江都	293
金坛	21	昆山	208	东台	220
溧阳	38	吴江	198	兴化	1
上海	8	武进	277	奉县	59
松江	1	无锡	159	高邮	1

续表

市（县）	私人诊所数（个）	市（县）	私人诊所数（个）	市（县）	私人诊所数（个）
青浦	17	宜兴	24	宝应	37
奉贤	97	江阴	45	东海	1
川沙	100	靖江	18	总计	3 061

苏南地区受到孟河医派影响，名医的声名威震四方，名医诊所遍布各地。根据 1939 年、1948 年《武进指南》所载，民国初年至新中国成立前，仅在常州城内开办的私人诊所不完全统计有 200 家之多。屠贡先、屠士初中医内科诊所开设在大北门斗巷内，屠揆先内科诊所开在大北门直街（北直街），费绳甫诊所在南城厢天井巷，承槐卿内科诊所在十子街，屠济宽中医内科诊所在蛤蜊摊（青果巷），老汤八房妇科诊所在罗汉桥，朱普生伤骨科诊所在府东巷，谢景安中医内科在周线巷，张慎斋喉科在察院弄，金奎伯中医内科在局前街，钱同高内幼诊所在化龙巷，钱同琦内幼科在西大街（织机坊），卞伯岐内外科诊所在青果巷，林幼卿喉科在东外直街，朱履安内科在周线巷，沈伯藩妇科在青云坊，江友山内科在局前街，高伯英内科在青果巷，唐柳浦妇科在咸宁巷，周济平眼科在双桂坊，尤秉权诊所在东直街，盛寿南诊所在盛家湾，周玉麟内科诊所在周线巷，承肖槐内科诊所在府东巷，金惠人内幼诊所在北直街，承仰贤眼科在兴隆巷等。其中特别是金针科程金和诊所在西下塘，程培莲诊所在西横街，吴秉森诊所在殷家桥，陈士清诊所在青果巷，朱茂如诊所在北直街，许元龙诊所在十子街，许乐山诊所在大观路，吴海藩诊所在学桥，吴焯耀中医外科诊所先在西摊，后来搬迁到局前街。新中国成立后，江苏各地的中医私人诊所开业者积极响应政府号召，走联合行医的道路，中医私人诊所逐渐合并为联合诊所，1950 年全省联合诊所 15 个，至 1955 年 9 月，全省共有联合诊所2 344 个，中医联合诊所为 563 个，其中一部分中医联合诊所成为各地中医医院的前身。

3. 灵活多样的中医诊疗

民国时期，在西方医学的冲击下，中医医疗发展出现了新局面，中医学会、中医诊所、中医学校的出现，促进了江苏地区医疗事业的发展。以苏南无锡地区为例，1916年3月，无锡县中医学会成立，会员200余人，遍及城乡各地。1921年，龚锡春等10位医师在城区三皇街药皇庙内发起筹建"明医堂"活动，每年夏、秋两季开设"施诊给药局"，由中医学会的中医师轮流义务门诊两个半月，只收号金，不取诊金，并施送药，每天门诊量约500人次，"施诊给药局"共历时30年。1922年秋，由沈奉江、严康甫、华实孚、邓季芳等组织成立"无锡中医友谊会"，参加人员为部分中医学会会员和未参加学会的中医师，该会在翌年春创办医学月刊《医钟》，前后6年共出月刊35期。1925年，无锡县中医学会和无锡中医友谊会合并，改名为中医协会，有会员257人。1928年3月，开办"无锡中医讲习所"，分函授和面授两部，旨在精研医事，统一学理，学员对象是开业中医和有志研究者，经考试入学，1年毕业。1928—1929年，年开办两届，毕业学员57人。在此期间，西医逐步增加，但群众治病还信赖中医，流传着"儿科看曹仲容，'温热'请龚锡春，喉咙寻黄冕群，外科找邓、章、杨（邓星伯、章治康、杨秉卿）"的说法。

1931年，国民政府设置中央国医馆，无锡中医周小农被选为名誉理事。无锡国医支馆相应成立。1935年春，无锡"中医研究社"成立，社址设在城区大娄巷内，于当年3月17日开始主编《医学研究》和《医药问答》，每逢周五在报纸上连续刊登，约半年后停刊。1941年，无锡中医协会改组为国医公会，有会员800余人。抗日战争时期，汪伪政府提出消灭中医，无锡中医协会响应上海发起组织的全国性请愿，向汪伪政府上书，据理力争，"官方"被迫宣布"暂缓执行"。1946年，全国考试院进行中医师考试，万余人参加，及格362名，无锡地区许济弘、安一士、苏醒辰、黄济民、钱厚卿、沈伯森等人及格。新中国成立前夕，无锡城区有开业中医230人，乡区有650人，主要以自设诊所、药店坐堂和放期头（定期于某处设诊）等方式行医。

整个民国时期，西医除了被作为政府承认和大力倡导的主流医疗形式的优势外，其业已成熟和相对先进的医院医疗模式，也是其对于传统中医来说所具备的内在固有的优势。在这种背景下，江苏籍的中医药家们并没有退缩，而是积极探索中医医院的发展模式。他们在政府没有资金支持的情况下，积极筹措办院经费，尝试着中西医兼备的医院模式，试图以实际成果来融入社会医事的主流。江苏籍中医人士兴办的中医院中以 1918 年丁甘仁创办的隶属上海中医专门学校的沪北、沪南两所中医医院，1928 年秦伯未、王一仁创办的隶属上海中国医学院的中国医院，1930 年丁甘仁之孙丁济万独资创立的华隆中医院和 1940 年的分院，以及 1936 年朱南山、朱鹤皋创办的隶属新中国医学院的新中国医院最具代表性。这些医院既承担着中医教学的任务，又承担着社会医疗的重任。这是江苏籍医士所办医院的一大特色。医院还秉承乐善好施的传统，坚持施诊给药，济贫扶难，一直在平民百姓中享有较高的声誉。除此之外，江苏籍中医家还根据自己的专长建立了大大小小的施诊所，这些施诊所与中医院一起，共同承担着传承中医血脉，造福于民的重任，为中医药事业在民国这个艰难的历史时期得以延续和发展，做出了创新性的贡献。

五、民国时期的中医学术团体与杂志

在中国，最早的自然科学团体是一个医学组织——"一体堂宅仁医会"。明隆庆二年（1568 年），祁门人徐春甫在直隶顺天府（今北京）发起成立了"一体堂宅仁医会"。"一体堂宅仁医会"有着明确的会款、会约，详细的会员名单，完整的文字记载的学术团体。徐春甫仿效儒家"文会"的形式和办法组织了"医会"，以探讨中医药学术、交流医疗技能、提高医疗技术，同时相互交流，注重会员的医德医风。可以说"一体堂宅仁医会"是全国性中医药学会的雏形。1840 年鸦片战争以后，国门被迫打开，西方医学大量涌入，中医药学受到了前所未有的冲击与排斥。在西医药刊物大量出版的影响下，中医药界为了振兴、发展和促进中医学术，相继成立了一些中医药学会和中西医药学会，并在学会之下创办专业报刊，以期达到凝聚中西医药志士力量、开展学术交流、普及中西医药知识之目的。

1912 年 11 月，北洋政府颁布《医学专门学校规程》，规程中把中医内容排除在外。1929 年，余云岫又提出《废止旧医以扫除医事卫生之障碍案》，卫生委员会第一次会议通过提案。中医药界面对严峻的生存危机，意识到中医药界要团结一心，组成团社，在这样的时代背景下，全国范围内掀起了成立各类中医学会、协会、公会的热潮。早期的中医药学会与期刊多出现在经济、文化、医药学比较发达的江浙地区，这些学术团体大体可归纳为三种类型：一是中医学会、研究会，以研究、整理和发展中医药学为主要宗旨，如武进中医学会、中国针灸学研究社；二是中西医学研究会，旨在沟通中西医学，改革或提倡中医科学化，如神州医药总会；三是医药改进会及其他学术团体，如中央国医馆医药改进会。同时，各个中医学会又创办中医期刊，向中国大众宣传中医，以维护中医在民众中的地位。由此，中医刊物如雨后春笋般发展起来，对深入普及中医药知识，弘扬中医药文化，起着至关重要的作用。

辛亥革命之后，江苏籍医家兴办中医药学会和专业杂志已蔚然成风。1921年11月26日，由上海中医专门学校首届学生王一仁倡议，丁甘仁同意并支持，上海中医学会正式成立。1928年12月，该会与神州医药总会、中华医药联合会合并成立了上海市中医协会。中医协会在1929年3月17日之后，曾改名为上海国医公会，抗日战争胜利后，又更名为上海市中医师协会。该会在联络中医仁人、扩大中医影响、活跃学术气氛等方面起到了一定的作用。1922年1月，中医学会创办了《中医杂志》，之后连续出版了30期。1931年，改名为《国医杂志》，又继续出版了14期，至1935年停刊。该刊始终保持了较高的专业学术性，对于研究医经、探讨学理、争鸣学术、保存国粹发挥了积极作用，是国内当时比较有影响的中医刊物之一。1926年4月26日，张赞臣发起并创立了上海医界春秋社，参与人员也大多数为江苏籍医家。该社尽管只有11个年头，却做了大量的促进中医药生存和发展的事情。1926年5月26日，创立《医界春秋》杂志，由张赞臣任主编。该刊在维护中医药合法地位的斗争中发挥了重要的作用，尤其是在团结中医药界、揭露汪精卫、阻止颁布《中医条例》等方面做出了突出的贡献。1930年3月，该社又创办了一份《世界医报》杂志。1934年8月，创办了《中医新生命》杂志，陆渊雷任主编，旨在宣传其一贯倡导的"中医科学化"的理念。1938年9月，时任新中国医学院院长的朱小南出资创办了新中医刊社，并同时出版发行《新中医刊》杂志，主要开展中医与西医的学术交流。以下就创办于江苏地区的中医学会与期刊进行论述。

1. 中国针灸学研究社与《针灸杂志》

清道光二年（1822年），道光帝以"袒裼裸裎，有伤大雅，针刺艾灸，非奉君之所宜"的罪名，宣判了针灸学术的死刑，下令太医院永远停止针灸。民国时期，随着西学东渐日渐深入，中国传统的医术已奄奄一息，濒于灭绝。承淡安于1929年设诊所于望亭，1931年6月出版了《中国针灸治疗学》，继而创立针灸研究社。藉以联络广大志同道合之士，学习针灸、研究针灸、挽救针灸、推广针灸。针灸研究社的发起人为望亭的八位名医：承淡安、王惕仁、王有仁、陈景文、曹仲康、王士林、王惟德、裘荣福，承淡安任社长。1932年10月针灸研究社迁往无锡，1934年11月，针灸研究社向中央国医馆呈请备案事宜获得批准。中国针灸学研究社"以提倡医学、阐扬针灸为主旨"，团结了全国各地不少针灸专家或中医前辈，如山东管正斋、南通孙晏如、浙江黄学龙、无锡张锡君等。他们共同研究，推进针灸术向前发展。中国针灸学研究社遂得以逐步扩大，并在海外设有分社。

1933年10月，中国针灸研究社创办了《针灸杂志》。由于针灸研究社学员不断增加，社长承淡安先生意识到需要构建某种公开的联系渠道，向社会阐明研究社推广针灸、复兴绝学的鲜明宗旨，同时引导研究社的学员交流学习心得和临床体会。在针灸研究社内部交流的《承门针灸实验录》的基础上，《针灸杂志》创刊。承淡安先生在创刊词中鲜明地表达了办刊宗旨，"介绍针灸术的真理和阐扬其学术，直接是谋针灸复兴，间接是解除民众疾苦"。可以说，《针灸杂志》的办刊宗旨与针灸研究社创立思想是一脉相承的。《针灸杂志》设论文、专载、杂著、社友成绩、问答、医讯（后改为"社讯新闻"）等栏目。其中"论文"栏刊载有关针灸学的学术专论；"专载"栏主要把前人针灸遗著或近人针灸新作分期刊载；"杂著"栏刊载短篇针灸论文或针灸治疗过程中的新发现；"社友成绩"主要刊载各地研究社成员提供的针灸验案报道；"问答"栏则主要回答学员关于针灸的各种疑问，以及答复病家有关治疗方法的咨询；"医讯"栏载录各地医界新闻，特别是关于中医界或研究社本身的新闻。除"医讯"外，其他各栏每期都有相应文章刊载。统观《针灸杂志》的具体内容，可以看出它既是针灸同行进行学术探讨与交流的平台，又是针灸同仁获得重要针灸医学相关资讯的重要渠道。1937年，因抗日战争爆发，《针灸杂志》停刊。1951年，承淡安先生在苏州复刊《针灸杂志》，一年后，复刊的《针灸杂志》更名为《针灸医学》，直至1954年承淡安赴南京出任江苏省中医进修学校校长而最终停刊。

中国针灸研究社工作的蓬勃开展，对于针灸医术在华夏大地的广泛传播，对于研究和弘扬针灸学术、培养针灸人才、促进针灸学术交流、振兴针灸事业起到了巨大的推动作用。

2. 中央国医馆与《国医公报》

20世纪30年代，中医医政问题已不再局限于中医界，而成为南京政府内部不同政治势力斗争焦点之一，斗争主要围绕中央国医馆的建立与《中医条例》的颁布问题而展开。1930年1月，在全国医药团体总联合会上，有人提出仿国术馆建国医馆作为管理中医专门机构的提案并提交国民政府。1931年3月17日，中央国医馆在南京成立。成立大会会场在南京头条巷国术馆的竞武场，到会者有各地中医药界代表217人及社会各界代表300多人。会上议决要案多项，并推选名誉理事王宠惠等43人。1931年8月31日，国民政府批准《中央国医馆组织章程》及《中央国医馆各省市国医分馆组织大纲》，1932年中央国医馆第12次理事会常会通过了《各县市设立国医支馆暂行办法》。之后，各县市都设立或积极筹备支馆，国医馆大有一日千里之势。中央国医馆是民国时期中医存废斗争的产物，它在"中医科学化"的方针指导下，进行了制定中医学术标准、统一病名、编审教材等工作，为维护中医药合法地位和发展中医教育做出了种种努力，但其多种致命缺陷使它肩负的重任难以施行。不过，中央国医馆的许多创设为新中国成立后中医药研究机构和中医院校建设提供了有益的借鉴。

中央国医馆成立之初，计划创办期刊。但是由于经费短缺，一时难以实现。1932年10月，经多方努力，《国医公报》方始创刊，它是中央国医馆的机关刊物。国医馆的任务是"整理国医国药，用科学方法，将中国药物之储有，依医食同源特殊之汤剂学，推广其实效，使东方代表之文化，普遍于大地。凭五千余年之经验，准脏器治疗之原理原则，使国医国药之应用成为有系统之崭新科学"。公报包括命令、法规、公牍、专载、选载、调查统计等类，并有学术讨论、附录专栏。

馆令类有委令、训令、指令，公牍类有呈文、聘函、公函、电文、批文、提议案等。由此可见，《国医公报》主要反映了中央国医馆的工作动态。自第 2 卷 1 期开始增设论坛、专著、学说、针灸、药物、医案、医事评述等栏目，学术性内容逐渐增多。

3. 苏州国医学校与《苏州国医杂志》

1926 年，苏州名医王慎轩先生创办"苏州女科医社"，1933 年改为"苏州国医学社"，初设于阊门内专诸巷。1934 年苏州国医学社改组为"苏州国医学校"，并迁至苏州城中的长春巷内，特聘章太炎先生任名誉校长和研究院院长。苏州国医学校从苏州女科医社起步，不断扩充和完善，成为一所办学时间长、设施较完备、设有本科和研究院两个层次的教育机构。勤勉、革新、奋进的办学精神，理论联系实际的教育方针，始终贯彻于该校办学的全过程。1934 年，苏州国医学社在创建一周年之际出版了纪念刊。章太炎先生为纪念刊题写了刊名，恽铁樵、秦伯未等 10 多位名家也题词致贺。

在苏州女科医社时期，王慎轩先生就主办了《妇女医学杂志》，作为实习和函授两部学员交流的平台，同时也向社会宣传妇科医学知识。1934 年由王慎轩主办《苏州国医杂志》，其办刊宗旨为"发挥真实学问，造就专门人材"（《发刊辞》），在内容上立足于学术研究与临床验案交流，属中医学术期刊。内容包括中西医师演讲之医学笔记，本社学生撰写之医学论文，刊载本社一切大事记及最近之概况、章程、规则等（《发刊启事》）。《苏州国医杂志》还以较大篇幅开设了"生理""病理""治疗""药物""方剂""医案"等栏目，进行学术探讨和交流。特别是医案栏目，荟萃了诸多名家的医疗经验，丁甘仁、马培之等名医的医案都见诸其间。这些医案由名医的门人弟子提供，以连载的形式刊出，每期刊出的案例虽不甚多，但颇为翔实，为研究名家医术积累了宝贵的文献资料。与现代学校的校刊不同，《苏州国医杂志》不仅刊登学术文章，而且还刊登该校的课程讲义。各科讲义依开课次序刊登于杂志之中。这种做法在当时是为了节省印刷费用，以及便于学生阅读，却为今天研究当时的中医学校课程设置和教学内容保留了有价值的历史资料。

《苏州国医杂志》是苏州国医学社的校刊，该刊为季刊。从《苏州国医杂志》中，可以窥见 20 世纪 30 年代中医教育和学术领域的概貌，是颇有价值的文献资料。当时，尽管国内战乱频繁，在中医界仍维持着浓厚的学术氛围。苏州国医学社经常组织学术讲演会，特邀国医学者来校演讲，演讲记录则刊登在《苏州国医杂志》上。此外，《苏州国医杂志》还设专栏研究中医经典著作。《苏州国医杂志》设有"译著"栏目，选译海外汉医学者的著作。可以看出，当时国内学者很重视国际交流，并与海外汉医界保持着联系，经常将国外汉医研究成果介绍到国内来，以促进国内的学术研究。

《苏州国医杂志》以中医为主体，确立了"昌明国医参究科学，养成国医专门人材"的宏图远志和精警切实的学术风格，刊载大量名医验案，立足经典理论探讨，重视研究中药方剂，长篇连载中医讲义，设立专病讨论，为中医界提供了丰富的学习和研究素材，在沟通中西医药、互相取长补短方面发挥了重要作用，对推动中医学术发展和交流有着深远的影响。早在 20 世纪 30 年代，苏州这所民办国医学校及其校刊在中医教育、学术研究及医学科普方面做出的巨大努力，在今天仍不失其借鉴意义。

4. 陈焕云与《寿世医报》

陈焕云出身于中医世家，祖父陈兆泰，字子云，祖籍江苏省元和县（1912 年并入吴县），清同治、光绪年间外科医生。其父陈家骥，字起云，也是《寿世医报》的编辑之一，为中医外科医生。二人因家学渊源，均擅长外科疾病的诊治。陈起云继承家学，新中国成立后任苏州市中医院医生。陈焕云于 1935 年 1 月创刊《寿世医报》，其办刊宗旨是"小补民众，而保存国粹。将医药卫生常识，酌古斟今，推陈出新。运用夫切近之学，出之以浅显之笔，期使民众了解我国固有医学，非不足以保卫身体，臻于康健耳"。创刊之初，《寿世医报》对本埠及外地中医机构实行免费赠阅，在内容上以中医为主，兼收西医，体现了学术上的开放包容。

据文献资料可考《寿世医报》的各科编辑，陈焕云为各科总主任，董雪帆为内科主任，陈起云为咽喉外科主任，缪康寿为女科主任。1936 年的编辑有陈焕云、缪康寿、张如先、董雪帆、侯锡蕃、陈聊芳、黄芹一、陈起云、戚景如、黄涤尘。

1937 年，编辑队伍有所扩大，包括陈焕云、缪康寿、张如先、陈健民、陈聊芳、孙伯年、黄芹一、黄涤尘、戚景如、陈起云、王逢春、吴志道、黄一峰、陆先觉、钱备仁。《寿世医报》的撰稿人基本固定，在创刊的第一年里，大部分稿件由报社的编辑撰写。从 1936 年起，撰稿队伍不断扩大，1936 年第 9 期已达 115 人，在这些撰稿人中有当时著名的中医及中医改革的领袖人物，如陈存仁、张赞臣、时逸人等。由此可见，《寿世医报》在当时具有一定的影响力。

1935 年，《寿世医报》栏目突出分科，主要有学说、内科、女科、儿科、医案、治验、卫生、常识、药物（良方）、杂俎等。其中，学说栏目为中医基础理论的探讨或医界事件的热议；各科栏目则是相应科目常见疾病诊治的理论研究；医案和治验登载当时名医的病案或时医验案；卫生和常识以介绍公共卫生知识和求医问药常识为主；药物栏目在后面几期更名为良方栏目，通常介绍一些有效的方药。1936 年，《寿世医报》的整体风貌有了不少改观，栏目设置包括自由论坛、学术研究、方药讨论、临床试验、实用方剂、卫生常识、民间治疗、医药要讯和杏林文艺。学术研究、自由论坛和方药评论是《寿世医报》主导思想演绎的园地，作为刊物代言人，主编陈焕云在这些栏目里积极发表对中医发展的真知灼见。他的思想也代表了整个期刊的学术基调：捍卫中医，全面发展。《寿世医报》立足中医，对中医的发展有明确和清醒的认识，既重视中医的价值，不断发扬光大，又清楚中医的不足，努力改革进取。《寿世医报》把学术交流探讨与日常诊疗防病的实用性知识结合，吸引大众读者。

民国时期的社会变革使江苏中医经历了前所未有的冲击和考验，人们的思想空前活跃，争论异常激烈，即使在今天看来，当时江苏医家关于中医理论、中医教育、中医医疗及中医科学化的一些见解也还不失参考的价值或借鉴的意义。这些思想碰撞的火花集中地反映在中医学会与中医期刊的创办上。内容丰富、时代特色明显的中医学会与中医期刊是中医药学术的重要组成部分，也是中医发展史上不可缺失的一个环节。民国时期的中医学会与中医期刊，是当时交流中医学术信息的主要媒介，加快了中医传播速度，促进了学术交流风气的形成与中医学的发展；同时又是近代中医界探索生存和发展道路，与北洋政府和南京政府排斥、废止中医政策进行抗争的重要舆论工具，发挥了重要作用，保存了大量珍贵的史料。它是近代中医界觉醒的一个重要标志，是中医界顺应时代潮流的体现，也是此时期中医学发展的一个重要特点，促进了民国时期中医知识的普及与中医文化的传播。

民国时期江苏地区中医学会及学术团体一览表

名称	地点	成立时间	创办人	备注
江北医学研究会	江苏泰兴	1913 年	戴慰侬、程可均等	
武进医药研究所	江苏武进	1922 年	不详	1929 年改名武进中医学会
江苏中医联合会	上海	1922 年 5 月	李平书、丁甘仁	
无锡中医学会	江苏无锡	不详	不详	
青浦县医药学会	江苏青浦	1922 年 6 月	不详	
江苏吴县医学会	江苏吴县	1926 年	不详	
江阴县中医协会	江苏江阴	1927 年 4 月	不详	1931 年 3 月改为江阴县国医公会
浦南中医协会	江苏奉贤	不详	不详	1929 年 10 月改为奉贤中医学协会
南京中医公会	江苏南京	1929 年 1 月	不详	
松江中医协会	江苏松江	1929 年 2 月	不详	
常州中医学会	江苏常州	不详	不详	1929 年 3 月参加反抗废止旧医提案
黄渡中医学会	江苏嘉定	不详	不详	1929 年 3 月参加反抗废止旧医提案
东坎中医学会	江苏阜宁	不详	不详	1929 年 3 月参加反抗废止旧医提案
莘庄中医学会	江苏淞江	不详	不详	1929 年 3 月参加反抗废止旧医提案
震泽中医学会	江苏吴江	不详	不详	1929 年 3 月参加反抗废止旧医提案
中国药学会	江苏苏州	1930 年	不详	

名称	地点	成立时间	创办人	备注
中国针灸学研究社	江苏无锡	1931 年	承淡安	
吴县国医学会	江苏吴县	1931 年 3 月	不详	
镇江国医公会	江苏镇江	1932 年秋	吴子周	
如皋县中医公会	江苏如皋	1932 年	邹云溥	
太仓中医公会	江苏太仓	1932 年	孙秉公	
益林国医公会	江苏阜宁	1933 年 3 月	杨奉天、卞育东等	
宜兴县国医公会	江苏宜兴	1933 年 8 月	不详	
武进国医学会	江苏武进	1933 年 11 月	不详	
南通医学协会	江苏南通	1933 年	不详	
江都国医学会	江苏江都	1934 年 3 月	不详	林芝亭等
吴江县中医公会	江苏吴江	1934 年 8 月	简伯龙、叶寿山	
镇江中医学术研究会	江苏镇江	1934 年 12 月	王彦彬、章寿芝	
南汇中医公会	江苏南汇	1934 年	潘守廉	
青浦中医公会	江苏青浦	1934 年	不详	
淮阴国医学社	江苏淮阴	1934 年	骆筱峰等	
昆山中医学会	江苏昆山	1935 年 3 月	沈文麟、沈慎修	
中央国医馆医药改进会	江苏南京	1935 年 3 月	不详	
甲戌医学社	江苏南京	1935 年 5 月	林理明、陈继明等	
中央国医研究院	江苏南京	1935 年	不详	
无锡中医研究社	江苏无锡	1935 年 10 月	侯敬舆、张嘉炳	
松江县医药改进支会	江苏松江	1935 年 12 月	不详	
南汇县医药改进支会	江苏南汇	1935 年 12 月	不详	

名称	地点	成立时间	创办人	备注
镇江中国医药改进社	江苏镇江	1935年	不详	
泰县中医公会	江苏泰兴	不详	姜虹舫等	
常熟县中医公会	江苏常熟	不详	张幼良、邹良材	
溧水中医公会	江苏溧水	不详	陈国梁等	
全国中医公会联合会	江苏南京	1936年	中央国医馆	
江苏省医药改进分会	江苏南京	1936年1月	吴子周、章寿芝等	
无锡医药改进支会	江苏无锡	1936年2月	高时良、张子敏	
苏州医药改进分会	江苏苏州	1936年2月	不详	
中央国医馆国医研究会	江苏南京	1936年4月	不详	
江都县推拿学术研究会	江苏江都	1936年7月	丁海珊、陆耀堂	
宿迁国医公会	江苏宿迁	1936年	郝霞飞	
金山县中医师公会	江苏金山	1947年	不详	
江苏省中医师公会	江苏镇江	1947年8月	褚润庭等	
医学扶轮报	江苏镇江	1910年10月	袁桂生	1912年6月停刊
南京医学报	江苏南京	1912年5月	南京医学报社	1913年8月停刊
医药卫生通俗报	江苏南京	1916年1月	南京医药联合研究会	1926年12月停刊
泰东卫生报	江苏泰县	1921年8月	丁碧秋	1923年7月停刊
南京医学月刊	江苏南京	1922年5月	南京医学公会	
江苏全省中医联合会月刊	不详	1922年7月	上海江苏全省中医联合会	1926年11月停刊，共出55期
常熟医学会月刊	江苏常熟	1922年7月	吴玉纯、张汝伟	1924年7月停刊

民国时期江苏地区主要中医药报刊表

刊名	地点	创办时间	主办人	备注
宜兴医学月刊	江苏宜兴	1922 年 8 月	徐棠芬、李麓门	1924 年 3 月停刊
医钟	江苏无锡	1923 年 5 月	无锡崇安寺中医友谊会	共出刊 36 期
镇江医学公会月刊	江苏镇江	1923 年 5 月	袁桂生、闵金禾	1929 年 11 月停刊
如皋医学报	江苏如皋	1923 年 6 月	黄景楼、陈爱棠	1931 年 1 月停刊
医学卫生报	江苏苏州	1926 年 5 月	王慎轩	1927 年 2 月停刊，共出 10 期
吴县医学杂志	江苏吴县	1927 年 11 月	苏州吴县医学研究社同仁	
泰东卫生公报	江苏泰县	1923 年 7 月	丁碧秋	
妇女医学杂志	江苏苏州	1927 年 12 月	王慎轩	
苏州医报	江苏苏州	1930 年 3 月	苏州医报社	15 期停刊
中国药学	江苏苏州	1931 年 1 月	李爱人	
南京国医公会杂志	江苏南京	1931 年 9 月	冯瑞生、郭天受	1937 年 5 月停刊
南通医药月刊	江苏南通	1929 年 5 月	周翔、范鹏翔	1929 年 6 月停刊，共出 2 期
东台医报	江苏东台	1930 年 1 月	王锡光	
苏州医报	江苏苏州	1930 年 3 月	不详	出 15 期后停刊
吴县医报	江苏吴县	1930 年 9 月	郁耀章	1931 年 10 月停刊
中医旬刊	江苏南京	1932 年	汪康白、刘裁吾	《全民日报》副刊
家庭医药杂志	江苏苏州	1932 年春	苏州医药常识社	1936 年停刊
江都卫生报	江苏扬州	1932 年 6 月	不详	
江都国医报	江苏扬州	1932 年 10 月	樊天徒	
国医常识	江苏南京	1933 年 7 月	叶红古、徐瀛芳	

刊名	地点	创办时间	主办人	备注
医事公论	江苏镇江	1933 年 10 月	镇江中国医事改进会	1937 年 7 月停刊，原在南京，后迁往镇江
针灸杂志	江苏无锡	1933 年 10 月	承淡安	1937 年 8 月停刊
卫生月刊	江苏南京	1934 年	不详	
苏州国医杂志	江苏苏州	1934 年春	苏州国医学社	
寿世医报	江苏吴县	1935 年 1 月	寿世医报社	1937 年 4 月停刊
新中医月刊	江苏无锡	1935 年	无锡市中医学会	共刊 12 期
吴江国医学报	江苏吴江	1936 年	不详	
国医素	江苏武进	1936 年 12 月	钱今阳	1937 年 3 月停刊
中华医药	江苏南京	1937 年 5 月	中央国医馆中华医学社	1937 年 7 月停刊，共出 4 期
中华医药学	江苏苏州	1938 年 8 月	叶橘泉	1938 年 11 月停刊，共出 2 期
苏州国医医院院刊	江苏苏州	1939 年 12 月	叶橘泉	出 1 期后停刊
民间医药	江苏南通	1943 年 1 月	朱良春	1943 年 5 月停刊
医药与社会	江苏扬州	1945 年 10 月	林兰庭	1948 年 8 月停刊
医学半月刊	江苏泰县	1947 年 8 月	江苏泰县中医师公会	1948 年 1 月停刊
医药研究月刊	江苏南京	1947 年 7 月	施今墨、汪济良	1948 年 8 月停刊

六、江苏现代中医药的发展

1. 中医药事业得到高度重视

中华人民共和国成立之后，江苏省中医药事业得到了前所未有的发展，一系列重视中医的政策极大地鼓舞了中医药工作者的积极性，他们的待遇不仅从政治上得到提高（不少名老中医被选为各级人大代表、政协委员），而且大批中医师进入全民集体医疗机构，让散在民间的中医推拿、按摩、接骨、痔科、治伤等传统技术，进入国家医院的殿堂。政府还为名老中医配备助手，提倡中医师带徒传授中医技术，壮大了江苏中医药人才队伍。政府还大力组织西医学习中医，培养中西医结合人才，开展中西医结合研究，取得了丰硕的成果。

1954 年 6 月 29 日，毛泽东主席关于加强中医工作的指示，纠正了卫生部个别领导轻视、歧视、排斥中医的错误，有力地促进了江苏中医事业的发展。江苏省委、省政府为了贯彻毛主席的指示，同年 6 月，由省统战部、卫生厅联合召开了全省中医代表（共 70 名）座谈会。根据与会代表的一致意见，决定成立江苏省中医医院、江苏省中医进修学校（南京中医学院前身，现为南京中医药大学）。是年 7 月，南通医学院附属医院学习中央关于中医工作的指示，将原门诊部内的针灸室扩充为中医科，开展中医内科和针灸工作，并配备一名西医副教授协助工作。苏北人民医院增聘中医师，并将针灸独立设科，于 12 月为中医科增设病床 20 张。淮阴专署中心卫生院和各县人民医院均开设中医科，并设针灸室，有的还开设了中医病房。同年 10 月，省中医院门诊部正式开诊。

1980 年 3 月，卫生部召开了全国中医和中西医结合工作会议，总结了新中国成立 30 年来中医和中西医结合工作的经验教训，确定了中医、西医和中西医结合三支力量都要大力发展、长期并存的原则，4 月 25 日，江苏省卫生厅结合江苏中医工作的具体情况，就贯彻全国中医和中西医结合工作会议的精神，向省政府做了报告，报告中提出了加强中医药和中西医结合机构、队伍建设，加强科研工作等请示。5 月 2 日，省政府将此报告批转发至全省各市县，要求各级政府加强对中医和中西医结合工作的领导，要经常注意端正卫生行政部门对这项工作的认识，定期检查他们对党的中医和中西医结合方针、政策的执行情况，要督促卫生、教育、科研、人事、劳动、财政等有关部门，采取切实措施，扶持中医和中西医结合工作。

1985 年 5 月，省政府召开了振兴中医工作会议，会上做出了振兴江苏中医的八条决定。重申要把中医中药与西医西药摆到同等重要的地位，并决定每年增加对中医的财政投入。1986 年 11 月，江苏省中医管理局成立，从此江苏有了独立的中医管理机构。至 1987 年，江苏省共有县级以上中医院 65 所，基本上达到了县县有中医院，中医医院的病床数增加到 7 982 张，为 10 年前的 2.2 倍。此后，省政府不断召开会议并下文强调要重视中医药事业的发展与改革工作，如 1994 年、2002

年先后两次召开全省中医工作会议，下发了《关于加快中医改革和发展的通知》；1999 年 12 月 21 日《江苏省发展中医条例》正式颁布，2000 年 3 月 1 日起施行；2004 年《江苏省发展中医条例》进行了修订和完善；2007 年成立了由何权副省长任组长、18 个部门组成的省中医药工作领导小组，加强对中医药工作的协调和领导；2008 年召开全省中医药工作会议，制定并下发了《关于进一步加快中医药事业发展的意见》；2012 年 5 月，国家中医药管理局与江苏省政府签署了《促进江苏省中医药事业发展合作协议》，如此等等，表明江苏省政府对中医药事业的发展一直予以高度重视，这也是江苏省中医药发展一直走在全国前列的主要原因之一。

2. 中医药传承与教育成果卓著

1956 年，卫生部提出了中医带徒要按培养中级干部的要求，对带徒对象、带徒方式、师资、学习内容、学期做了具体规定，并要求卫生部门各级领导机关必须把中医带徒工作作为本部门的一项重要任务。是年 6 月，江苏省卫生厅传达贯彻了这一指示。至 1956 年底，据 68 个市县统计，共带徒 4 970 人。在带徒的方法上，采用理论与实践相结合，徒弟半天随师临诊，半天集中上理论课，但由于学生文化程度偏低（小学毕业生占 68.5%），加之带徒太多（最多的 1 名中医带徒 62人），影响了师带徒质量。

1958 年，南京中医学院成立，结束了江苏省中医无大学本科学历教育的历史，学校成立之初，就为全国中医院校培养了大量师资，编写了《中医学概论》《中药学》等重要教材，奠定了现代高等中医药教育的基础，培养了大批中医药高层次人才。

尽管成立了中医学院，但在人才的培养上，根据中医成才的特点，一直保持跟师、带徒等传统形式。1958 年 2 月 7 日，卫生部下达了关于继承老年中医学术经验的紧急通知。10 月 11 日，毛泽东主席发表了"中国医药学是一个伟大的宝库，应当努力发掘，加以提高"的重要指示，江苏省广泛开展老中医带徒工作，共带徒 2 339 人。1964 年，南京中医学院抽调 22 名在校生，组成名老中医学术继承班，随师两年，总结老师临证经验。1978 年，江苏省卫生局为 96 名老中医配备了继承人。1979 年，江苏省委批给卫生部门 200 名劳动指标，用于中医带徒。江苏省卫生局与高等教育局商定，将此指标纳入高考，从文科考生中录取 200 名学员，学习中医 4 年，由南京中医学院组织前期教学和命题考试，中途分散随各老中医实习，毕业时享受本科毕业生待遇。1984 年，经江苏省政府同意，江苏省卫生厅、高等教育局、人事局联合发文，从 1950 年至 1966 年培养的 6 000 多名中医学徒、未毕业的大中专中医学校学生中，选取 3 400 名在职中医药人员享受大、中专同等学历及工资待遇，稳定了人心。

1981 年，省卫生厅从中医专款中拨 40 万元建设中医专科培养基地，在 15 个市县共计 17 个培训基地开设了中医外、妇、儿、针灸、推拿、骨伤、痔、眼、皮肤等专科、专病培训班。1983 年，卫生部确定南京、无锡、苏州、常州市中医院分别为全国肛肠科、喉科、骨伤科、儿科的中医专科培训基地。

此后，江苏省形成了以大学培养高层次中医药临床与科研人才为主体，以进修、跟师等形式继续教育进行水平提高为目的的双重培养模式，为省内及国内中医药行业输送了大量的中医药人才。同时还开展国际交流与培养，通过海外讲学与接受海外留学生等方式，为国际上培养了各层次的中医药人才。

除了南京中医药大学之外，中国药科大学（前身为南京药学院）也为全国培养了许多高层次的中药学方面的专家。

3. 著名中医专家蜚声海内外

历史上，江苏省中医名家云集，中华人民共和国成立之后，高层次中医药专家依然蜚声海内外，他们有的是临床名家，有的是理论大家，不仅在中医药临床上发挥独特优势以治病救人，更是在中医药传承、人才培养、科学研究等方面发挥着巨大的作用。其中大多数为中医药各领域的创始人或带头人，有的已被评为国医大师、全国名老中医、江苏省名中医等。以下着重介绍其中的杰出代表人物。

叶橘泉（1896—1989 年），曾用名叶觉诠，浙江湖州人。1915 年经塾师推荐，拜同县名中医张克明为师，历四年后，独立开业。1924 年进入上海恽铁樵函授中医学校学习。1931—1935 年兼任双林镇救济院院医。1935 年起任苏州国医研究院讲师、国医专科学校方剂和药物学教授。新中国成立后，积极投入中医药学的研究和临床工作。创办过农村医疗进修社，编印农村医药丛书。1954 年出席江苏省中医代表大会。同年参加筹建江苏省中医院工作，任院长，兼江苏省中医学校副校长。1955 年被选为中国科学院生物学部委员。1957 年任江苏省卫生厅副厅长，曾先后兼任江苏省中医研究所所长、中国医学科学院江苏分院副院长、南京药学院副院长。1986—1989 年任中国药科大学教授。编著有《现代实用中药》《古方临床运用》《本草推陈》《中医直觉诊断学》等。

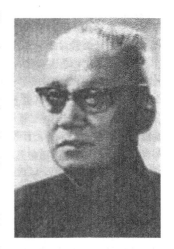

叶橘泉

邹云翔（1896—1988 年），江苏无锡人。著名中医肾病专家、老年病专家、教授，全国第一批中医学博士研究生导师，江苏省中医院创始人之一，并任院长 28 年，曾任卫生部医学科学委员会委员、国家科委中医组成员、中华中医药学会第一届副理事长、南京中医学院副院长。担任中央保健委员会医师 30 余年。1955 年出版了中国首部中医肾病专著《中医肾病疗法》，最早提出"药物伤肾"的观点，他的"温肾化血法"开创了活血化瘀治疗肾病的先河，是我国中医肾病学的奠基人和开拓者。

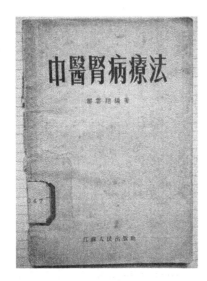

邹云翔著作《中医肾病疗法》

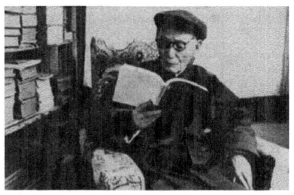

邹云翔教授在学习

吴考槃（1903—1993 年），江苏海门人，中医文献学家、中医教育家。1924

年任上海浦东中国医药专门学校主讲教师，
1933 年创办海门保神医学校，任校长兼教员，
1956 年受江苏省卫生厅特邀来到江苏省中医
学校（南京中医学院前身，现为南京中医药
大学）执教，为该院（校）的创始人之一，
先后担任金匮教研室顾问、医经教研组组长。

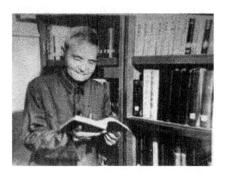

吴考槃工作照片

吴老熟谙经典，通晓各家注疏。相继完成
《伤寒论百家注》《金匮要略百家注》《麻黄汤
六十五方释义》《黄帝素灵校勘》《神农本草经选解》《难经正义》《脉学释义》
《医学随录》《医学求真》《江苏医著》等的修订和撰写工作。同时审订和编写了
多部著作和教材。

干祖望（1912—2015 年），上海市金山县
张堰镇人，为我国中医耳鼻喉学科的创业人之
一。后任南京中医药大学教授、江苏省中医院
主任医师、国家中医药管理局厦门国际培训交
流中心客座教授，兼任中华全国中医耳鼻喉科
学会主任委员、江苏省中医耳鼻喉科学会主任
委员、江苏省中西医结合耳鼻喉科学会名誉主
任，终身教授。干祖望 1933—1946 年在上海

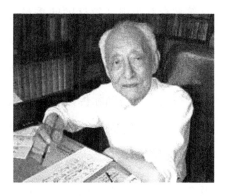

干祖望教授工作照

金山区个体开业，1946—1951 年在上海松江区个体开业，1951—1956 年在上海松
江区第四联合诊所工作，1956—2015 年在江苏省中医研究所、江苏省中医院、南
京中医药大学工作。干祖望教授在中医耳鼻喉科建设上做出了很大贡献，尤其是
在理论完善、人才培养等方面做了大量工作。为了建设从无到有的耳鼻喉科队伍，
他于 1980—1986 年办了"专科师资班"五期，培养了大批耳鼻喉科专业人才。
1990 年主办"国际中医耳鼻喉科班"，学员来自美国、东南亚国家及地区。1972—
1991 年用中医传统形式培养出临床医师 80 名，培养西学中医师 10 名。干祖望为
全国第一批 500 位名老中医之一。编著书籍 35 部，如《中医耳鼻喉科学》《尤氏

喉科》《孙思邈评传》《干氏耳鼻咽喉口腔科学》《茧斋医话》等，学生总结出版了《干祖望中医五官科经验集》《干祖望学术思想研讨会专集》《中医耳鼻喉科临床验案集》等。在国内外公开发行的期刊上发表论文 100 余篇，撰述论文医话326 篇。

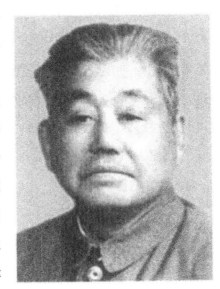

江育仁（1916—2003 年），又名俊生、骏声，江苏省常熟人，著名中医儿科学专家。江苏省中医院主任医师，南京中医药大学教授、博士研究生导师，国家级名老中医学术继承人导师，中华中医药学会理事，理论整理研究委员会委员，中华中医药学会儿科学会名誉会长，高等中医院校教材编审委员会委员，普通高等教育新版规划教材顾问委员会委员，光明中医大学及《中国中医药年鉴》《中国中医急症》杂志等顾问。1991 年起享受政府特殊津贴，被英国剑桥国际传记中心收入《世界名人辞典》。江育仁是现代中医儿科学术界的著名

江育仁

专家，学医、业医，从事中医儿科医疗、教学、科研工作 60 多年。对小儿脾胃病及急性热病等有深刻的研究，尤擅长于小儿麻疹、流行性乙型脑炎、疳证、哮喘、反复呼吸道感染、癫痫等疾病的诊治。他通过大量的临床实践，总结提炼，提出了在现代儿科学术发展史上有重大影响的"脾健不在补贵在运""流行性乙型脑炎从热痰风论治""小儿疳证分疳气、疳积、干疳证治""反复呼吸道感染不在邪多而在正虚"等具有创新意义的学术观点。著有《中医儿科诊疗学》《中医儿科临床手册》，主编了《中医儿科学》《实用中医儿科学》等 12 部论著和教材，发表学术论文 70 多篇。曾多次出席中国科学技术协会全国代表大会，受到党和国家领导人的亲切接见。

朱良春（1917—2015 年），江苏省镇江市人。早年拜孟河御医世家马惠卿先生为师，继学于苏州国医专科学校，并于 1938 年毕业于上海中国医学院，师从章次

公先生。1939 年 2 月在南通设立诊所开业行医，1945—1948 年除诊病外，还创办了南通中医专科学校，任副校长。1952 年参与创办中西医联合诊所并任所长，后改为联合中医院而任院长。1956 年无偿将医院全部设备捐给政府，成立市级中医院，任院长。1987 年被国务院批准为"杰出高级专家，暂

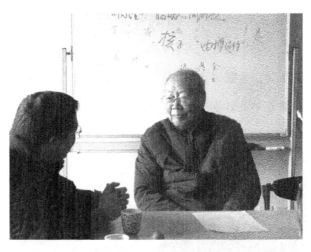

本书主编在向朱良春请教

缓退休"。1990 年被国家确认为首批全国继承老中医药专家学术经验导师。2009 年被评为国医大师，为南京中医药大学终身教授。早年提出"辨证论治与辨病论治相结合"的观点，还提出"培补肾阳法"治疗慢性久病及"先发制病，发于先机"的观点治疗急性热病。主要学术著作有《虫类药的应用》《章次公医案》《医学微言》《朱良春用药经验集》《中国百年百名中医临床家丛书》《现代中医临床新选》（日文版，合著）等 10 余部，发表学术论文 180 余篇。

丁光迪（1918—2003 年），江苏武进人，中医学家。出生于中医世家，1935 年开始跟从父亲学习中医。1938 年起，在家乡独立开业，后又从恽铁樵、陆渊雷函授学习中医。1955 年 3 月，进入江苏省中医进修学校学习，一年后留校任教，从此投身于高等中医教育事业。先后主讲中医诊断学、金匮要略、方剂学、中医内科学等多门课程。1978 年被评为副教授，并负责筹建中医各家学说教研室，创立和建设这门新学科。1983 年被评为教授，1986 年被评为博士生导师。曾任全国高等中医药教材编审委员会委员、卫生部中医古典医籍整理研究委员会委员、中国中医学会理论整理研究委员会委员、江苏省中医学会理事、南京中医药大学学术委员会委员、南京中医药大学学位委员会委员等职。学术专著有《金元医学评析》《中药的配伍与应用》《诸病源候论养生方导引法研究》《东垣学说论文集》等 6 部；主编教材《中医诊断学》《简明中医内科学》《金匮要略学习参考资料》

《中医方剂学讲义》《中医各家学说》等6部；整理校注古医籍《太清导引养生经》《养性延命录》等9部。发表学术论文近百篇。曾主持国家中医药管理局科研课题《诸病源候论校注》，并获国家中医药管理局1993年科技进步一等奖。丁光迪酷爱中医事业，奋斗一生，在中医教学、临床、科研等方面有颇多建树，为高等中医教育做出了开创性的贡献，在全国中医学界享有崇高声望。

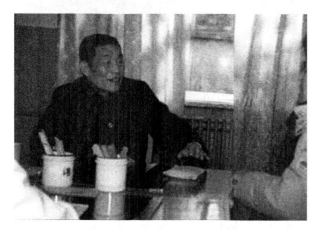

董建华在给患者看病

董建华（1918—2001年），上海青浦人。中医内科学专家。1935—1942年随上海名医严二陵学医，1955—1956年在江苏省中医师资进修学校进修，1957年任北京中医学院温病教研室主任，1963年任北京中医学院内科教研室主任，附属东直门医院内科主任、主任医师。1978年之后任北京中医学院附属医院副院长、中医系第一副主任及北京中医学院顾问、教授等职。在数十年理论研究和临床实践的基础上，对脾胃病的辨证论治提出了"通降论""气血论""虚实论"等学术观点，补充和完善了中医学脾胃病论治理论，对消化系统疾病及内科其他系统疾病的辨证和治疗具有重要的指导意义；在温热病的治疗上，提出"辨治方法"等学术观点，对温热病的深入研究起到了促进作用。发表论文100余篇，主编专著10余部。1994年当选为中国工程院院士。

颜正华（1920—），江苏省丹阳市人。14岁步入杏林，拜两位名医为师，背诵四大经典，是孟河学派第四代传人。20岁悬壶应诊，27岁中县中医状元。1955年3月考入江苏中医进修学校师资进修班深造，1956年毕业后留校任教，担任中药教研组组长。参加编写《中药学讲义》。1957年奉卫生部之命调入北京中医学院任教，组建中药学教研组并任组长。1958年负责组建中药系。1985年任中药研究所名誉所长。为全国老中医药专家学术经验继承工作指导老师、首届"国医名师"、国家级非物质文化遗产传统医药项目代表性传承人。在中药界，有"南凌北颜"之誉，他与凌一揆共同构建了我国《中药学》教材的理论框架，拟定了我国中药学专业人才培养的基本模式，是新中国高等教育中药学学科的主要创始人和奠基人。

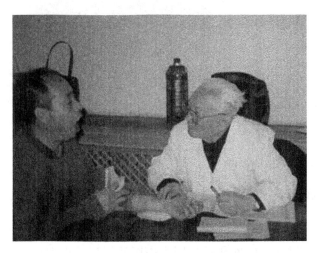

颜正华教授在临证

孟澍江（1921—2004 年），曾用名孟长泰，江苏省高邮市人。曾任南京中医学院伤寒温病教研组副组长、诊断学教研组组长、温病学教研室主任、图书馆馆长、国务院学位委员会评议组及中医专家组成员、卫生部全国中医药教材编审委员会副主任委员等职。1979 年被评为副教授，1983 年被评为教授，1984 年被评为博

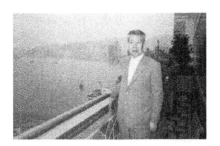

孟澍江

士生导师。曾任江苏省中医学会理事、《江苏中医杂志》常务理事、江苏省中医学会温病学组主任委员等职。从事中医工作 60 余年，具有丰富的教学和临床经验，主编《温病学讲义》，是中医温病学学科的主要创始人。对热性病、脾胃病、肝胆病、男子不育、妇女不孕、月经病等的诊治尤为擅长，对各种疑难病症的处治有独到之处。先后出版了 10 余部医学专著，发表了数十篇学术论文，并承担了一批国家和省级的科研课题。1991 年开始享受政府特殊津贴。

彭怀仁（1921—2011 年），江苏省丹阳市界牌镇人。南京中医药大学研究员，著名中医学家，中医方剂学专家。1956 年 8 月毕业于江苏省中医进修学校，毕业后留校任教于方剂教研室，后专职从事中药、方剂文献研究工作。1978 年被评为讲师，1983 年被评为副研究员，1986 年晋升为研究员。曾

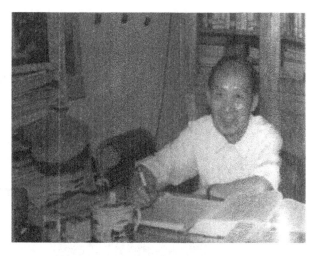

彭怀仁工作照

先后担任方剂教研室副主任、图书馆副主任、文献研究室副主任、江苏省药学会理事等职。1992 年起享受政府特殊津贴。长期从事中药、方剂学文献研究，参与编写了《中药大辞典》。1986 年承担国家中医药管理局重大科研课题《中医方剂大辞典》主编，该书先后获得了江苏省中医药科技进步一等奖、国家中医药管理局基础研究一等奖、国家科技进步三等奖等奖励，得到了至高的荣誉，成为中医学史上里程碑式的学术典籍。

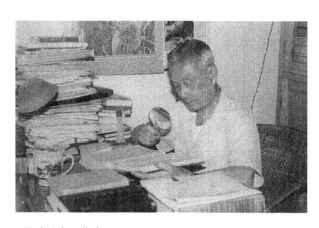

吴贻谷在工作中

吴贻谷（1922—2013 年），江苏东台人。南京中医药大学研究员、中医药文献学家。吴贻谷出身于中医世家，其祖父一生从事启蒙教育工作，同时兼习岐黄术；伯父吴越人、父亲吴佛缘则同为东台县一代名医。吴贻谷 22 岁时便已袭承家业悬壶济世，1955—1956 年在江苏省中医进修学校医科班在职进修，毕业后留校。在数十年文献研究工作中，主编了《中药大辞典》等一系列具有权威性的中医药著作。20 世纪 50 年代，在西

医学习中医教材的编写方面，进行了开拓性的工作。长期坚持中药学工具书的编纂，取得了建设性成果。

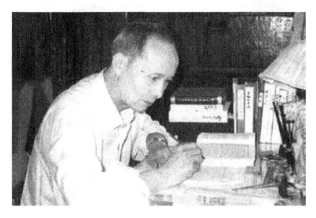

陈亦人在工作中

陈亦人（1924—2004 年），原名陈伟勋，江苏沭阳人，教授、博士生导师、江苏省名中医、江苏省仲景学说研究会主任委员，享受政府特殊津贴。其世业医，幼承家学，稍长复从同间儒医戴笠耕先生游，于四大经典研习颇深，后悬壶济世，医名渐震。1955 年进入江苏省中医进修学校师资提高班进修，结业后留校任教。曾任南京中医学院伤寒论教研室主任，从事伤寒论研究近 50 年，发表专业论文 60 余篇，主编的《伤寒论译释》经反复修订并多次再版，更臻完善，不仅荟萃了历代医家研究《伤寒论》的精辟论述，而且融进了其研究《伤寒论》的心得和成果，是伤寒学界公认的划时代的研究《伤寒论》著作。为适应研究生教学的需要，主编《伤寒论求是》，业界对之评价甚高。裘沛然教授谓是书"思欲一决是非于百家之中，立剖精粗于毫芒之际，以启后学，莫兴望洋"。该书作为研究生学位课程教材，效果很好，深受学生好评。陈亦人开展的"伤寒论价值研究"和"疑难病辨治规律和方法的研究"，强调伤寒杂病合论，拓宽了研究范围，填补了国内外研究的空白，开辟了伤寒学研究的新天地，与刘渡舟教授并称为"南陈北刘"。

徐景藩（1927—2015 年），江苏省吴江市人。出身于中医世家，13 岁从师学医，20 岁开始行医。1957 年毕业于北京医学院中医研究班。历任江苏省中医院院长、专家委员会成员，江苏省中医药研究所所长。曾任中华全国中医学会理事、内科脾胃病学组副组长、专业委员会顾问，江苏省中医医学会理事、副会长，江苏省委"333"工程选培专家组成员，江苏省药品审评委员兼中医药组组长，江苏省卫技高级职称审评委员会委员、主任委员，南京市中医学会副会长，《中医杂

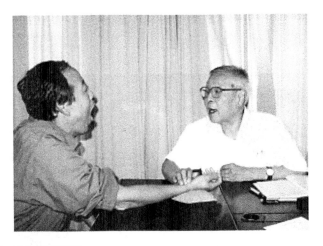

志》特约编审，《江苏中医杂志》常务编委，《南京中医药大学学报》编委等职。1958 年参与创建南京中医学院内科教研组。临床擅长脾胃病的诊疗工作，对食管病主张调升降、宣通、润养，创"藕粉糊剂方"卧位服药法，创"连脂清肠汤"内服法和"菖榆煎"保留灌肠法，创"残胃饮"治疗

徐景藩在临诊

残胃炎症。著有《脾胃病诊疗经验集》等著作，参加编写《中医内科学》《现代中医内科学》等教材。有 4 项科研成果分别获国家中医药管理局、江苏省中医药管理局、江苏省卫生厅科技进步一、二等奖和甲级奖。1992 年起享受政府特殊津贴，1993 年被评为江苏省中医系统先进工作者，1995 年获全国卫生系统先进工作者称号，1996 年获全国白求恩奖章，2009 年获全国"国医大师"终身荣誉。

宋立人（1927—），江苏吴江人。南京中医药大学研究员，博士生导师，六代世医，家学渊源，早年受业于其父、中医界耆宿宋爱人先生，深得其传。曾任南京中医学院伤寒教研室副主任、南京中医学院中医药文献研究所所长、南京中医药大学中医文献学学科带头人、国家中医药管理局重大项目《中华本草》编委会副主任委员和总编，享受政府特殊津贴。

周仲瑛（1928—），江苏如东县人。1941—1946 年随父周筱斋教授学医，1947 年就学于上海中国医学院中医师进修班，1955—1956 年在江苏省中医进修学校学习，1948—1955 年开业行医，1956—1983 年在南京中医学院附属医院工作，历任住院医师、主治医师、讲师、副教授、副主任医师、内科教研室主任、副院长。1983 年后任南京中医学院中医系主任、院长、教授、主任医师、博士生导师等。为中医内科学科体系创建者之一，确立以脏腑为内科疾病系统分类的基础，对临床专业分化发挥了先导作用，开拓急症研究新领域，主编《中医内科学》教材及

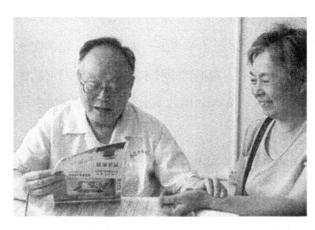

周仲瑛在临证

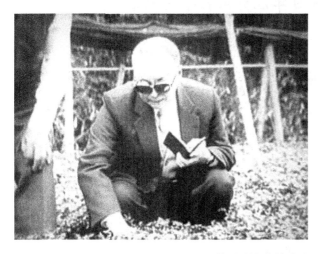

徐国钧在实地验药

其教学参考书。先后主持国家级、部级、省级以上课题，获得各类科技奖项，并创制多种科研用药，已转让多家药厂。为全国老中医药专家学术经验继承工作指导老师、国家级非物质文化遗产传统医药项目代表性传承人、江苏省名中医、首届国医大师。

徐国钧（1922—2005年），江苏常熟人，我国著名的生药学家。1938—1941年任国立药学专科学校技术助理员，1941—1945年在重庆国立药学专科学校学习，1945—1951年任重庆国立药学专科学校（后改名为华东药学专科学校）助教，1951—1953年任华东药学专科学校（后改名为华东药学院）讲师，1952年兼生药学系代主任，1953—1984年任华东药学院（后改名为南京药学院）副教授，生药学、药材学、中草药学教研室主任，1954—1966年兼任中国科学院江苏植物研究所副研究员。1978年以后任南京药学院（现为中国药科大学）教授、中药系主任、中药研究所所长等职。1995年10月当选为中国科学院生物学部院士。徐先生一生致力于生药鉴定、品质评价、资源开发及学科建设。"灵应痧药"显微分析打破了"丸散膏丹，神仙难辨"的神秘观，开创了国内外中成药鉴定的先例。首编大型《药材学》，对继承和发扬祖国医药学起到重要作用。主编《中药材粉末鉴定》专著，使我国粉末生药学研究跃居国际领先地位。

"七五"与"八五"期间，任国家重点科技攻关课题"常用中药材品种整理和质量研究"南方片组组长，对 111 类多来源中药进行本草考证、生药鉴定、化学成分、药理作用等 10 项系统研究，对澄清混乱品种，提高鉴定技术水平，保证药材质量，保障用药安全有效，修订、制定药品标准，开发利用新药源均有重要的科学意义和实用价值。

江苏省不愧是文化大省，人才济济，中医界的名医远远不止以上这些大家。从江苏省于 1979 年起评选的三批省名老中医以及全国名老中医的名单中，可见名医队伍十分庞大，他们支撑和推动了江苏中医的发展及其在全国地位的上升。

1979 年江苏省名中医名单

江苏新医学院：吴考槃、周筱斋、李春熙、唐玉虬

江苏省中医院：邹云翔、张泽生、邹良材、施和生、童葆麟、邱茂良、许履和、干祖望 曹鸣高、江育仁

南京药学院：叶橘泉

南通医学院：曹向平

苏州医学院：吴克潜

江苏省肿瘤研究所：颜亦鲁

南京市中医院：傅宗翰、丁泽民、陈寿春、朱金山

苏州市中医院：陈明善、黄一峰、顾君安、奚凤霖、陈松龄、金绍文

南通市中医院：汤承祖、朱良春、喜仰之、蒋仰三、周宗鉴、陈鸿滨、陈照

南通市第一人民医院：朱子清、孙公望

南通市第二人民医院：陈伯涛

南通市制药厂：季德胜

常州市中医院：屠揆先

无锡市中医院：苏进解

徐州市矿务局二院：林世忻

连云港市海州卫生院：沈俊丰

苏州地区人民医院：沈养吾、吴怀棠、王寿康

常熟县人民医院：陶君仁

常熟县周行公社卫生院：赵苑香

吴江县人民医院：丁怀仁

吴江县平望医院：金储之

吴江县同里中心卫生院：何建章

吴江县震泽中心卫生院：钱星若

吴江县卫生局：马云翔

江阴县人民医院：邢鹏江

江阴县中医院：叶秉仁、夏奕钧、夏武英、孙泽民

江阴县长泾医院：陈家栋

无锡县荡口中心卫生院：司马晓冲

无锡县东绛公社卫生院：钱志远

沙洲县合兴公社：谭侃如

沙洲县塘桥卫生院：顾殿良

沙洲县塘市医院：顾介申

沙洲县乐余公社卫生院：黄彝升

沙洲县鹿苑公社卫生院：季云州

沙洲县扬舍镇：郭守朴

吴县斜塘中心卫生院：金里千

吴县东山中心卫生院：严守承

吴县卫生局：邓云龙

如皋县人民医院：黄星楼

如皋县中医院：沙宇清、沙乾一

南通县人民医院：曹筱青

启东县人民医院：顾雪才

海安县人民医院：章鹤年

如东县人民医院：陈郎清

扬州地区人民医院：郑汝谦

扬州市公费医疗诊所：陈嗥年

泰州市中医院：徐汉江

泰州市人民医院：徐荫庭

高邮县中医院：许巨才

泰县中医院：王玉玲

泰县苏城中心卫生院：朱泽和

邗江县人民医院：江静波

镇江市中医院：褚润庭

武进县人民医院：朱彦彬

武进县戴泾公社：钱近贤

丹阳县人民医院：巢伯康

宜兴县城区医院：邓荫南

镇江市中医医院：滕友轩

徐州地区人民医院：张少连

新沂县中医院：翁子祥

清江市人民医院：秦正生

射阳县人民医院：尹石清

滨海县人民医院：左荫黄

1994 年江苏省名中医

江苏省中医院：单兆伟、吴旭、符为民、徐福松、邵铭熙

江苏省中医药研究所：朱秀峰

江苏省钟山疗养院：何正湘、金惠伯

江苏省级机关医院：黄新吾

南京市中医院：莫燕新、刘永年、李柏年、谢昌仁、随建屏、张济群

南京市秦淮区中医院：胥受天

南京市鼓楼医院：万铭

连云港市中医院：赵化南

高淳县中医院：梁冠荣

东海县中医院：李保民

赣榆县中医院：单会府

常熟市中医院：李葆华、周本善

昆山市中医院：郑绍先

苏州市第四人民医院：尤怀玉、金士璋、薛济群

苏州市第二人民医院：徐文华

苏州市中医院：费国瑾、何焕荣、汪达成、顾大钧

苏州娄葑中心卫生院：杨大祥

苏北人民医院：任达然、朱新太

仪征市中医院：孙浩

兴化市中医院：王少华

江都市人民医院：李兰舫

宝应县中医院：李则藩

泰县中医院：谢兆丰

高邮市中医院：郭建中

扬州市中医院：糜震然

南通市中医院：姚寓晨、邵荣世、吴震西、林光武

海安县中医院：夏治平、梅九如、王益谦、陈趾麟

如东县中医院：陈幼清、姚九江

海门市中医院：茅汉平

通州市中医院：季光

如皋市中医院：于格

如东县人民医院：季汉源

南通市第一人民医院：袁正刚

常州市中医院：张志坚、钱育寿、杨泽民、徐迪华、朱龙骧、程子俊

常州市广化医院：张志鸿

常州市第一人民医院：邹锡听

盱眙县中医院：顾克明

涟水县中医院：韩如章

金湖县中医院：徐则先

淮阴县中医院：顾维超、严冰

灌南县中医院：周达春

无锡市中医院：赵景芳、杜晓山

无锡市南长人民医院：张遂康

江阴市中医院：周达人

无锡市第三人民医院：汪朋梅

江阴人民医院：周慕丹

镇江市中医院：唐星、李裕国、张圣德

盐城市中医院：陈福来、李乃庚

东台市人民医院：汪荫华

阜宁县中医院：单健民、王启宽

徐州第四人民医院：何止湘

丰县中医院：渠敬文

沛县华佗医院：刘常世

1994 年江苏省中西医结合专家

江苏省中医药研究所：顾景琰、陈廉、王德春、高丙麟、蒋长庚、管汾、顾亚夫、华兴邦、徐长桂、诸惜勤、张淑芳、张士元、倪正、徐荷芬、林祖庚、赖晓基、张珊珊、王殿俊、汤瑞、何熹延、曹平、马禄均、林雅沄、屠铿清、卢振初、常复蓉、张仁福、董其美江苏省中医院：俞荣青、恽敏、陆绵绵、杨延光、

范玲、曹世宏、曹蓓蓓、余承惠、付友丰、黄树纲、闵锋、张永健、孙鸿年、汤粉英、汪兴中、张梅涧、贺慧琴、卢其廉、吴淞南京中医药大学：马永华、冯群先、金妙文、刘志诚、陈金锭、张海洲、冯锦伦、叶定江、范碧亭、李忠仁、李玉堂

江苏省第二中医院：龙期伯

江苏省中西医结合医院：陈德华

江苏省人民医院：贝叔英、许瑞征、陈巩荪、赵佩霞、卞春及、许德金、陈德珍、龚励俐

南京市中医院：李果烈、丁义江、葳吾、李月萍

南京市鼓楼医院：侯世荣

南京市儿童医院：冯业糠

南京市妇幼保健院：姚菊芳

南京市传染病医院：程孝慈

南京市钟阜医院：张新年

苏州市中医院：任光荣、陈益群、蔡景高

苏州大学附属第一医院：卢君健

苏州大学附属儿童医院：张瑞宜

苏州市第三人民医院：龚正亮

太仓市中医院：崔国海

无锡市中医院：朱世楷、黄德炎

无锡市第三人民医院：马荣赓

宜兴市中医院：蔡德猷

常州市中医院：吴长富、洪哲明、谈坚明

丹徒县中西医院：朱辟疆

镇江市第二人民医院：赵福礼

南通医学院附属医院：沈洪薰、钱桐荪、陈玉泉

如皋市中医院：杨德林

苏北人民医院：宗文九

仪征市人民医院：祝恒琛

扬州市第三人民医院：周维梧

徐州市第三人民医院：陆保年

徐州市中医院：许心华

淮阴市第一人民医院：周杰士

盐城市中医院：曾学文

连云港蜂疗医院：房柱

连云港市妇幼保健院：刘九星

连云港市第一人民医院：王淑波

2002 年江苏省名中医

江苏省直单位：刘沈林、王顺贤、胡铁城、许建安、奚肇庆、殷明、汤昆华、韩树人、曹济航、马永桢、谈友芬、王钢、李七一、熊宁宁、王育良、盛灿若、周珉、顾武军、丁淑华、章永红、金实、汪受传、王锦鸿、黄煌、徐恒泽、杨进、潘立群、杨桂云、朱启勇、王德明、顾奎兴、傅凤霞、仲远明、李惠义

南京市：赵翠英、吴绣莲、高淑华、王业皇、钮晓红、朱升朝、王隆川、周玉艳、陈霞、胥京生、龙家俊

无锡市：兰华生、吴新欲、王心支、邓君朴、袁士良、周国栋、邹逸天

徐州市：郝朴、汪玉琴、王如侠、罗玉国、孙凤霞、侯安乐、赵德光

常州市：申春悌、李夏亭、张琪、沈祖法、周玉祥、卞国本、王耀峰、王静仪

苏州市：沈炳章、翟惟凯、贝敏敏、吴葆德、熊佩华、徐进康、邵亨元、龚正丰、俞大祥、黄礼

南通市：周光、鄂惠、刘浩江、朱建华、焦雨生、仲润生、陶履冰、倪毓生、李浩然

连云港市：吴宜澄、周克振、鲍世平、李慧、周炜

淮安市：汪再舫、刘红云

盐城市：黄福斌、阮宗武、刘寿康、袁兴石、李志山、张洪俊

扬州市：翟范、茆俊卿、戴金梁、张长顺、顾中欣

镇江市：柯梦笔、任南新

泰州市：孙金章、王靖、刘灿康、吴汉民、张志英、孙荣观、王德元、王让

宿迁市：石志乔、杨乘龙

4. 中医医疗机构遍布全省城乡

中华人民共和国成立初期，我国的中医医疗机构以多种所有制形式存在，如私立、公私合办、公办等形式，其中私立中医医疗机构基本以个体诊所、联合诊所、门诊部等形式存在。

1955—1956 年，全省共为 15 000 名中医安排了工作，其中 1 800 名中医进入了公立医院。南通专署卫生局组织 4 063 名中医参加联合诊所工作，占全区中医总数的 96.4%，58 人进入各县公立医院。苏州市卫生局为 325 名中医安排了工作，其中 110 人进入公立医院。南京市卫生局为 232 名中医安排了工作，其中 16 人进入公立医院。同时，自 1956 年上半年起，各地区大力开展西医学习中医的活动，举办了多期西医学习中医学习班。

为了在城市增设中医院，南京市卫生局自 1955 年起，先后将市公安医院改建为市中医院，设病床 100 张；市鼓楼医院、市工人医院、市儿童医院以及永利宁厂医院、铁路医院内开设中医科。常州市卫生局积极筹备成立中医院，1956 年 12 月 25 日，常州市中医院门诊部正式开诊。此间，江苏省卫生厅取消了公费医疗对中药不能报销的规定，各地中医药业务量大为增加。苏州市 1955 年第 3 季度中医门诊量达 161 579 人次，占全市同期中西医门诊总量的 47.4%；1956 年 6、7 两个月门诊量为 184 801 人次，占全市总门诊数的 53.6%。南京市公费医疗办公室自 1956 年 1 月起取消了去中医联合诊所看病须由公立医疗单位出具介绍信的规定，并准许去特约个人开业的中医诊所看病，医药费予以报销，全市中医业务量增长了 10 余倍。

1954 年 7 月，南通医学院附属医院学习中央关于中医工作的指示，将原门诊部内的针灸室扩充为中医科，开展中医内科和针灸工作。并配备一名西医副教授协助工作。苏北人民医院增聘中医师，并将针灸独立设科，于 12 月为中医科增设

病床 20 张。淮阴专署中心卫生院和各县人民医院均开设中医科，并设针灸室，有的还开设了中医病房。同年 10 月，江苏省中医院门诊部正式开诊。

十一届三中全会制定的改革开放政策，给江苏中医事业发展注入了巨大的活力。为适应改革开放的需要，解决江苏中医专科技术后继乏人的问题，1981 年，江苏省卫生厅从中医专款中拨出 40 万元建设中医专科培训基地，在 15 个市县计 17 个培训基地开设了中医外、妇、儿、针灸、推拿、骨伤、痔、眼、皮肤等专科、专病培训班。

江苏省是全国较早实现"县县建有中医院"目标的省份之一，"七五"期末，基本建立了与西医医院平行的中医医院。目前，江苏省基本形成以省、市、县级中医院和中医专科医院为主体，以综合医院中医科和基层医疗卫生机构中医科为重要力量，以中医诊所、门诊部、中医"坐堂医"为补充，以社区卫生服务站和村卫生室为网底，涵盖预防、保健、医疗、康复等功能的中医药服务体系。

江苏省中医药服务体系概况表

体系组成	数量
国家中医临床研究基地建设单位	1 个
国家中医药管理局重点中医医院建设项目	14 个
国家发展改革委员会、国家中医药管理局基层医疗卫生服务体系建设项目	29 个
中医院（含中西医结合医院）	106 家
三级中医院（含中西医结合医院）	30 家
二级甲等中医院	29 家
医院拥有床位数	34 981 张
卫生技术人员	3.84 万人
业务用房面积	246.22 万平方米
固定资产总值	63.25 亿元
万元以上专业设备总值	37.60 亿元
江苏省乡镇卫生院示范中医科	30 个
江苏省中医药特色社区卫生服务中心	59 个
江苏省城乡基层适宜技术项目库	40 项
全国综合医院中医药工作示范单位	3 个
江苏省级综合医院示范中医科	23 个

江苏省中医医院及专科建设一览表

专科建设项目	数量
国家临床重点专科项目（中医专业）	12 个
国家中医药管理局重点专科	27 个
国家中医药管理局重点建设单位	35 个
国家中医药管理局重点培育单位	11 个
全国农村中医工作先进单位地市级	4 个
全国农村中医工作先进单位县（市）级	26 个
全国社区中医药工作先进单位	14 个
全国中医医院信息化示范单位	3 个
国家中药药物临床试验质量管理规范中心	2 个

5. 中医药科研硕果累累

在重视中医教育，培养高层次人才，做好中医传承工作的同时，江苏省一直重视中医药的科研工作。新中国成立初期，江苏省中医从民国时期的"求生存"转为"求发展"，并把中医的整理挖掘与科学研究放在中医药工作的重要位置。1956 年开始筹建江苏省中医研究所，同时广泛开展民间医药采风活动，鼓励民间医生献方。

在政府的广泛宣传和鼓励下，1955 年，有 392 名中医公开了自己珍藏多年甚至几代人的秘方、验方 2 184 张。中共南通市委及有关部门负责同志亲自登门走访民间蛇医季德胜，向其说明党的中医政策，季氏深受感动，当即表示愿意献出蛇药验方，后由南通制药厂专门生产"季德胜蛇药片"，畅销国内，还远销亚、非、拉 20 多个国家。季氏因此受到周恩来总理、董必武副主席的亲切接见，并历任南通制药厂副厂长、江苏省政协委员、中国医科院特约研究员。南通县兴仁镇陈照自 1906 年起专治瘰疬，疗效确切，在党的中医政策感召下，陈氏献出秘方"瘰疬拔核膏"，1958 年被聘为中国医科院特约研究员。

1958 年，江苏省开展了群众性的献方运动，年内共采集秘方、验方 220 万张，中医专著 21 510 本，34 个县整理验方 54 册（油印）达 5 万余张。仅无锡市就采集到验方 146 757 张，中医书籍 6 893 册，其中有珍贵的《锡山尤氏喉科》《仁宝秘机》《黄乐亭医案》及傅青主亲笔手卷一轴、邓星伯遗著等。各地还开展了访贤活动。赣榆县委书记胡秀松亲自访问了民间接骨医生刘建卿，刘建卿深受感动，献出了家传16代的接骨整骨秘方。仪征县委书记高鹏飞带头献出了12张秘方，责成有关部门组织访贤团下乡访问，发现专治癞皮病的世医孔庆宝、专治瘰疬的耿老太，为他们妥善安排了工作和助手，整理、总结他们的经验。

江苏省中医研究所、江苏省中医院通过联合攻关，在临床和实验研究中取得了一批重要的科技成果，如获得卫生部成果奖的针灸治疗急性细菌性痢疾、清解四号治疗流行性出血热、通塞脉片和脉络宁治疗血栓性脉管炎等。各地先后研制出金荞麦浸膏片、亮菌甲素、南星止痛膏等新药，在临床上发挥了重要作用。

通过中医药科研成果推广应用和医疗设备的更新，中医临床各科技术得到了长足的进步。如江苏省中医院肾内科、南京市中医院肛肠科成为全国中医专科、专科医疗中心。自20世纪70年代起，江苏省中医院与有关高校、科研单位合作，先后研制出江苏省名老中医邹良材、张泽生、邹云翔等诊治和教学经验电子计算机软件系统。

从20世纪50年代起，南京中医药大学组织人力开展文献研究工作，完成了《中药大辞典》《中医方剂大辞典》《中华本草》《诸病源候论校注》《中华医方》等一系列具有划时代意义的标志性成果。

参考文献

一、著作

[1] 陈邦贤. 中国医学史 [M]. 上海：上海书店，1984.

[2] 陈道瑾，薛渭涛. 江苏历代医人志 [M]. 南京：江苏科学技术出版社，1985.

[3] 郭霭春. 中国分省医籍考 [M]. 天津：天津科学技术出版社，1987.

[4] 张在同，成日金. 民国医药卫生法规选编 [M]. 济南：山东大学出版社，1990.

[5] 甄志亚. 中国医学史 [M]. 北京：人民卫生出版社，1991.

[6] 俞志高. 吴中名医录 [M]. 南京：江苏科学技术出版社，1993.

[7] 江苏省地方志编纂委员会. 江苏省志·卫生志 [M]. 南京：江苏古籍出版社，1999.

[8] 邓铁涛，程之范. 中国医学通史·近代卷 [M]. 北京：人民卫生出版社，2000.

[9] 裘沛然. 中国医籍大辞典 [M]. 上海：上海科学技术出版社，2002.

[10] 陆拯. 近代中医珍本集. 医经分册 [M]. 杭州：浙江科学技术出版社，2003.

[11] 华润龄. 吴门医派 [M]. 苏州：苏州大学出版社，2004.

[12] 雄华，蔡忠新，李夏亭，等. 孟河四家医集 [M]. 南京：东南大学出版社，2006.

[13] 朱建平. 近代中医界重大创新之研究 [M]. 北京：中医古籍出版社，2009.

[14] 李夏亭. 孟河医派三百年：孟河医派研究荟萃 [M]. 北京：学苑出版社，2010.

[15] 和中浚. 图说中医学史 [M]. 南宁：广西科学技术出版社，2010.

［16］马伯英. 中国医学文化史［M］. 上海：上海人民出版社，2010.

［17］沈伟东. 医界春秋：1926—1937 民国中医变局中的人和事［M］. 桂林：广西师范大学出版社，2011.

［18］夏有兵. 承淡安研究［M］. 南京：江苏科学技术出版社，2011.

［19］沈伟东. 中医往事：1910—1949 民国中医期刊研究［M］. 北京：商务印书馆，2012.

［20］中山文化教育馆. 民国时期期刊索引［M］. 北京：国家图书馆出版社，2013.

二、论文

［1］张赞臣口述，王慧芳整理. 上海医界春秋社创办的概况［J］. 北京：中华医史杂志，1986，16（4）：203.

［2］杨杏林，陆明. 上海近代中医教育概述［J］. 北京：中华医史杂志，1994，24（4）：215-218.

［3］顾奎兴. 江苏历代医家、医籍及其地域分布的研究. 南京：南京中医药大学学报，1999，15（4）：233.

［4］徐建云. 承淡安先生在针灸教育上的事迹［J］. 北京：中医文献杂志，2000，18（3）：36.

［5］伊广谦. 丁福保生平及其著作述略［J］. 江西中医学院学报，2003，15（1）：31.

［6］高毓秋. 丁福保年表［J］. 中华医史杂志，2003，33（3）：185.

［7］夏有兵. 承淡安与《针灸杂志》［J］. 南京中医药大学学报（社会科学版），2004，5（3）：176.

［8］徐建云. 民国时期中医药学界的两次抗争. 南京中医药大学学报（社会科学版），2006，7（2）：82.

［9］陆翔，戴慎. 民国时期江苏籍中医医家学术著作概述［J］. 中医文献杂志，2007（04）：51-54.

［10］陆翔，朱长刚. 民国时期江苏籍中医医家著作时代特征探析［J］. 江苏

中医药，2008（01）：70-72.

[11] 李群，钱永全. 1929 年民国中医废存风波 [J]. 档案与建设，2009
（03）：53-54.

[12] 陈仁寿，吉文辉. 浅淡江苏省中医文化历史、现状及保护 [J]. 南京中
医药大学学报（社会科学版），2009，10（1）：29-31.

[13] 陈仁寿. 江苏历代本草文献源流考略 [J]. 上海中医药大学学报，2009，
23（6）：19-21.

[14] 陈仁寿. 江苏主要中医流派分类与特点 [J]. 中医药文化，2009（4）：
19-20.

[15] 陈仁寿. 江苏中医流派的特点及研究现状 [J]. 中医文献杂志，2010，
（3）：35-37.

[16] 黄亚俊，陈仁寿. 试论吴门医派学术传承和创新 [J]. 辽宁中医药大学
学报，2010，12（12）：68-69.

[17] 刘一鹤，陈仁寿，黄亚俊. 论秦汉至南北朝江苏中医外科发展 [J]. 辽
宁中医药大学学报，2011，13（06）：109-110.